Hans-Jörg Uther

Behinderte in populären Erzählungen

Hans-Jörg Uther

Behinderte in populären Erzählungen

Studien zur historischen und vergleichenden Erzählforschung

Walter de Gruyter · Berlin · New York
1981

Supplement-Serie

zu

Fabula

Zeitschrift für Erzählforschung · Journal of Folktale Studies · Revue d'Etudes sur le Conte Populaire

herausgegeben von

Kurt Ranke

Reihe B: Untersuchungen. Band 5

CIP-Kurztitelaufnahme der Deutschen Bibliothek

Uther, Hans-Jörg:
Behinderte in populären Erzählungen ; Studien zur histor. u. vergleichenden Erzählforschung / Hans-Jörg Uther. — Berlin ; New York ; de Gruyter 1981.
(Supplement-Serie zu Fabula ; Reihe B. Unters. Bd. 5)
ISBN 3-11-008425-2
NE: Fabula/Supplement-Serie/B

Printed in Germany
Satz und Druck: W. Hildeband, Berlin · Einband: Thomas Fuhrmann, Berlin

Meiner Frau Anne
und meinen Kindern
Nicola und Isabel

Inhaltsverzeichnis

1. Einstellungen gegenüber Behinderten

1.1. Einleitung

Gegenstand dieser Untersuchung sind Behinderte als Handlungsträger in populären Erzählungen. Bei der Vielschichtigkeit des noch recht jungen Begriffs Behinderter[1], der in der soziologischen, sozialpsychologischen und sozialpädagogischen Literatur unterschiedlich verwendet wird[2], erscheint es angebracht, eine Eingrenzung vorzunehmen (v. Kap. 1.3.). Allgemein gilt: Behinderte sind Menschen, die „in der Ausübung irgendwelcher Funktionen beeinträchtigt sind" — sei es beim Gehen oder Tasten, Lesen oder Denken[3]. Mithin fehlt ihnen etwas, worüber die Nichtbehinderten als Mehrheit verfügen. Dieser Mangel, die Behinderung, ist jedoch nicht der Schaden per se, der durch angeborene Körperschäden oder durch Arbeits-, Verkehrsunfall, Kriegsunfall, Kriegseinwirkung, Berufserkrankung oder Verlust von Gliedern entstanden ist; erst durch die Feststellung, daß ein Individuum aufgrund seiner Merkmalsausprägung den „jeweiligen gesellschaftlichen Minimalvorstellungen über individuelle und soziale Fähigkeiten"[4] nicht entspricht, wird die Behinderung und die damit verbundene Benachteiligung für den Betroffenen offensichtlich[5]. Nach der letzten Zusatzbefragung zur Mikrozensus-Erhebung (1976) zählen 5,4 % aller Bundesbürger zu den Behinderten, doch dürfte ihre Zahl noch beträchtlich höher liegen[6].

---

[1] Zur Definition Behinderter, Beschädigter und Versehrter cf. allgemein Handbuch der Sozialerziehung. 3:Praxis der Sozialerziehung bei gestörten sozialen Beziehungen. ed.Ernst Bornemann/Gustav von Mann-Tiechler. Freiburg 1964, 21; Ziem, Helmut: Der Beschädigte und Körperbehinderte im Daseinskampf einst und jetzt. Berlin 1956, hier 5; Sozialgesetzbuch (SGB) in der Fassung vom 11.12.1975 sqq.

[2] Zusammenstellung bei Jansen, Gerd W.: Die Einstellung der Gesellschaft zu Körperbehinderten. Eine psychologische Analyse zwischenmenschlicher Beziehungen aufgrund empirischer Untersuchungen. Neuburgweier (1972) ^{2}1974, 12 sq.; Definitionsversuche auch bei Jantzen, Wolfgang: Sozialisation und Behinderung. Studien zu sozialwissenschaftlichen Grundfragen der Behindertenpädagogik. Gießen 1974, 17-22.

[3] Unterprivilegiert. Eine Studie über sozial benachteiligte Gruppen in der Bundesrepublik Deutschland. ed. Spiegel-Redaktion. Neuwied/Berlin 1973, 90 (Kap. 3: Behinderte, p. 89-128).

[4] Jantzen (wie not. 2) 22.

[5] Ähnlich urteilen alle jüngst erschienenen Veröffentlichungen: v. Jansen (wie not. 2) 7-34; Behinderte — inmitten oder am Rande der Gesellschaft. Mit Beiträgen von Walter Bärsch, Gerhart Heese, Adrian Kniel, Svetluse Solarová und einer Einführung von Jakob Muth. Berlin (1972) ^{2}1975, bes. 7-10, 27-29; Jantzen (wie not. 2) 22; Biskamp, Karl: Die Eingliederung der Behinderten in unsere Gesellschaft. Marburg 1975; Bracken, Helmut von: Vorurteile gegen behinderte Kinder, ihre Familien und Schulen. Berlin 1976; v. auch Kap. 1.2. und 1.3.

[6] Biskamp (wie not. 5)7.

Angesichts dieses prozentualen Anteils an der Gesamtbevölkerung ist es erstaunlich, daß bis heute keine zusammenfassende Darstellung zur Geschichte der Behinderung und der Behinderten existiert. Gleichwohl gibt es verschiedene Arbeiten, die sich mit einzelnen Behinderungsarten in ihren sozialen und historischen Dimensionen näher beschäftigt haben. Aber auch diese Veröffentlichungen — insbesondere über Blinde[7], Taubstumme[8] und Kriegsbeschädigte[9] — können nur als vorläufige Versuche angesehen werden. Wie Wolfgang Jantzen richtig bemerkt, steht die „geschichtliche Betrachtung der Probleme von Behinderung noch weitgehend in ihren Anfängen"; eine „geschichtliche Betrachtung dieses Gegenstandes [kann] nicht auf der Ebene der Sammlung einzelner Lebensläufe von Pädagogen oder bestimmter pädagogischer Ereignisse beschränkt bleiben, wie es in den vorliegenden Darstellungen zur Geschichte von Behinderung und Behindertenpädagogik nahezu durchgängig der Fall ist"[10]. Auch einschlägige Spezialwerke und Handbücher zur Sozialgeschichte vermitteln nur spärliche Informationen über Behinderte[11] — die zusammenfassende Darstellung einer Sozialgeschichte der Literatur und des Lesens ist ohnehin seit je Desiderat der Forschung[12].

---

7 z. B. Kretschmer, Reinhold: Geschichte des Blindenwesens vom Altertum bis zum Beginn der allgemeinen Blindenbildung. Ratibor 1925; Villey, Pierre: L' Aveugle dans le monde des voyants. Essai de sociologie. Paris 1927; Wagg, Henry J. (assisted by Mary G. Thomas): A Chronological Survey of Work for the Blind (With an Appendix on the Prevention of Blindness, and a Bibliography). From the Earliest Records up to the Year 1930. London 1932; Esser, Albert: Das Antlitz der Blindheit in der Antike. Die kulturellen und medizinhistorischen Ausstrahlungen des Blindenproblems in den antiken Quellen. Leiden (1939) ²1961; Chevigny, Hector/Braverman, Sydell: The Adjustment of the Blind. New Haven 1950; Schöffler, Max: Der Blinde im Leben des Volkes. Eine Soziologie der Blindheit. Leipzig/Jena 1956; Guttenberg, Anthony Charles von: Der blinde Mensch. Einführung in die kulturgeschichtlichen und pädagogischen Grundlagen des Blindenwesens. Weinheim/Berlin 1968; Jaedicke, Martin: Geschichte des deutschen Blindenwesens und des Allgemeinen-Deutschen-Blindenverbandes. Teil 1 (von den Anfängen um 1800-1945). Diss. Leipzig 1968; Schultheis, Josef R.: Die Integration der Blinden in historischer und systematischer Hinsicht. Diss. Marburg 1969; Monbeck, Michael E.: The Meaning of Blindness. Attitudes toward Blindness and Blind People. Bloomington/London 1973 (²1974).

8 Die bis heute eingehendste Darstellung — trotz zeitbedingter Einsprengsel — stammt von Schumann, Paul: Geschichte des Taubstummenwesens. Frankfurt (Main) 1940.

9 Dickhoff, E[mil]: Das Problem des Krüppels und Richtlinien für die Erziehung des Krüppelkindes (Beiträge zur Kinderforschung und Heilerziehung. Beiheft 138 zur „Zeitschrift für Kinderforschung"). Langensalza 1917; Haberling, W[ilhelm]: Die Entwicklung der Kriegsbeschädigtenfürsorge von den ältesten Zeiten bis zur Gegenwart. Berlin 1918; Perl, Otto: Krüppeltum und Gesellschaft im Wandel der Zeit. Gotha 1926; Ziem (wie not. 1).

10 Jantzen (wie not. 2) 35.

11 Stichwörter für Gebrechliche, Behinderte, Krüppel etc. sind größtenteils nicht ausgewiesen. Aus der Fülle der Darstellungen seien herausgegriffen: Pirenne, Henri: Sozial- und Wirtschaftsgeschichte Europas im Mittelalter. (Bern 1946) München ²1971 (französisch: Paris 1933); Seraphim, Peter-Heinz: Deutsche Wirtschafts- und Sozialgeschichte. Von der Frühzeit bis zum Ausbruch des zweiten Weltkrieges. Wiesbaden ²1966; Lütge, Friedrich: Deutsche Wirtschafts- und Sozialgeschichte. Berlin/Heidelberg/New York (1952) ³1966 (Repr. 1976); Handbuch der deutschen Wirtschafts- und Sozialgeschichte 1. ed. Hermann Aubin/Wolfgang Zorn. Stuttgart 1971; Engelsing, Rolf: Sozial- und Wirtschaftsgeschichte Deutschlands. Göttingen (1973) ²1976. Auch die historisch orientierten Darstellungen zur Lage Behinderter vor dem 18. Jahrhundert vermögen wenig Materialien beizusteuern, cf. Kap. 1.2.

12 cf. Hartmut Schäffner in seiner Rezension zu Engelsing (wie not. 11) in: Jahrbuch für

In Anbetracht dieser Tatsache können populäre Erzählungen trotz des einzukalkulierenden objektiven und subjektiven Wahrheitsgehalts und unter dem Aspekt, daß die dort tradierten Einstellungen, Umweltschilderungen etc. „auf andere Weise nie zu uns gekommen wären"[13], als sozialhistorische Quelle dienen, wie Matthias Zender bei einer quantifizierenden Analyse rheinischer Volkserzählungen feststellte. All dies geschieht unter der stillschweigenden Voraussetzung, daß mündliche und schriftliche Überlieferungen sich gegenseitig bedingen[14] und verbreitete Erzählinhalte „irgendwie gruppenspezifische Werte, Normen, Sinngebungen, Gefühlszustände und Lebensverhältnisse" widerspiegeln, auch wenn das Erzählgut vergangener Zeiten „zumeist durch die Angehörigen der herrschenden Schicht verzerrt überliefert worden" ist[15].

Bevor wir nun zu Thema und Methode übergehen, ist es zum Verständnis des Folgenden notwendig, einen kurzen Abriß zur Geschichte der Behinderten zu geben.

1.2. Zur Geschichte der Behinderten

Menschen mit körperlichen Defekten haben in den verschiedenen Kulturen und unter verschiedenen geschichtlichen Bedingungen unterschiedliche Einschätzungen und Behandlungen erfahren[16]: Bei manchen Völkern (in der Antike bei Römern, Griechen, Juden) galt Verkrüppelung, vor allem Blindheit, als Schickung der Götter bzw. des Gottes. Blindgeborene — wie auch Kinder mit körperlichen Defekten — konnten ausgesetzt und getötet werden, eine bei fast allen Völkern des Altertums bekannte Praxis[17]. Körperlich Gezeichnete stellten eine Störung der ästheti-

---

Volkskunde und Kulturgeschichte 19 (Neue Folge 4) (1977) 273-275.

13 Zender, Matthias: Volkserzählungen als Quelle für Lebensverhältnisse vergangener Zeiten. In: Rheinisches Jahrbuch für Volkskunde 21 (1973) 114-169, hier 124.

14 Zur Interdependenz mündlicher und schriftlicher Überlieferungen cf. die Beiträge in Bausinger, Hermann/Brückner, Wolfgang (edd.): Kontinuität? Geschichtlichkeit und Dauer als volkskundliches Problem. Berlin 1969; Moser-Rath, Elfriede: Gedanken zur historischen Erzählforschung. In: ZfVk. 69 (1973) 61-81; Moser, Dietz-Rüdiger: Kritik der oralen Tradition. In: Pentikäinen, Juha/Juurikka, Tuula (edd.): Folk Narrative Research. Some Papers at the VI Congress of the International Society for Folk Narrative Research. Helsinki 1976, 209-221.

15 Schenda, Rudolf: Prinzipien einer sozialgeschichtlichen Einordnung von Volkserzählungsinhalten. In: Pentikäinen/Juurikka (wie not. 14) 185-191, hier 185; cf. auch id.: Volk ohne Buch. Studien zur Sozialgeschichte der populären Lesestoffe 1770-1910 (Frankfurt [Main] 1970) München 1977; einen ähnlichen Standpunkt vertritt auch Burde-Schneidewind, Gisela (ed., unter Mitarbeit von Christiane Agricola): Historische Volkssagen aus dem 13. bis 19. Jahrhundert.t.4. Berlin 1977, 1. — Um die vielfältigen Intentionen oraler Literatur besser erfassen zu können, forderte Heda Jason zu einer multidimensionalen Erforschung auf: A Multidimensional Approach to Oral Literature. In: Current Anthropology 10 (1969) 413-426.

16 Zum Folgenden cf. die in not. 7-9 genannten Arbeiten sowie Jantzen (wie not. 2). — Die wenigen in den letzten Jahren erschienenen Publikationen, die sich entweder ausschließlich (z. B. Schultheis [wie not. 7]) oder teilweise (z. B. Schöffler [wie not. 7], Guttenberg [wie not. 7], Jantzen [wie not. 2]) mit der Geschichte von Behinderungsarten befaßten, sind in vielem den Forschungsergebnissen Kretschmers (wie not. 7) und Schuhmanns (wie not. 8) verpflichtet.

17 Kretschmer (wie not. 7) 13-25; cf. auch Schadewaldt, H[ans]: Die Einstellung der Ge-

schen Weltharmonie dar (Cave a signatis), wobei die äußerliche Abweichung vom 'Normalen' auch mit seelischer Disharmonie (in Umkehrung des Sprichworts: mens sana in corpore sano) in Verbindung gebracht wurde[18]. Die soziale und rechtliche Stellung war eingeschränkt[19]. Zwar gelangten einige wenige Behinderte als Seher, Dichter, Musiker und Sänger zur Berühmtheit[20], die meisten jedoch blieben auf die allgemein geduldete Bettelei angewiesen, fristeten als Schaukrüppel ihr Leben, waren an Höfen als deformierte Schranzen geduldet oder wurden dort als Statussymbole gehalten[21]. Behinderung bedeutete Armut bis ans Lebensende, Behinderte blieben ohne Ausbildung, ihre Arbeitskraft wurde nicht in Anspruch genommen. Zahlreiche Berichte sind überdies bekannt, wonach Deformierungen und Blendungen als Körperstrafen erfolgten. Einige Länder, z. B. Jemen, Iran, Pakistan, kennen noch heute bei bestimmten Delikten die sogenannten 'Islamischen Strafen' (bei Diebstahl z. B. wird dem Delinquenten die Hand abgehackt), und bis in die Neuzeit bildeten Verkrüppelungen einen festen Bestandteil vieler Strafgesetzbücher[22].

---

sellschaft zum Behinderten im Laufe der Geschichte. In: Der behinderte Mensch und die Eugenik. Referate einer Arbeitstagung am 20. und 21. Nov. 1969 in Düsseldorf. ed. Bundesarbeitsgemeinschaft Hilfe für Behinderte e. V. Neuburgweier 1970, 29-43.

18 Dickhoff (wie not. 9) 7-13; Pagel, Friedrich: Der Abnorme in der schönen Literatur. In: Enzyklopädisches Handbuch der Heilpädagogik 1. ed. Adolf Dannemann/Georg Guerlich (u. a.). Halle (Saale) [2]1934, 1602-1626.

19 Die Rechtsstellung Behinderter wird zwar in den neueren Arbeiten behandelt, doch sind in jedem Fall die älteren Arbeiten heranzuziehen: Friedmann, M[eïr]: Der Blinde in dem biblischen und rabbinischen Schrifthume. Beitrag zur jüdischen Alterthumskunde. Wien 1873, 30-35; Kretschmer (wie not. 7) 75-83 und Strehl, Carl (ed.): Handbuch der Blindenwohlfahrtspflege. [Teil 1]. Berlin 1927; Teil 2: Europa und Nordamerika. Marburg 1930 (grundlegende Sammlung mit Materialien und Literatur).

20 Bis in die jüngste Zeit gehörten Kataloge mit Kurzbiographien berühmter Behinderter zum Standardthema historisch orientierter Darstellungen. Der Vorbildcharakter solcher Biographien ist evident. Schon die ersten, überwiegend aus dem 17./18. Jahrhundert stammenden Abhandlungen über Blinde (z. B. Trinkhusius, Georg: Dissertatiuncula de cæcis sapientia ac eruditione claris, mirisque cæcorum quorundam actionibus. Gera 1672; Fricke, Henricus Augustus: De coecis ervditis, favente Deo et consensv inclvti philosophorvm ordinis, in Academia Lipsiensi die XIX. oct. 1715. Diss. Leipzig 1715) führen ,,Lebensschicksale'' (bei Fricke z. B.: 68) auf (für Taubstumme v. Schumann [wie not. 8] 32 sq.), die auch in Trostbüchlein des 19. Jahrhunderts, etwa im anonym erschienenen Buckeliana oder Hand-, Trost- und Hülfsbuch für Verwachsene beiderlei Geschlechts. Leipzig 1826, zu finden sind. In vielen autobiographischen oder von Behinderten verfaßten Büchern (z. B. Baczko, Ludwig von: Ueber mich selbst und meine Unglücksgefährten die Blinden. Leipzig 1807 und Ross, Ishbel: Journey into Light. The Story of the Education of the Blind. New York 1951) ist jeweils ein Abschnitt herausragenden Persönlichkeiten aus der Geschichte gewidmet. Selbst Kretschmer (wie not. 7) verzichtet ebensowenig auf ein solches Kapitel (p. 147-167) wie noch Schultheis (wie not. 7, 40-42, 147 sq., 156-161). Die zweifellos umfassendste und teilweise bebilderte Sammlung brachte Hans Würtz (Zerbrecht die Krücken. Krüppel-Probleme der Menschheit. Leipzig 1932) heraus: ein Verzeichnis bekannter Gebrechlicher und Entstellter, nach Berufen und Völkern unterschieden, ergänzt durch eine Liste von Behinderten in Literatur und Kunst, mit dem Ziel, diese Materialien ,,als aufklärende Zeugnisse'' der Forschung zur Verfügung zu stellen (p.4).

21 cf. Würtz (wie not. 20) 38-46, 95-97; Buckeliana (wie not. 20) 78; zahlreiche Beispiele hat Karl Friedrich Flögel in seiner immer noch lesenswerten Darstellung: Geschichte der Hofnarren. Liegnitz/Leipzig 1789, 500-530 zusammengetragen.

22 Quanter, Rudolf: Die Leibes- und Lebensstrafen bei allen Völkern und zu allen Zeiten. Leipzig [2]1906 (Neudruck Aalen 1970); Esser (wie not. 7) 41-54, 106 sq.; Kretschmer (wie not. 7) 114-120.

Eine positive Einstellung zur Behinderung und zu Behinderten selbst läßt sich im Zuge der Ausbreitung der christlichen Religion beobachten. Das Christentum — wie auch andere weitverbreitete Religionen: Buddhismus, Konfuzianismus, Taoismus, Islam — nimmt Partei für die Schwachen und Gebrechlichen und fordert seine Anhänger auf, jene besonders zu unterstützen, wie aus verschiedenen Stellen des *Alten* und *Neuen Testaments* eindeutig hervorgeht. Wunderheilungen Blinder, Lahmer und Tauber sind von Buddha und Christus überliefert. Die Armen- und Behindertenfürsorge gehörte zu den Aufgaben der christlichen Gemeinden der ersten Jahrhunderte, wie denn auch die Kirchenväter konsequent für die Verwirklichung des caritas-Gedankens eintraten: Die ersten Armenasyle und Pflegeheime entstehen, in denen auch Behinderten geholfen wird. Im Mittelalter übernehmen die Klöster diese Aufgaben[23]. Doch bleibt nach wie vor der größte Teil der Behinderten auf die Bettelei angewiesen: auf öffentlichen Plätzen, an Kircheneingängen und bei familiären und öffentlichen Festlichkeiten als Almosenempfänger geduldet. Aber diese Duldung erweist sich recht bald als vordergründig. Denn im ausgehenden Mittelalter ist eine erhebliche Zunahme der Bettler zu verzeichnen, die zu den größten Problemen der rasch wachsenden Städte gehören und vielfach zur Landplage werden[24]. Im Gefolge der sozialen und religiösen Krisen des 13.-16. Jahrhunderts durchziehen ganze Bettlerscharen die Lande, verstärkt durch abgedankte, bäuerliche Landsknechte und Zigeuner, und erbetteln sich ihren Unterhalt. Die Ursachen für das Anwachsen mittelloser Unterschichten sind vielfältig und u. a. durch Landflucht, Hungersnöte, Epidemien und Kriege bedingt[25].

Während die Kirche, ausgehend von der christlich bestimmten Pflicht zur Barmherzigkeit (Almosen geben), seit Anbeginn Armenpflege betrieben hat, ist seit dem 13. Jahrhundert eine Tendenz zu beobachten, die Armenfürsorge als kommunale Angelegenheit zu betrachten und administrativ zu regeln. So werden die ersten städtischen Krankenhäuser und Anstalten für Arme eingerichtet[26]. Beginnend in Süddeutschland (erste Bettlerordnung in Nürnberg 1370) und in der Schweiz

---

23 Hierzu cf. insbesondere Uhlhorn, [Johann] G[erhard] [Wilhelm]: Die christliche Liebesthätigkeit [. . .] 1-3. Stuttgart [2]1882, 1884, 1890.

24 Ribton-Turner, Charles James: A History of Vagrants and Vagrancy and Beggars and Begging. London 1887, bes. die p. 576-672 herangezogenen Quellen zur Dokumentation über Vaganten und Bettler; Les Mendiants en pays d' Oc au XIIIe siècle (Cahiers de Fanjeaux 8). [Toulouse 1973]; Haberling (wie not. 9); cf. auch die Materialien bei Friedrich Christian Benedict Avé-Lallemant in seiner ausführlichen, obrigkeitsstaatlich orientierten Darstellung: Das Deutsche Gaunerthum in seiner social-politischen, literarischen, literarischen und linguistischen Ausbildung zu seinem heutigen Bestande 1-3. Leipzig 1858.

25 cf. Engelsing, Rolf: Zur Sozialgeschichte deutscher Mittel- und Unterschichten. Göttingen 1973 ([2]1978); Abel, Wilhelm: Massenarmut und Hungerkrisen im vorindustriellen Deutschland. Göttingen [2]1977; Koelbing, Huldrych M./Schär-Send, Monica/Stettler-Schär, Antoinette/Trümpy, Hans: Beiträge zur Geschichte der Lepra. Zürich 1972; Hecker, J[ustus] F[riedrich] C[arl]: Die großen Volkskrankheiten des Mittelalters. Gesammelt und in erweiterter Bearbeitung ed. August Hirsch. Berlin 1865, bes. Kap. 1 und 2 (über Pest und Blattern).

26 Troschke, Paul: Der Kampf gegen Bettel und Landstreicherei im nachchristlichen Altertum und in der Geschichte Frankreichs. Potsdam 1922; Rüger, Willi: Mittelalterliches Almosenwesen. Die Almosenordnungen der Reichsstadt Nürnberg. Nürnberg 1932; Scherpner, Hans: Theorie der Fürsorge. ed. Hanna Scherpner. Göttingen 1962,

(Bettelmandat von 1551 für die ganze Eidgenossenschaft), entstehen Bettlerordnungen für die 'einheimischen' und 'fremden' Bettler. Letztere suchte man durch Bettel-, Spenden- und Aufenthaltsverbote fernzuhalten, doch blieben die Restriktionen wegen mangelnder staatlicher Kontrolle weitgehend wirkungslos[27]. Hinzu kam, daß seit dem 16. Jahrhundert die Almosenempfänger zur Arbeit für das Gemeinwohl (Pflicht zur Arbeit in Frankreich 1535; Arbeitshäuser in Großbritannien und den deutschen Kleinstaaten im 17./18. Jahrhundert) angehalten wurden, um einerseits Arbeitskräfte für die Manufakturen freizusetzen und andererseits potentiellen Nachahmern durch den Zwang zur Arbeit ein abschreckendes Beispiel zu geben. Damit einher geht im 19. Jahrhundert das Verbot jeglicher Bettelei (in Preußen). Die wenigen abrufbaren Daten aus der einschlägigen Literatur machen jedoch deutlich, daß die erbärmliche Situation unterbäuerlicher und unterbürgerlicher Schichten keineswegs verbessert werden konnte. So betrug z. B. in Paris — bei 200.000 Einwohnern gegen Ende des 16. Jahrhunderts — die Zahl der Bettler 40.000. Das ,,besitzlose Landgesinde'' machte in Preußen um 1800 ein Siebtel der Bevölkerung aus, und in den geistlichen Territorien kamen im 18. Jahrhundert auf je 1.000 Einwohner 260 Bettler, in protestantischen Gegenden lag ihre Zahl niedriger[28]. Die Frequenz umherziehender Bettler blieb nicht ohne Resonanz bei der Bevölkerung. Behinderte (und besonders behinderte Bettler) galten als Ausgeburten des Teufels. Statt Mitleid, Barmherzigkeit und Wohltätigkeit zu empfangen, sind sie neben Hexen, Ketzern und Zauberern wie alle anderen Außenseiter (Aussätzige, Zigeuner etc.) die Negativfiguren der sich neu bildenden Territorialstaaten[29], ein Ballast, ausgegrenzt aus dem öffentlichen Bewußtsein, asyliert und isoliert. Andererseits ist nicht zu verkennen, daß auch eine Entwicklung in Gang gekommen ist, die aus dem pädagogischen Ethos der Aufkärer heraus den Behinderten als Individuum sieht und ihm das Recht auf Bildung und Ausbildung zugesteht. So entstehen auf private Initiative hin in der zweiten Hälfte des 18. Jahrhunderts in Frankreich (Abbé de l'Epée, Valentin Haüy), Großbritannien (Johnston Pudsey Dawson) und

---

vor allem p. 23-121 (Fürsorgetheorien in der Geschichte). — In den letzten Jahren erschien eine Reihe von regionalen Studien, z. B. Heyden, Hellmuth: Fürsorgearbeit und Hospitalwesen in Pommern bis zum 16. Jahrhundert. In: Greifswald-Stralsunder Jahrbuch 3 (1963) 17-44; Dubler, Anne-Marie: Armen- und Bettlerwesen in der Gemeinen Herrschaft ,,Freie Ämter'' (16.-18. Jh.). Basel 1970; Reger, Anton: Das Bettlerunwesen im Mittelalter. In: Die Oberpfalz 59 (1971) 14-17; Bog, Ingomar: Über Arme und Armenfürsorge in Oberdeutschland und in der Eidgenossenschaft im 15. und 16. Jahrhundert. In: Jahrbuch für fränkische Landesforschung 34/35 (1974/75) 983-1001.

27 Dubler (wie not. 26) 77 sq.

28 cf. not. 24, 25; außerdem Aubin/Zorn (wie not. 11) 480, 599 sq.; Lütge (wie not. 11) 365, 382 sq.; Troschke (wie not. 26) 18-23 et passim; Salm, Heinrich: Von der Armenpflege in Kaufbeuren bis zur Sozialversicherung. Die Sorge um Arme und Alte in früherer Zeit. In: Kaufbeurer Geschichtsblätter 6 (1972) 49-58; François, Etienne: Unterschichten und Armut in rheinischen Residenzstädten des 18. Jahrhunderts. In: Vierteljahrsschrift für Sozial- und Wirtschaftsgeschichte 62 (1975) 433-464. Zu einzelnen Zeugnissen aus der zeitgenössischen Literatur v. den Dokumentenband von Carl Jantke und Dietrich Hilger (edd.): Die Eigentumslosen. Der deutsche Pauperismus und die Emanzipationskrise in Darstellungen und Deutungen der zeitgenössischen Literatur. München/Freiburg 1965.

29 v. Schumann (wie not. 8) 30 sq.; Jantzen (wie not. 2) 44-49.

Deutschland (Samuel Heinicke, August Zeune) die ersten Anstalten für Taubstumme und Blinde, denen zahlreiche Neugründungen des 19. Jahrhunderts in USA, Skandinavien, Rußland etc. folgen.

Erst im 20. Jahrhundert tritt neben die private und zum Teil staatliche Hilfe die volle Unterstützung des Staates, die nicht zuletzt unter dem Eindruck zustande kam, daß nach den verlorenen Kriegen die Kriegskrüppel angemessen zu versorgen waren[30].

Der Journalist Ernst Klee, einer der engagiertesten Verfechter für die Rechte der Behinderten, hat in einer Reihe von Zeitschriftenbeiträgen sowie Buchveröffentlichungen dazu beigetragen, die vielschichtigen Probleme der Behinderten in der bundesdeutschen Öffentlichkeit sichtbar zu machen. Die Quintessenz seiner Beobachtungen und Erfahrungen: Trotz verschiedener legislativer Maßnahmen (z. B. Bundessozialhilfe-Gesetz) sind Behinderte erheblichen sozialen Diskriminierungen ausgesetzt. Sie stehen fast immer außerhalb der Gesellschaft, von Integration kann keine Rede sein.

> ,,Behinderte sind Deutschlands größte und zugleich ergebenste Minderheit. Obgleich sie mindestens zehn Prozent der Bevölkerung ausmachen, sind sie im öffentlichen Leben kaum zu orten [. . .]. Die Ausgrenzung der Behinderten aus der Umwelt ist nahezu perfekt''[31].

Zu ähnlichen Ergebnissen gelangten die in den letzten drei Jahrzehnten erschienenen Untersuchungen, welche sich mit der Einstellung Nichtbehinderter zu Behinderten befaßt haben. Einstellungen (attitudes) — der Begriff wurde erstmalig 1935 von Gordon W. Allport in die Diskussion eingebracht[32] — bestimmen das menschliche Verhalten, die Reaktion des einzelnen im Hinblick auf Objekte und Situationen[33]. Dem Begriff selbst lassen sich eine funktionale (Handlungskompo-

---

30 Zur Behindertenfürsorge cf. vor allem die in not. 7-9 genannten Abhandlungen; dazu Jantzen (wie not. 2) und bes. die einschlägigen Artikel in dem von Gerhard Heese und Hermann Wegener herausgegebenen Enzyklopädischen Handbuch der Sonderpädagogik 1-3. Berlin ³1969 (= dritte, völlig neubearbeitete Auflage des Enzyklopädischen Handbuchs der Heilpädagogik).

31 Der 1974 erstmalig (!) erschienene Behinderten-Report (Frankfurt [Main] ⁴1976) beschäftigt sich mit der Lage und den Problemen Behinderter in der Bundesrepublik; zwei weitere Publikationen enthalten Lebensberichte und Erfahrungen Behinderter: Behindertsein ist schön. Unterlagen zur Arbeit mit Behinderten. Düsseldorf 1974 (Zitat p. 91) und Behinderten-Report II. ,,Wir lassen uns nicht abschieben''. Bewußtwerdung und Befreiung der Behinderten. Frankfurt (Main) 1976.

32 Allport, Gordon W.: Attitudes. In: A Handbook of Social Psychology. ed. Carl Allanmore Murchison. Worcester, Mass. 1935; cf. auch id.: The Nature of Prejudice. New York 1958 (deutsch unter dem Titel: Die Natur des Vorurteils. Köln 1971).

33 Die Einstellungsforschung nimmt innerhalb soziologischer und sozialpsychologischer Forschungen breiten Raum ein, cf. Weinläder, Helga [G.]: ,,Einstellung'' als Grundbegriff einer Sozialpsychologie der Sehgeschädigten. In: Der Sehgeschädigte 1 (1972) 73-94. Zu den verschiedenen Forschungsansätzen cf. auch Jansen (wie not. 2); Quasthoff, Uta: Soziales Vorurteil und Kommunikation — eine sprachwissenschaftliche Analyse des Stereotyps. Frankfurt (Main) 1973; von Bracken (wie not. 5) bes. 7-11 und Weinläder, Helga G.: Leistungen Behinderter im Urteil Nichtbehinderter. Empirische Untersuchung zur Kausalinterpretation von Handlungsergebnissen Blinder. (Diss. Heidelberg 1975) Rheinstetten 1976.

nente), emotionale (affektive) und kognitive Komponente zuordnen[34]. Gegenüber den eng verwandten und mitunter schwer abgrenzbaren Begriffen Vorurteil, Meinung, Stereotyp und Stigma hat sich heute der Begriff Einstellung durchgesetzt, obwohl das dahinterstehende Konzept (vereinfacht: Änderung der Einstellung bedingt anderes menschliches Verhalten) häufiger kritisiert wurde[35]. Unter den Behinderten waren besonders die Einstellungen Sehender zu Blinden, die Einstellungen der Eltern zu ihren blinden Kindern und das Problem der Blindheit Gegenstand des Forschungsinteresses[36], doch treffen die gewonnenen Erkenntnisse gleichermaßen auf andere Behinderte zu[37].

Danach haben Nichtbehinderte Angst vor Behinderten und empfinden sie als eklig, abstoßend und häßlich. Starke Aversionen sind vorherrschend. Informationen über Behinderte fehlen. Das Bild des 'Krüppels' ist sehr undifferenziert, doch nehmen Blinde und Taube hinsichtlich der sozialen Anerkennung durch Nichtbehinderte eine bevorzugte Stellung ein. Aggressionen richten sich vorwiegend gegen körperlich Mißgebildete (Bucklige, Zwerge). Blindheit wird von allen Behinderungsarten als die schwerste angesehen. Andererseits sprechen 98 % der Befragten in einer von Walter Thimm vorgelegten Untersuchung Blinden besondere Gaben zu[38]. Darin zeigt sich zugleich die Blinden zugeschriebene Bipolarität[39] („Wundertiere oder Trottel"[40]). Insgesamt gehören Behinderte zu den Stigmatisierten[41], zu Menschen also, die infolge der Bündelung negativ sanktionierter Vorurteile in den Au-

---

34 Jansen (wie not. 2) 15 sq.

35 z. B. Benninghaus, Hans: Soziale Einstellungen und soziales Verhalten. Zur Kritik des Attitüdenkonzepts. In: Soziologie. Sprache, Bezug zur Praxis, Verhältnis zu anderen Wissenschaften. ed. Günter Albrecht/Hansjürgen Daheim/Fritz Sack. Festschrift R. König. Opladen 1973, 671-707 und Stumme, Wolfgang: Die differenzierten Vorstellungen des Laien zum Problemkreis psychischer Erkrankungen. Eine Kritik der Vorurteilsforschung. Diss. Köln 1972 und ähnlich id.: Faszination und Relevanz der Vorurteilsforschung. Ein Diskussionsbeitrag zur Erforschung von Vorurteilen der Bevölkerung gegenüber psychisch Kranken. In: Psychiatrische Praxis 1 (1974) 4-10. Stumme (1974, 9 und 1972, 7-23, 205-219) wirft — ausgehend von Laieneinstellungen gegenüber psychisch Kranken — der empirischen Sozialforschung vor, sie reproduziere in ihren Meinungsbildern nur die seit Jahrzehnten geläufigen Vorurteile, schaffe „Artefakte" und lenke von notwendigen Reformen ab.

36 cf. z. B. Thimm, Walter: Blindheit als gesellschaftliche Kategorie. Untersuchungen zu einer Soziologie der Blindheit. Diss. Hannover 1970; Lautmann, Rüdiger/Schönhals-Abrahamsohn, Marta/Schönhals, Michael: Zur Struktur von Stigmata. Das Bild der Blinden und Unehelichen. In: Kölner Zeitschrift für Soziologie und Sozialpsychologie (1972) 83-100, bes. 83-90; Monbeck, (wie not. 7); Weinläder 1976 (wie not. 33).

37 Siller, Jerome/Ferguson, Linda/Vann, Donald H./Holland, Bert: Structure of Attitudes Toward the Physically Disabled. Disability Factor Scales-Amputation, Blindness, Cosmetic Conditions (Studies in Reactions to Disability 12). New York 1967; Jansen (wie not. 2) bes. 137-139; Claußen, H[artwig]: Schwerhörigenstereotype. Vorurteile über Schwerhörige und von Schwerhörigen. In: Hörgeschädigtenpädagogik. Neue Blätter für Taubstummenbildung 27 (1973) 223-239, bes. 234 sq.

38 Thimm (wie not. 36) 89.

39 cf. Weinläder 1976 (wie not. 33) 16, 156.

40 Schöffler (wie not. 7) 227.

41 Lautmann u. a. (wie not. 36) 83 in Anlehnung an Goffman, Erving: Stigma. Notes on the Management of Spoiled Identity. Englewood Cliffs, N.J.1963 (deutsch unter dem Titel: Stigma. Frankfurt [Main] 1967). Zu Problemen der Stigmatisierung cf. auch die beiden Sammelbände Stigmatisierung 1 und 2. ed. Manfred Brusten/Jürgen Homeier. Neuwied/Darmstadt 1975.

gen der Gesellschaft tief diskreditiert sind. Solche Vorurteile wirken sich nachhaltig aus, beeinträchtigen Integrationsversuche und können zu Aggression, Distanz, Isolation und letztens zur Schädigung der Persönlichkeit von Behinderten führen.

Die Ursachen für diese weit verbreiteten Einstellungen hat man, ausgehend von Hector Chevignys und Sydell Bravermans tiefenpsychologischer Arbeit[42], unter Zuhilfenahme der psychoanalytischen Theorie Sigmund Freuds mit der Kastrationsangst des einzelnen zu begründen versucht, die sich beim Anblick von Blinden manifestiere. (Die reale und symbolische sexuelle Potenz wird durch die Konfrontation mit Blinden bedroht.) Die hierbei entstehenden Aggressionen werden aber, da von Blinden keine Gefahren für das Individuum ausgehen (Inferiorität, Asexualität), in positiv sanktionierte Regungen umschlagen: in Mitleid[43]. Auch die von Edwin M. Lemert (1951) entwickelte Devianztheorie wurde fruchtbar in die Diskussion eingebracht[44]. Danach bezieht sich Devianz auf die Abweichung einer Person von allgemein verbreiteten oder gültigen Normen, die gesellschaftliche Gruppen zur Eigenstabilisierung aufgestellt haben[45]. ,,Wer sich nicht an diese Regeln hält, wird als 'Außenseiter' etikettiert, gleichgültig, ob er sich selbst als solcher empfindet oder nicht''[46]. Somit wird der körperlich Abweichende zum Außenseiter[47]und ist, da die Einstellungssyndrome mehrheitlich negativ sind, sozialen Diskriminierungen ausgesetzt[48].

Trotz der verschiedenen Forschungsansätze herrscht weitgehend Einigkeit darüber, daß eine Besserung der Situation Behinderter nur durch einen Wandel bestehender Einstellungen erzielt werden kann[49], um die soziale Integration Behinderter als letzte Stufe historischer Entwicklungen abzuschließen.

---

[42] Chevigny/Braverman (wie not. 7).

[43] ibid., 37-39, 167-172, 174, 191; cf. auch Jantzen (wie not. 2) 162.

[44] v. die Forschungsbeiträge bei Rock, Paul/McIntosh, Mary (edd.): Deviance and Social Control. London 1974; Buckner, H. Taylor: Deviance, Reality and Change. New York 1971; Douglas, Jack D. (ed.): Research on Deviance. New York 1972; Albrecht, Günter: Die ,,Erklärung'' von Devianz durch die ,,Theorie'' des symbolischen Interaktionismus — Neue Perspektiven und alte Fehler. In: Soziologie (wie not. 35) 775-803.

[45] Jede Gesellschaft empfindet ,,alles Andersartige, alles nicht einem billigen Normalbegriff Entsprechende absonderlich, ja feindlich''. Das sei die natürlichste Reaktion all derer, die sich sicher fühlen, solange sie sich in irgendeinem Sinne normal vorkommen. Diese Neigung, alles Abweichende von sich zu weisen, müssen alle ihr Leben lang zu überwinden lernen, so Achinger, Hans: Die Gesellschaft und die Behinderten [1967]. In: Thimm, Walter (ed.): Soziologie der Behinderten [Aufsatzsammlung]. Neuburgweier 1972, 23-29, hier 25.

[46] Becker, Howard Saul: Außenseiter. Zur Soziologie abweichenden Verhaltens. Frankfurt (Main) 1973, V(englisch unter dem Titel: Outsiders. London 1963).

[47] Ein ,,Sammelbegriff für recht unterschiedliche Personentypen: Sonderlinge, Eigenbrötler und Originale, Eremiten und Randseiter, Abseitige und Uneingeweihte, Unsoziale, Asoziale und Anomale, Ausgestoßene, Prügelknaben und Sündenböcke, aber auch Unruhestifter, Rebellen, Revolutionäre oder Innovatoren'', cf. Masche, Urs.: Zum Problem des Außenseiters. (Diss. Basel 1971) Freiburg 1973, 5.

[48] v. bes. die in not. 36 und 37 genannten Untersuchungen und von Bracken (wie not. 5). Dazu noch: Seywald, Aiga: Physische Abweichung und soziale Stigmatisierung. Zur sozialen Isolation und gestörten Rollenbeziehung physisch Behinderter und Entstellter. Rheinstetten 1976; ead.: Körperliche Behinderung. Grundfragen einer Soziologie der Benachteiligten. Frankfurt/New York 1977.

[49] Zur Kritik an der Einstellungsforschung wird in diesem Zusammenhang noch einmal

1.3. Zu Thema und Methode

Die vorliegende Untersuchung geht aus von populären Erzählungen, das heißt, im engeren Sinne sind hier Märchen, Sage, Exempel, Legende, Novelle, Schwank und Witz gemeint. Die Genres selbst werden nicht in Frage gestellt. Da die Übergänge zwischen ihnen häufig fließend sind — seit Jahren ist die Diskussion über Klassifikations- und Definitionsprobleme im Gange[50] —, ist eine Aufteilung des Materials nach Genres problematisch. Von daher erschien eine thematische Gliederung zweckmäßiger. Aber auch diese ist nicht stringent durchführbar, allein schon deshalb, weil der Spott über behinderte Menschen (oder feststellbare Leitbildfunktionen) eine andere kategoriale Einbindung verlangt und eine Kumulation in bestimmten Genres festzustellen ist. Daraus ergibt sich, daß die thematische Gliederung häufiger zugunsten der Genreorientierung aufgehoben und eine Mischform angestrebt werden muß.

Zur Dokumentation dienen — unter besonderer Berücksichtigung des europäischen Erzählgutes — vorwiegend Texte des 13.-20. Jahrhunderts. In erster Linie ist nicht an eine vollständige Erfassung einzelner Belege gedacht, wie denn auch das zeitliche und räumliche Ausloten von Stoffen und Motiven, insbesondere des Märchens, oftmals Schwierigkeiten bereitet, was in der Vergangenheit zum Teil zu absonderlicher Theorienbildung geführt hat[51]. Vielmehr sollen Entwicklungslinien in der Darstellung und Einschätzung Behinderter aufgezeigt und Erzähltypen und -motive hinsichtlich ihrer Relevanz, Formelhaftigkeit, Stereotypie und der zugrundeliegenden sozialhistorischen Fakten und Prozesse untersucht werden. Über die statische Anhäufung vergleichender Dichtungen und Zeugnisse hinweg, die jahrzehntelang zahlreiche Arbeiten zur Erzählforschung bestimmte — obwohl viele dieser Abhandlungen eben wegen ihrer Materialfülle bis heute unersetzliche Fundgruben komparatistischer Forschungen sind (z. B. BP, HDA, HDM) —, ist so für wei-

---

auf Stumme (wie not. 35) verwiesen. Auch Jantzen (wie not. 2) 179 hält in seinem materialistischen Ansatz eine Änderung der derzeitigen Situation für schwierig: ,,Erst durch ein 'richtiges Bewußtsein' von den gesellschaftlichen Verhältnissen [. . .] kann die Überwindung all jener Vorurteile zur möglichen Dimension menschlicher Erkenntnis und menschlicher Praxis werden''.

50 Seit Jahren ist die Diskussion über Klassifikations- und Definitionsprobleme im Gange. Es wird hier auf die in Fabula 9 (1967) publizierten Aufsätze zum Thema verwiesen, Ergebnisse einer Tagung der International Society for Folk Narrative Research ([ISFNR] in Liblice bei Prag 1966) über ,,Kategorien der Volksprosa'' (bes. die Beiträge von Kurt Ranke, Kirill V. Čistov, Jaromír Jech, Brynjulf Alver, Hermann Bausinger und Siegfried Neumann. Eines der vier Generalthemen des 6. Kongresses der ISFNR (Helsinki 1974) beschäftigte sich ausführlich mit der ,,Genre Theory in Folkloristics'' (cf. bes. die Beiträge und Kommentare von Roger D. Abrahams, Lauri Honko, Dan Ben-Amos, Robert Austerlitz und Rudolf Schenda), abgedruckt in: Pentikäinen/Juurikka (wie not. 14); Lehtipuro, Outi: Trends in Finnish Folkloristics. In: Finnish Folkloristics 2. ed. Pentti Leino. Helsinki 1975, 7-36, hier 19-22; Voigt, Vilmos: Towards a Theory of Theory of Genres in Folklore. In: Dégh, Linda/Glassie, Henry/Oinas, Felix J. (edd.): Folklore Today. A Festschrift for Richard M. Dorson. Bloomington 1976, 485-496.

51 cf. Moser, Dietz-Rüdiger: Altersbestimmung des Märchens. In: EM 1 (1977) 407-419.

tergehende Untersuchungen die Möglichkeit zum 'aktiven Vergleichen' von Texten gegeben[52].

Als Behinderungsarten werden im Folgenden verstanden: Körperbehinderung, Sehbehinderung, Schwerhörigkeit, Gehörlosigkeit und Sprachbehinderung. Dazu rechnen demnach Bucklige, Einarmige und Einbeinige, Arm- und Beinlose, Hinkende, Blinde, Einäugige, Schwerhörige, Gehörlose (Taube und Stumme), Stotterer. Überdies sind vorgetäuschte Behinderungen ebenso zu berücksichtigen wie auch die verschiedenen Arten der Selbstverstümmelung. Angesichts der Vielzahl von Behinderungen, die eine systematische Auszählung der internationalen und regionalen Typen- und Motivkataloge erbracht hatte, war eine Beschränkung auf den genannten Personenkreis zwingend geboten, wobei insgesamt von der Dominanz von Erzähltypen und -motiven ausgegangen wurde. Geistig und seelisch Behinderte, die besonders in populären Witzen der Neuzeit dargestellt werden[53], müssen infolgedessen außer Betracht bleiben; das gilt auch für jene, die durch ständige Krankheit behindert sind (z. B. Aussätzige[54]). Daß darüber hinaus mitunter das Gebiet ästhetischer Behinderungen (etwa Kahlköpfigkeit, Bartlosigkeit, Häßlichkeit allgemein) gestreift wird, läßt sich allein schon aus Gründen der Motivsubstitution nicht vermeiden, auch wenn solche ‚Mängel' nicht ganz in den oben genannten Rahmen passen.

Für die Darstellung Behinderter lassen sich drei Schwerpunkte ausmachen. Die ältesten uns bekanntesten Abhandlungen enthalten Biographien bemerkenswerter (auch literarischer) Behinderter, die auf ungewöhnliche Weise — aus der Sicht des Nichtbehinderten — ihr Leben trotz körperlicher Defekte meisterten. Das gilt z. B. für Salomon Albertis *Oratio de surditate et mutitate* (Nürnberg 1591), die von einem gewissen Thraner berichtete, welcher, obwohl von Geburt an stumm, schreiben und rechnen lernte und als Geschäftsmann seinen Lebensunterhalt verdiente, wie für die *Operae horarum subcisivarum sive meditationes historicae* (Altdorf 1591) des Philipp Camerarius, der die Schreib- und Lesefähigkeit zweier Tauber und Stummer hervorhob und ihre von der Natur verliehenen „außerordentlichen Gaben" bewunderte[55]. Vor allem in den Abhandlungen über Blinde, aber auch in den anonym erschienenen *Buckeliana* sind bis in die heutige Zeit — wie schon erwähnt — ganze Kataloge berühmter Behinderter zusammengestellt[56]. Der Vorbild-

---

[52] Hierzu zählt Manfred Beller (Von der Stoffgeschichte zur Thematologie. Ein Beitrag zur kompensatorischen Methodenlehre. In: Arcadia 5 [1970] 1-38, hier 21) „erstens die Stellen, an denen Fabelstruktur, Motive, Einzelzüge, Bilder, Topoi und Metaphern eines Stoffkomplexes über die Schranken historischer Abfolge hinweg zueinander in Beziehung gesetzt sind, und zweitens die gegenüberstellende Interpretation der Werke, deren thematische und technische Analyse, durchaus auf der Folie des historischen Kontextes, eine komparatistische Qualifikation erlaubt".

[53] cf. Röhrich, L.: Der Witz. (Stuttgart 1977) München 1980, pass. (Literatur p. 316); v. auch not. 64.

[54] cf. Schier, Kurt/Uther, Hans-Jörg: Aussatz. In: EM 1 (1977) 1033-1040.

[55] Diese und weitere Beispiele bei Schumann (wie not. 8) bes. 32-34.

[56] Buckeliana (wie not. 20) Kap. V und VI; cf. not. 20 sowie Mell, Alexander (ed.): Enzyklopädisches Handbuch des Blindenwesens. Wien/Leipzig 1900. Eine Vielzahl von Artikeln (v. Systematisches Verzeichnis der Artikel, p. 876 sq.) ist den „Biographien und biographischen Notizen" gewidmet.

charakter solcher Lebensbilder, teilweise von den Autoren selbst betont[57], liegt nahe.

Den zweiten thematischen Schwerpunkt bildet die vergangene und gegenwärtige Situation der Behinderten[58], wobei insbesondere für den historischen Teil gern auf literarische Zeugnisse zurückgegriffen wird, um die verschiedenen Einstellungsphasen deutlich zu machen[59]. Dieser Ansatz läßt sich bereits in den ersten übergreifenden Arbeiten zur Geschichte einzelner Behinderungsarten beobachten, die in den 20er und 30er Jahren erschienen, etwa Reinhold Kretschmers *Geschichte des Blindenwesens* [...] (1925)[60], Pierre Villeys *L'Aveugle dans le monde des voyants* (1927)[61] oder Paul Schumanns *Geschichte des Taubstummenwesens* (1940)[62].

Das Interesse an der Darstellung Behinderter in der Literatur setzt mit dem organisierten Behindertenwesen, d. h. Ende des 19. Jahrhunderts, ein, als auch die ersten Fachzeitschriften zu erscheinen beginnen. Doch ist festzuhalten, daß es sich zumeist um kleinere Untersuchungen handelt[63], deren Verbreitungsgrad durch die niedrige Auflage der Fachblätter beschränkt blieb. Die Verfasser stammen überwiegend aus dem Kreis der in der Behinderungsarbeit tätigen Pädagogen, was die Zielsetzung der Beiträge (Diskussion um richtige und falsche Charakterschilderung; v. unten) nicht unwesentlich beeinflußt. Die Mehrzahl der Arbeiten dieses Genres erschien bis circa 1934, danach bis heute nur noch sporadisch[64].

---

57 z. B. Baczko (wie not. 20) 25; Ross (wie not. 20) VII sq. (Vorwort von Helen Keller).

58 v. Kap. 1.2.

59 Symptomatisch für eine solche Haltung ist z. B. die Äußerung Albert Essers (wie not. 7): „Es ist nicht der Sinn unserer Aufgabe, historisch-kritische Quellenstudien zu betreiben, sondern vielmehr zu versuchen, unter Leitung der Quellen einen Einblick zu gewinnen in die antike Auffassung und Bedeutung aller Fragen rings um die Blindheit [...]" (p. 40); cf. auch ibid., 41 und 63 sq.

60 Kretschmer (wie not. 7).

61 Villey (wie not. 7).

62 Schumann (wie not. 8).

63 Auf eine Aufzählung der einzelnen Beiträge wird verzichtet und auf das ausführliche Literaturverzeichnis sowie die (z. T. unter Auslassung wichtiger Titel) einschlägigen Bibliographien verwiesen: Schmidt, Werner und Hedwig: Schriftenreihe über das Blindenwesen. 1: Verzeichnis der Abhandlungen und Nachrichten über das Blindenwesen [...]. Hannover-Kirchrode 1927, Bibliographie des Blindenwesens [Teil 2]. Berlin-Steglitz 1928, Bibliographie des Blindenwesens. Teil 3. Berlin-Steglitz 1935; Lende, Helga: Books about the Blind. A Bibliographical Guide of Literature Relating to the Blind. New Revised Edition. New York 1953; Dictionary Catalog of the M.C. Migel Memorial Library 1-2. [ed.] American Foundation for the Blind. Boston, Mass. 1966 (p. 111-138 rund 550 Titel über Blinde in der Literatur); Schmitt, Franz Anselm: Stoff- und Motivgeschichte der deutschen Literatur. Eine Bibliographie. Berlin/New York ^{3}1976. Beachtenswert sind auch die Literaturzusammenstellungen bei Monbeck (wie not. 7), von Bracken (wie not. 5) und Weinläder 1976 (wie not. 33).

64 Lediglich die geistig Behinderten und ihre Schilderung in der zeitgenössischen Literatur waren in letzter Zeit verschiedentlich Gegenstand medizin-historisch und literaturwissenschaftlich bestimmter Arbeiten, deren wissenschaftlicher Wert zum Teil als fragwürdig eingestuft werden muß, etwa: Zum Winkel, Helmut: Die Schilderung von Wahnideen in der erzählenden Literatur. Diss. (masch.) Marburg 1942; Keist, Erika: Abnormes Seelenleben als dramatisches Ausdrucksmittel. Beiträge zur Darstellung der Geisteskrankheit im deutschen Drama. Diss. (masch.) Wien 1950. Andererseits cf. Schöne, Albrecht: Interpretationen zur dichterischen Gestaltung des Wahnsinns in der deutschen Literatur. Diss. (masch.) Münster 1952; Meister, Rolf: Über die Darstellung von Psychosen in Dichtung und Literatur der Moderne. Eine psychiatrische Betrach-

Ein thematischer Querschnitt der publizierten Artikel ergibt folgendes Bild: Die meisten Arbeiten haben sich ausschließlich mit der Funktion des Blinden und der Blindheit in der Literatur beschäftigt. Das dürfte damit zusammenhängen, daß Blindheit als schwerste Behinderung angesehen wird, Blinde den größten Anteil an Behinderten stellen und Mitleid/Anteilnahme an deren Schicksal in der Öffentlichkeit besonders ausgeprägt ist[65]. Die anderen Veröffentlichungen befassen sich mit Taubstummen und Schwerhörigen oder gehen auf alle drei genannten Behinderungsarten ein. Entweder steht die Gegenwartsliteratur allein im Mittelpunkt der Betrachtung, oder es wird versucht, literarische Beispiele aus der Antike und dem Mittelalter zur vergleichenden Analyse heranzuziehen. Das Ziel der Beiträge ist darin zu sehen, Aufschlüsse über die soziale Lage Behinderter in vergangenen Zeiten zu gewinnen[66] und/oder die reale und fiktive Situation Behinderter und ihre Eigenschaften und Fähigkeiten kritisch gegenüberzustellen unter dem besonderen Aspekt, inwieweit die Fiktion der Wirklichkeit entspricht.

So stellt (die blinde) Anna Pötsch resignierend fest, daß „in unseren Bühnenwerken die Blinden an und für sich oft sehr unrichtig und schwerfällig gezeichnet sind"[67], und gelangt im Hinblick auf die Gegenwartsliteratur (1893) zu der Schlußfolgerung[68]:

> „Das Stück, in dem ein mit Bewusstsein von Jugend auf Blinder von der Bühne herab zu der Menschheit spricht, die Rechte der gegenwärtigen Blindenwelt vertritt, und ihre Lage wahrheitsgemäss veranschaulicht, ist eben noch zu schreiben".

Diese Feststellung trifft jedoch nur auf einen Teil der Literatur über Behinderte zu, die Problematik ist vielschichtiger. Allgemein kann man sagen, daß das Bild des Behinderten in der Literatur durch Extreme bestimmt ist, in der Abweichung der Norm in positiver oder negativer Weise, was sich „besonders in Annahmen über die Emotionalität widerspiegelt"[69]. Zwischen diesen Polen läßt sich eine ganze Typologie behinderter Gestalten entwickeln, wie es bisher z. B. von Jessica L. Langworthy[70], Werner Schmidt[71], Hans Würtz[72], Michael E. Monbeck[73] und Helga

---

tung. Diss. (masch.) Münster 1968; Irle, Gerhard: Der psychiatrische Roman. Stuttgart 1965.

65 cf. p. 2 und die dort zitierten Arbeiten.

66 Etwa Schmidt, Werner: Der Blinde in der schönen Literatur. In: Freie Wohlfahrtspflege 4 (1929) 345-357, 406-418, hier 349 und 4 (1930) 466-475, hier 474 sq. (unter gleichem Titel als selbständige Veröffentlichung erschienen: Berlin 1930).

67 Pötsch, Anna: Wahrheit und Dichtung über Blinde. In: Der Blindenfreund 13 (1893) 124-137, hier 128.

68 ibid., 132; cf. auch ead.: Der Blinde im modernen Drama. Berlin 1903.

69 Weinläder 1976 (wie not. 33) 16.

70 Langworthy, Jessica L.: Blindness in Fiction. A Study of the Attitude of Authors Towards Their Blind Characters. In: Journal of Applied Psychology 14 (1930) 269-286, bes. 271 sq.

71 Schmidt (wie not. 66) 355 sq., 407.

72 Würtz, Hans: Der Bucklige in der Literatur. In: Freie Wohlfahrtspflege 5 (1930) 316-327, 360-366.

73 Monbeck (wie not. 7) 22-65 unterscheidet nach 15 Typen (= Einstellungen).

G. Weinläder[74] unternommen wurde. Kritisiert werden vor allem der Mitleidscharakter und die Rührseligkeit vieler Darstellungen, welche die sich aus der Behinderung ergebenden Probleme für den einzelnen verdeckten und die konkrete soziale Lage durch Verklärung ins Unwirkliche übertünchten. Daß diese Aussagen nicht nur auf die Literatur vergangener Epochen gemünzt sind[75], macht z. B. Erich Lotz deutlich, der für die Literatur über Blinde (1945-1965) anmerkt, die Blinden stünden „am Rande des Lebens", „dem tätigen Leben abgewandt", und folgert, der Erblindete erkenne sich im Spiegel der Gestalten nicht wieder[76]. Auch Arno Blau in seiner Analyse des Taubstummen-Bildes in der deutschen Presse gelangt zu einem ähnlichen Ergebnis: Irrige und vorurteilsvolle Extremdarstellungen fügten der Taubstummenbildung und der Rehabilitation gehörloser Menschen schweren Schaden zu[77]. Noch immer, so Ernst Klee in einer Rezension von Büchern über Behinderte, sei das Thema 'Der gestörte Mensch' ein „Entwicklungsgebiet der Literatur": „viel Kitsch, wenig Wahrheit"[78]. Insgesamt stimmt das aus der Literatur gewonnene Bild des Behinderten mit heutigen Umfrageergebnissen überein, wonach die negativ sanktionierten Einstellungen vor allem auf Unwissen bzw. fehlende Informationen zurückgehen, so daß die Forderung nach mehr 'Aufklärung' berechtigt erscheint[79].

Auf der Suche nach Gründen für die seit alters tradierten Vorurteile gegenüber Behinderten ist auch öfter der Bereich volkstümlicher Überlieferungen herangezogen worden. Ein Teil der Untersuchungen beschäftigte sich mit Deformitätsstereotypen, wie sie besonders in Sprichwörtern und sprichwörtlichen Redensarten[80], aber auch in der Literatur zu finden sind[81], wo z. B. Buckligkeit als gängiges Häß-

---

[74] Weinländer 1976 (wie not. 33) 14-18, basierend auf den Ergebnissen von Jacob Twersky: Blindness in Literature. Examples of Depictions and Attitudes (American Foundation for the Blind). [New York] 1955 und B. Zender: Der Blinde in der neueren Literatur. Unveröffentlichte Zulassungsarbeit. Pädagogische Hochschule Heidelberg, Fachbereich Sonderpädagogik. Heidelberg 1972.

[75] Zu den älteren Beiträgen cf. Mell (wie not. 56) 244; Schmidt, Werner: Die Darstellung der Blindheit in der Jugendschrift. In: Jugendschriften-Warte. Beilage zur Allgemeinen deutschen Lehrerzeitung 32,3 (1927) 17-19; Schumann, Paul: Der Taubstumme in der schönen Literatur. In: Blätter für Taubstummenbildung 44 (1931) 289-299, 308-316, 321-330, 420-422 und ibid. 45 (1932) 357 sq. (ergänzt von E. Engblom); Vogt, Gustav: Der Schwerhörige in der Literatur und Kunst. In: Deutsche Zeitschrift für Schwerhörige und Ertaubte 1 (1932) 55-58, 71-76; Pagel (wie not. 18).

[76] Lotz, Erich: Den versiegelten Blick in die Ferne gerichtet ... Der Blinde als Gestalt und Metapher in der modernen deutschsprachigen Literatur. 1945-1965. In: Begegnung. Zeitschrift für Kultur und Geistesleben 21 (1966) 85-90, hier 90.

[77] Blau, Arno: Der Taubstumme im Spiegel der Presse. In: Neue Blätter für Taubstummenbildung 19 (1965) 190-200; cf. auch id.: Literatur (Belletristik), Gehörgeschädigte in der. In: Enzyklopädisches Handbuch der Sonderpädagogik (wie not. 30) 2070-2073.

[78] Klee, Ernst: Der Behinderte ist normal. In: Die Zeit. Num. 45, 28.10. 1977, 53.

[79] cf. Kap. 1.2.

[80] Zusammenstellungen bei Branky, Franz: Sprichwörter und Redensarten über blind, die Blinden und die Blindheit. In: Der Blindenfreund 18 (1898) 136-145, 170-176 und Würtz (wie not. 20) 357-361.

[81] z. B. Braeder, Anna: Zur Rolle des Körperlichen in der altfranzösischen Literatur mit besonderer Berücksichtigung der Chansons de geste. Gießen 1931; Seitz, Barbara: Die Darstellung häßlicher Menschen in mittelhochdeutscher erzählender Literatur von der Wiener Genesis bis zum Ausgang des 13. Jahrhunderts. Diss. Tübingen 1967; Michel, Paul: „Formosa deformitas". Bewältigungsformen des Häßlichen in mittelalterlicher Literatur. Bonn 1976.

lichkeitsmerkmal gilt und die Deformierung überdies symbolhaft auf die negativ gezeichneten Handlungsträger hinweist[82].

Andere, zumeist ältere Abhandlungen begnügten sich mit dem (kaum oder spärlich kommentierten) Abdruck von Texten (etwa Erzählungen aus *1001 Nacht,* das bekannte erste Kapitel vom blinden Bettler und seinem Führer aus der *Vida de Lazarillo de Tormes* [1554] oder das Fastnachtspiel des Hans Sachs aus dem Jahre 1553: *Der Ewlenspiegel mit den blinden*)[83], um die armselige und randseitige Stellung Behinderter (Bettler) in der frühen Neuzeit zu dokumentieren.

Abgesehen von eng umrissenen Themen wie „Krankheit und Heilung im Märchen" oder „Blinder und Lahmer", auf die später noch einzugehen ist[84], befassen sich einige wenige Arbeiten mit der Darstellung und Funktion Behinderter in Volkserzählungen. So betonte Werner Schmidt, daß behinderte Märchen- und Sagenhelden oft über ihre Behinderung hinaus wachsen[85]; sie sind „tatkräftige Lebenssieger", wie es Hans Würtz in seiner pathetischen Sprache für die Kunstmärchen Wilhelm Hauffs anmerkte[86], obwohl der glückliche Ausgang für den Helden bzw. die Bestrafung der Schädiger zu den maßgeblichen Strukturelementen des Märchens und der Sage („Mittel zum Zweck") rechnen[87].

Eine ähnliche Meinung vertritt auch Max Lüthi, doch geht er in seinem Beitrag *Gebrechliche und Behinderte im Volksmärchen*[88] weit über Schmidt hinaus. Zwar sieht er gleichermaßen die Kombination: Behinderung und Heilung im Strukturprinzip des Märchens (Aufgabe und Lösung) verankert, hebt aber darüber hinaus unter Hinweis auf tiefenpsychologische Erkenntnisse[89] — das Märchen als Spiegel innerer Vorgänge und Entwicklungen — für die Behinderten selbst die Leitbildfunktion der Helden (die „fast immer irgendwie Benachteiligte" seien[90], in einem langen, oft schwierigen Entwicklungsgang ihre Benachteiligung aber überwinden)

---

82 Sas, Stephan: Der Hinkende als Symbol. Zürich/Stuttgart 1964; Sokolicek, Ferdinand: Der Hinkende im brauchtümlichen Spiel. In: Festschrift Otto Höfler 2. Wien 1968, 423-432.

83 Wanecek, Ottokar: Blindheit und Humor. In: Zeitschrift für das österreichische Blindenwesen 3 (1916) 528-532, 546-548, 564-566, 581-584, 601-603, 616-620, 632-636, 644-646; Bürklen, Karl: Der Blinde des Orients im Spiegel des morgenländischen Schrifttums. In: Zeitschrift für das österreichische Blindenwesen 4 (1917) 771-775, 795-797, 805-808, 821-823, 837-839; Wanecek, Ottokar: Der Blinde in der Sage, im Märchen und in der Legende. In: Zeitschrift für das österreichische Blindenwesen 6 (1919) 1975-1080, 1095-1097, 1111-1114.

84 cf. Kap. 5.

85 Schmidt (wie not. 75) 18.

86 Würtz (wie not. 20) 248, num. 242.

87 Schmidt (wie not. 75) 18.

88 Lüthi, Max: Gebrechliche und Behinderte im Volksmärchen. In: Pro Infirmis 25 (1966) 358-373, wieder abgedruckt in id.: Volksliteratur und Hochliteratur. Bern/München 1970, 48-62.

89 Einen Überblick über die verschiedenen Forschungsansätze bietet Laiblin, Wilhelm: Märchen und Tiefenpsychologie. Darmstadt 1969 (Nachdruck 1975); cf. zur Jung-Schule auch den Beitrag von Gotthilf Isler: Zur psychologischen Deutung von Volkserzählungen. In: Fabula 14 (1973) 141-155 und die Artikel Archetypus (von Gotthilf Isler) und Hedwig von Beit (von Max Lüthi) in EM 1 (1977) 743-748 und 2 (1979) 68-71.

90 Lüthi (wie not. 88) 56.

hervor. Gerade dieser Aspekt wird in neueren Veröffentlichungen von Psychologen und Psychotherapeuten, die Neurosen, Pubertätskrisen etc. therapieren, als bedeutsam herausgestellt[91].

Aus alldem geht hervor, daß zwar bislang Teilaspekte zur Funktion Behinderter in populären Erzählungen von der Erzählforschung behandelt worden sind, eine systematische Erfassung des Materials aber bis heute unterblieben ist. Diese Lücke versucht die vorliegende Arbeit — außer den genannten Einschränkungen — zu füllen. Ein durchaus erwünschter Nebenaspekt könnte sich dadurch ergeben, daß mit der Untersuchung der populären Erzählungen zugrunde liegenden Einstellungen historisch bedingten Behinderten-Vorurteilen entgegengewirkt bzw. zu ihrem Abbau beigetragen werden kann[92], wie verschiedentlich gefordert[93].

---

91 z. B. Bettelheim, Bruno: The Uses of Enchantment. London 1976 (deutsch unter dem Titel: Kinder brauchen Märchen. Stuttgart 1977); v. auch den bislang wenig beachteten Beitrag von Gerhard Kienle: Das Märchen in der Psychotherapie. In: Zeitschrift für Psychotherapie und medizinische Psychologie 9 (1959) 47-53: „Die Behandlung [mit Märchen] wirkt stark aktivierend, seelisch aufschließend und fördert die Kontaktfähigkeit des Patienten. Sie ist besonders für Pubertätskrisen, Neurosen und leichte Schizophrenien geeignet. Die Psychoanalyse mit Märchen stellt eine Weiterentwicklung allgemeiner pädagogischer Prinzipien dar" (p. 53); Crames, Christa: Das Märchen in der Psychiatrie. Diss. Tübingen 1975, bes. 110-112.

92 Eine von sechs dringlichen Forderungen, Behinderte als vollwertige Mitglieder in das berufliche und soziale Leben zu integrieren, v. Biskamp (wie not. 5) 21.

93 Würtz (wie not. 20) 73; von Bracken (wie not. 5) 351.

2. Ursachen der Behinderung

Die Gründe für Seh- und Körperbehinderungen in populären Erzählungen sind sehr verschieden; oft handelt es sich bei der Behinderung um Blindheit. Auffällig erscheint auch, daß alters- und geburtsbedingte Behinderungen kaum eine Rolle spielen[1]. Die Erblindung durch Weinen — eine den alten Kulturvölkern vertraute Vorstellung[2], welche auch häufiger aus mittelhochdeutschen Dichtungen bekannt ist[3] — begegnet zwar in bestimmten Versionen des international verbreiteten Erzähltyps AaTh 332: *Godfather Death*[4], doch bleibt das Motiv hier stumpf und ist als allgemeiner Trauertopos zu werten. Behinderung in populären Erzählungen bedeutet in erster Linie Strafe, die sowohl von Menschen, insbesondere aber von Jenseitigen für Normverletzungen verhängt wird.

2.1. Behinderungen als Strafe

Verstümmelungen wie das Herausschneiden der Zunge, Abschneiden von Nase und Ohren, Abhacken einzelner Glieder und Blendung gehören seit alters zu den grausamen Körperstrafen[5]. Blendung z. B. erfolgt durch Ausbrennen, Ausstechen, Ausquetschen und Zerschneiden der Augen mit Hilfe von Spießen, Pfeilen oder Messern, auch werden die Augen mit dem Finger herausgedreht. Derart Behinderte waren in der Begehung weiterer Verbrechen behindert und dienten schon in der Antike als willfährige Arbeitssklaven in Bergwerken und Steinbrüchen[6]. Massenblendungen von Gefangenen als Strafmittel im Krieg kennen Perser, Griechen und Römer, sie sind auch aus der Zeit der Christenverfolgungen unter Diokletian überliefert[7]. Geahndet wurden auf diese Weise u. a. Verschwörung, Treuebruch, schwerer Diebstahl, Wildfrevel und Vergeltung[8].

---

1 Zum ganzen Komplex cf. auch die in EM 2 (1979) erschienenen Artikel Blendung; Blind, Blindheit und Buckel, Buckliger: 445-449, 450-462, 977-980 (Hans-Jörg Uther).
2 cf. RAC 2 (1954) 435 sq.; Esser (wie Kap. 1, not. 7) 24 sq.
3 Röhrich, Lutz (ed.): Lexikon der sprichwörtlichen Redensarten 1. Freiburg/Basel/Wien 1973 (Nachdruck 1977) 139.
4 = KHM 44: Der Gevatter Tod: Der König weinte Tag und Nacht um seine kranke Tochter, „daß ihm die Augen erblindeten". Dieser Zusatz findet sich erst in späteren Auflagen (Göttingen [5]1843, 255-258), in der ersten Auflage hieß es noch: „der König weinte Tag und Nacht", cf. Panzer, Friedrich (ed.): Die Kinder- und Hausmärchen der Brüder Grimm. In ihrer Urgestalt ed. von —. Hamburg-Bergedorf 1948, 128 sq.
5 Quanter (wie Kap. 1, not. 22); Kretschmer (wie Kap. 1, not. 7) 84, 97-117.
6 Esser (wie Kap. 1, not. 7) 36-41, 106.
7 Quanter (wie Kap. 1, not. 22).
8 Zu den in not. 5 und 6 genannten Arbeiten cf. außerdem Schöffler (wie Kap. 1, not. 7)

2.1.1. Blendung und Stummheit

Es ist offenbar, daß verbreitete Rechtsvorstellungen als ,,Erinnerungen aus dem wirklichen Rechtsleben vergangener Zeiten''[9] Eingang in das Erzählgut gefunden haben. So sind aus vielen Kulturbereichen Volkserzählungen bekannt, in denen Gesetzesübertretungen mit sofortiger Blendung bestraft werden. Europäische, nordamerikanische, afrikanische und indische Mythen und Sagen erzählen von Kriminellen, die Meineid, Diebstahl, Notzucht, Inzest, Ehebruch, Raub oder Mord (Mot. Q 451.7-Q 451.7.5) mit dem Verlust ihrer Sehkraft büßen müssen. Auch das Märchen kennt harte Sanktionen bei Vorliegen strafbarer Handlungen: Einem Dieb etwa werden die Augen ausgestochen[10], ein untreuer und verräterischer Diener verliert nach Aufdeckung der Tat sein Augenlicht[11]. Primär werden die Schädiger, d. h. die Gegenspieler der Helden, mit Körperstrafen belegt (cf. Kap. 5).

Weit häufiger hat die Behinderung übernatürliche Ursachen. Verschiedene antike Mythen kennen die Blendung, wie Albert Esser in seiner reichhaltigen Dokumentation zusammengetragen hat, vor allem als Strafe für unkeusches Verhalten und Götterfrevel[12]. Der überwiegende Anteil solcher Blendungen — meist handelt es sich um ein plötzliches Erblinden durch Lichterfülle[13] — entfällt auf die Augenvergehen. Darunter versteht Esser das Motiv der Nacktschau von Göttinnen durch Sterbliche (bekanntestes Beispiel: Teiresias erblindete, weil er Pallas Athene in ihrer jungfräulichen Nacktheit erblickt hatte), aber auch jegliches Wahrnehmen von Göttern durch Menschen[14]. So heißt es schon bei Kallimachos (*Hymni* 5, 101-102)[15]:

> ,,Wer einen der Unsterblichen anschaut, es sei denn daß ein Gott selbst ihn erwähle, werde ihn sehen (nur) um hohen Preis.''

116-122 und Keßler, H.: Die Blendung als Strafmittel in der Rechtspflege früherer Zeit. In: Nachrichten. Westfälischer Blindenverein 36 (1927) 103-105; Grimm, Jacob: Deutsche Rechtsalterthümer 2. Leipzig ^{4}1899, s.v. Blenden.

9 Röhrich, Lutz: Die Grausamkeit im Märchen (1956). In: id.: Märchen und Wirklichkeit. Wiesbaden ^{3}1974, 123-158, hier 144.

10 Zingerle, Ignaz und Josef: Kinder- und Hausmärchen aus Tirol. ed. Otto von Schaching. Regensburg/Rom ^{2}1916, 339-351.

11 Tegethoff, Franz: Französische Volksmärchen 1. Jena 1922, 52-61, num. 8.

12 Esser (wie Kap. 1, not. 7) 150-181; Kretschmer (wie Kap. 1, not. 7) 85-89.

13 Die Vorstellung von der sofortigen Erblindung beim Anblick von Göttern ist auch auf die gottähnlichen römischen Kaiser der ersten nachchristlichen Jahrhunderte übertragen worden (Esser [wie Kap. 1, not. 7] 20 sq., 48) und bedeutet eine extreme Steigerung jenes ,,splendor imperii'', der 'guten' Herrschern seit alters nachgesagt wird, cf. dazu: Wolfram, Herwig: Splendor imperii. Die Epiphanie von Tugend und Heil in Herrschaft und Reich (Mitteilungen des Instituts für österreichische Geschichtsforschung. Ergänzungsband 20, Heft 3). Graz/Köln 1963.

14 Auch Neugier eines Unberufenen gegenüber heiligen Handlungen, hervorgerufen durch Unglaube und Zweifel, sei auslösendes Moment für die Straferblindung, vermutet Franz Josef Brecht: Motiv- und Typengeschichte des griechischen Spottepigramms (Philologus Supplementband 22,2). Leipzig 1930, 129; cf. auch Rohde, Erwin: Psyche. Seelencult und Unsterblichkeitsglaube der Griechen. Tübingen $^{9+10}$1925, 350 sq., not. 3: ,,So macht Begegnung eines Heros öfter den Sterblichen blind.'' — Es handelt sich hierbei um das Phänomen der Geistersichtigkeit, die in der Regel für den Menschen gefährlich ist, cf. Aly, Wolfgang: geistersichtig werden. In: HDM 2 (1934/40) 576: Der ungebetene Besuch der Außenwelt.

15 Esser (wie Kap. 1, not. 7) 155 sq.

Der hohe Preis besteht in der Erblindung, die zugleich Ausdruck der göttlichen Macht über den Menschen darstellt. Abweichungen von mehrheitlich gültigen Normen werden gleichermaßen bestraft. Es sind ethische Gründe, die die Erblindung als Strafe für frevelhaftes Verhalten nach sich ziehen: Das Betreten heiliger Stätten, z. B. der Ceres, durch Männer, denen der Zutritt untersagt war[16]; außerdem das Fischen in heiligen Gewässern[17], Tempelplünderungen oder das Anrufen der Gottheit zum Beweis einer vermeintlichen Wahrheit[18]. Selbst Tiere können als Vollstrecker göttlichen Willens auftreten, wenn etwa der Rabe jeden Meineidigen seiner Augen beraubt (Aristophanes, *Ornithēs,* 1610-1613) oder wenn der Storch der schönen Alkinoe für den begangenen Ehebruch die Augen ausschlägt (Aelian, *De natura animalium 8,* 20)[19].

Magische Erblindung und Stummheit sind auch aus dem jüdisch-christlichen Kulturkreis bekannt. Im *Alten Testament* ist zu lesen, daß die Festnahme Lots durch die Sodomiter mißlingt, weil sie durch einen Engel geblendet werden. Lot kann entkommen (*Genesis* 19, 9-11). Hier wie in der Sage von Elisa, der ein syrisches Heer „mit Blindheit geschlagen" und nach Samarien geführt haben soll, wo ihnen Jahwe dann „die Augen öffnete" (2. *Regum* 6, 18-20), scheint es sich aber eher um eine vorübergehende Augenverblendung zu handeln, wie schon Hermann Gunkel feststellte[20]. Stummheit als Zeichen Gottes muß Zacharias erfahren, da er der Prophezeiung des Engels, ein Kind werde ihnen geboren, nicht glauben wollte. Bei der Geburt des Kindes erhält er jedoch seine Sprache wieder (*Lukas* 1, 20). Gott als Herr über Leben und Tod (*Exodus* 4, 12: „Wer läßt erblinden oder sehen? Ich, Gott".) kann die Erblindung oder Stummheit verfügen, aber auch wieder aufheben. Ganz in diesem Zusammenhang müssen auch die Wunderheilungen Jesu gesehen werden (v. Kap. 5.1.2). Es überrascht daher nicht, daß in biblischer und rabbinischer Tradition die Machtfülle Gottes und seiner himmlischen Heerscharen auf diese Weise häufiger bezeugt wurde, was Meïr Friedmann ausführlich dargestellt hat[21].

Exempel und Legenden kennen ebenso magische Erblindung, Lahmheit und Stummheit als Strafwunder für die Verletzung christlich-religiöser Normen. Doch anders als bei Verbrechen oder Vergehen, die infolge bestehender Gesetze oder mehrheitlich gebilligter Übereinkunft geahndet werden, ist in diesen Erzählungen eher ein Abschreckungsmoment zu sehen, das die Rezipienten zu konformem Verhalten anleiten soll.

---

16 ibid., 158 sq.

17 Der Fischer, welcher die heiligen Fische aus dem Baianersee fangen wollte — die als Eigentum der Gottheit angesehen wurden —, erblindet in dem Augenblick, als er im Begriff ist, einen Fisch mit der Angel aus dem Wasser zu ziehen (Martial, Epigrammaton 4, 30), cf. Dölger, Franz Josef: Die Kaiservergötterung bei Martial und „Die heiligen Fische Domitians". In: Antike und Christentum 1 (1929) 163-173, bes. 166-170.

18 Beispiele bei Esser (wie Kap. 1, not. 7) 164.

19 Mot. B 131.3. Ein kleines Kuriosum am Rande: Aus seinem ursprünglichen Zusammenhang gerissen und verfremdet findet sich das Motiv in einem ungarischen Märchen, in dem zu Anfang den Zuhörern angedroht wird, Krähen würden ihnen die Augen auspicken, wenn sie nicht aufmerksam zuhörten, v. Jones, W. Henry/Kropf, Lewis L. (edd.): The Folk-Tales of the Magyars. London 1889, 1-6, num 1.

20 Gunkel, Hermann: Das Märchen im Alten Testament. Tübingen [2] 1921, 105.

21 Friedmann (wie Kap. 1, not. 19); cf. auch Monbeck (wie Kap. 1, not. 7) 36 sq., 50 sq.

So ist in die *Legenda aurea* (13. Jh.) des Jacobus de Voragine die bekannte Geschichte des ungläubigen Zacharias wieder aufgenommen[22]. Daß Menschen, die die Asche eines Ketzers als Reliquie sammeln, erblinden, ist in der Exempelsammlung des Dominikaners Étienne de Bourbon (13. Jh.) zu lesen (Tubach, num. 2537). Ein mehrfach belegtes Exempel aus einer Breslauer Handschrift (Anfang 14. Jh.) erzählt von einem Grabfledderer, dem von der Toten, einer frommen, keuschen Jungfrau, beide Augen ausgerissen wurden, als er sie bestehlen wollte[23]. In der spanischen Kompilation *Libro de los e(n)exemplos* (15. Jh.) tritt die Blendung für Grausamkeit und Götzendienst ein (Tubach, num. 705; Mot. Q 451.7.5.). Johannes Pauli erzählt die Geschichte eines Baccularius, der die These verfechten will, Maria sei in Erbsünde empfangen. Aber zu Beginn der Disputatio fällt er als Besessener nieder, wird stumm und blind (Mot. V 312.1)[24]. Sofortige Lähmung trifft einen Kirchenräuber, berichtet Laurentius Surius (1522-1578)[25] etc.

Die zitierten Beispiele sollen nicht etwa eine Kontinuität in der literarischen Überlieferung bezeugen, die wenigen Belege dürften eine solche These nicht rechtfertigen; außerdem läßt die Auswertung der Legenden-, Predigt- und Exempelsammlungen noch manches zu wünschen übrig[26]. Allerdings sind in den letzten Jahren einige beachtliche Studien zur Predigtliteratur erschienen[27], die den Schluß zulassen, daß in überaus reichem Maße antike Traditionen aufgegriffen wurden. Hier wie auch in der Chronik- und Historienliteratur, die bislang unzureichend für die historische und vergleichende Erzählforschung herangezogen wurden[28], sind die Stof-

---

22 Legenda aurea, Kap. 86 (De nativitate sancti Johannis baptistae).

23 Klapper, Joseph: Erzählungen des Mittelalters in deutscher Übersetzung und lateinischem Urtext. Breslau 1914, 87-89, 293-295. Die Erzählung ist nachweisbar älteren Ursprungs und begegnet bereits (zweimal) in einer Sammlung erbaulicher Mönchsgeschichten des Johannes Moschos (Pratum spirituale, ca 6./7. Jh.), die im slavischen, lateinischen und orientalischen Bereich weit verbreitet war, cf. ibid., 295. — Ein der Katharina von Alexandrien zugeschriebenes Mirakel schildert, daß Katharina einen Räuber erblinden läßt, weil dieser einen Geistlichen überfallen und ausgeraubt hatte. Nach Reue und Rückgabe des Diebsgutes erhält er sein Augenlicht zurück, cf. Assion, Peter: Die Mirakel der Hl. Katharina von Alexandrien. Untersuchungen und Texte zur Entstehung und Nachwirkung mittelalterlicher Wunderliteratur. Diss. Heidelberg 1969, 216-220.

24 Pauli/Bolte, num. 552. Auch Pelbárt von Temesvár und Hieronymus Rauscher haben die Erzählung in ihre Sammlungen aufgenommen.

25 Hebenstreit-Wilfert, Hildegard: Wunder und Legende. Studien zu Leben und Werk von Laurentius Surius (1522-1578), insbesondere zu seiner Sammlung „De probatis Sanctorum historiis". Diss. Tübingen 1975, 147.

26 Schenda, Rudolf: Stand und Aufgaben der Exemplaforschung. In: Fabula 10 (1969) 69-85.

27 z. B. Moser-Rath, Elfriede: Predigtmärlein der Barockzeit. Exempel, Sage, Schwank und Fabel in geistlichen Quellen des oberdeutschen Raumes. Berlin 1964; Brückner, Wolfgang (ed.): Volkserzählung und Reformation. Ein Handbuch zur Tradierung und Funktion von Erzählstoffen und Erzählliteratur im Protestantismus. Berlin 1974; Hebenstreit-Wilfert (wie not. 25); Fischer, Edda: Die „Disquisitio magicarum libri sex" von Martin Delrio als gegenreformatorische Exempel-Quelle. Diss. Frankfurt 1975; Rehermann, Ernst Heinrich: Das Predigtexempel bei protestantischen Theologen des 16. und 17. Jahrhunderts. Göttingen 1977. — Darüber hinaus bietet Tubachs „Index exemplorum" trotz zahlreicher Druckfehler und z. T. irreführender Indexierung einen ersten Überblick über Stoffe und Motive (nur gedruckte Quellen berücksichtigt); für altböhmische Exempla cf. Dvořák.

28 Das Auffinden der Quellen wird oft nicht gerade erleichtert, wie der bloße Nachdruck:

fe und Motive der vorwiegend im 19. und 20. Jahrhundert aufgezeichneten Sagen vorgeprägt[29].

Aus den noch vorhandenen Unterlagen der HDA-Redaktion[30] und den von Will-Erich Peuckert verzettelten Sagensammlungen[31] geht hervor[32], daß die Strafwunder in allen größeren Sagensammlungen auftauchen, eine zeitliche wie geographische Dichte nicht festzustellen ist und sich einige wenige Motive mit jeweils unterschiedlichem Lokalkolorit als besonders stabil erweisen. Folgende Komplexe lassen sich dabei ausmachen:

(1) Abweichen von allgemein akzeptierten moralischen und ethischen Normen oder Rechtsprinzipien: Ein Metzger erblindet, weil er Kälber erst an den Augen verletzte, bevor er sie stach[33]. Einem Tierquäler, der Vögeln die Zunge herausreißt oder die Augen austicht, werden stumme oder blinde Kinder geboren[34]. Eidfrevler verlieren ihre Sprache[35]. Ein Graf, der einen falschen

---

Die Chroniken der deutschen Städte vom 14. bis ins 16. Jahrhundert. ed. Historische Kommission bei der Bayerischen Akademie der Wissenschaften (Leipzig 1862 sqq., Göttingen ²1961 sqq.) zeigt: Zwar gibt es zu jedem Band ein Personen- und Ortsregister sowie ein Glossar, doch fehlen im Inhaltsverzeichnis die Überschriften der einzelnen Berichte, und der größte Mangel liegt in dem fehlenden Sachregister. Zur Chronikliteratur v. jetzt den gleichnamigen Beitrag Wolfgang Brückners in: EM 3, 1 (1979) 1-15.

29 So bezeichnet z. B. Ernst Heinrich Rehermann die „Epitome historiarum" des protestantischen Theologen Wolfgang Bütner (ca 1524/25 — vor 1596) als eine „reiche Fundgrube" für die Sagenforschung (EM 2[1979] 1085-1088); allg. cf. Röhrich, Lutz: Sage. Stuttgart ²1971, 34-41.

30 Jetzt im Seminar für Volkskunde, Göttingen.

31 Die bis 1961 erstellte Zettelsammlung befindet sich im Peuckert-Archiv des Seminars für Volkskunde, Göttingen. Duplikate hiervon sowie die bis Peuckerts Tod (1969) weitergeführte Sammlung sind in den Besitz des Germanistischen Seminars, Abteilung Volkskunde, in Freiburg (Breisgau) gelangt.

32 Es handelt sich um insgesamt ca 400 Belege (teilweise Überschneidungen) aus deutschsprachigen Gebieten. Bedingt sind auch andere europäische Sammlungen, Zeitschriftenartikel etc. ausgewertet. Die HDA-Materialien finden sich unter den Stichwörtern blenden, blind, Buckel, Schwerhörigkeit, stumm, taub; die Peuckert-Materialien sind eingeordnet im Kasten „Wilde Jagd und Strafen", hier Strafen 21, 22 (Blindheit, Stummheit). — Aus arbeitsökonomischen Gründen wird im folgenden nur jeweils ein Beleg (höchstens 2 bei größeren Abweichungen) angeführt.

33 Birlinger, Anton: Aus Schwaben. Sagen, Legenden, Aberglauben, Sitten, Rechtsbräuche, Ortsneckereien, Lieder, Kinderreime 1. Wiesbaden 1874, 94. Als Beispiel für bestrafte Gottlosigkeit findet sich die erbauliche Geschichte unter Verweis aus Psalm 1,6: „[. . .] der Gottlosen Weg vergeht" in des evangelischen Theologen und Reisepredigers Gustav Werners Christ[lichen] Erzählungen [zum württembergischen Confirmationsbüchlein]. [Stuttgart 1856], 99, num. 355.

34 Baader, Bernhard (ed.): Volkssagen aus dem Lande Baden und den angrenzenden Gebieten. Karlsruhe 1851, num. 199; Schambach, Georg/Müller, Wilhelm (edd.): Niedersächsische Sagen und Märchen. Göttingen 1855, num. 256; Birlinger (wie not. 33) 94; cf. auch Schell, Otto: Bergische Sagen. Elberfeld 1897, num. 34.

35 Bartsch, Karl (ed.): Sagen, Märchen und Gebräuche aus Meklenburg. 1: Sagen und Märchen. Wien 1880, num. 257; Schell, Otto: Neue bergische Sagen. Elberfeld 1925, 130, num. 5; Die Verstümmlung (Hand verdorren) als Ordal (v. not. 18) hat in der seit dem frühen Mittelalter bezeugten Sage „Bocca della verità" (Mot. H 251.1) und dem damit verbundenen wesentlich älteren Motiv vom Eid der Ehebrecherin (= Keuschheitsprobe; AaTh 1418: The Equivocal Oath) weite Verbreitung in Europa gefunden, wobei als Ursprung der Erzählung höchstwahrscheinlich Indien in Frage kommt, v. Artikel „Bocca della verità" in: EM 2 (1979) 543-549 (Claus Riessner/Kurt Ranke).

Grenzschwur leistet, erblindet auf der Stelle[36]. Gleiches geschieht einem Mann, der sagt, wenn er lüge, wolle er stockblind werden[37]. Als Beispiel für bestrafte Habgier ist die aus *1001 Nacht* bekannte *Geschichte des blinden Baba Abdullah*[38] zu werten, der einem Derwisch alle Schätze abhandelte und nach dessen Zaubersalbe trachtete: Der Derwisch ermahnt ihn, nur das linke Auge einzusalben. Dann werde er alle Schätze der Welt sehen. Bestriche er jedoch das rechte Auge mit der Zaubersalbe, würde(n) dieses (beide Augen) sofort erblinden (Mot. D 1331.3.1). Trotz mehrfacher Warnung des Derwischs bestreicht Baba Abdullah auch das rechte Auge und erblindet.

An Rechtsvorstellungen vergangener Zeiten erinnert die verbreitete rheinische Sage von Engelbert, Erzbischof von Köln (1261-1275):

> Danach[39] hat dessen Lehensmann Balther diesem den Tod angedroht, als Edelleute Engelberts „Willkür und Habsucht" beklagten. Engelbert kommt auf nicht näher bezeichnete Weise zu Tode. Der Kaiser als oberster Lehensherr erfährt von Balthers Urheberschaft an diesem Mord, läßt dessen Burg umzingeln und Feuer legen. Balther kann mit seiner Tochter fliehen, erleidet aber schwere Verletzungen und erblindet als Folge davon. Im Wald dahinvegetierend, erbittet er ein Gottesurteil als Zeichen seiner Schuld: Ein Blitzschlag spaltet die Eiche[40] und erschlägt Balther mit seiner Tochter.

Durch das Eingreifen der weltlichen und göttlichen Macht wird also das christlich-feudale Prinzip der unbedingten Treue zwischen Lehensherr und Lehensmann bestätigt, die bestehenden Herrschafts- und Abhängigkeitsverhältnisse nicht in Frage gestellt[41] und die eingangs geäußerte soziale Kritik am selbstherrlichen Verhalten Engelberts aufgrund der ihm übertragenen Befugnisse nicht weiter verfolgt. Anders verhält es sich in einer historischen Sage aus dem Bergischen Land. Dort[42] heißt es von dem tyrannischen Raubritter Guntram von Kranz (13. Jh.), daß er einen Greis wegen leichten Holzfrevels blenden ließ[43]. Im gleichen Augenblick verlor seine Lieblingstochter ihr Augenlicht, das sie erst nach des Vaters Tod auf wunderbare Weise — Blindenheilung durch Wasser (cf. Kap. 5.1.1) — wiedergewann.

G[ershon] Legman (Rationale of the Dirty Joke. An Analysis of Sexual Humor. Second Series. New York 1975, 574-576) betrachtet eine solche Verstümmelung — unter Berufung auf Sigmund Freud — als symbolisch empfundenen Akt der Kastration.

36 Knoop, Otto: Sagen und Erzählungen aus der Provinz Posen. Posen 1893, 262 sq.

37 Depiny, Adalbert (ed.): Oberösterreichisches Sagenbuch. Linz 1932, 158.

38 Die Erzählungen aus den tausendundein Nächten. 6. Übertragen von Enno Littmann. Wiesbaden 1953, 246-254. Es handelt sich um AaTh 836 F*: The Miser and the Eye Ointment. Stith Thompson notiert nur einen Beleg (= Hansen, num. 836**M).

39 In der Nacherzählung von Franke, Else: Sagen vom deutschen Rhein. Oldenburg 1922 (^{2}1925) 103-106.

40 Der Tod durch Blitzschlag ist ein zentrales Motiv bei einer Gruppe von Frevelsagen (Warnerzählungen), cf. Brednich, Rolf Wilhelm: Blitz. In: EM 2 (1979) 476-479, hier 477.

41 Für Christa Bürger ein Grund unter anderen, wonach Sagen ein antiaufklärerisches Weltbild vermitteln: Die soziale Funktion volkstümlicher Erzählformen — Sage und Märchen. In: Projekt Deutschunterricht 1. ed. Helmut Ide. Stuttgart ^{3}1973, 26-56.

42 Schell, Otto: Bergische Sagen. Elberfeld ^{2}1922, num. 915.

43 Die Strafblendung für Jagd- und Wildfrevel ist noch für das 15. und 16. Jahrhundert mehrfach belegt, allerdings erfolgte sie gemäß den Quellen meistens nach Tatwiederholung oder bei Besitzlosigkeit, cf. Kretschmer (wie Kap. 1, not. 7) 101-105.

Wie die meisten zitierten Beispiele zeigen, fällt das gleiche Vergehen auf den Verursacher oder seine Familie zurück: Seine Schädigung ist zugleich die Strafe für mehrheitlich nicht gebilligtes Handeln. Hier wird nicht nur einer „naiven Moral"[44] der Sage Rechnung getragen, wonach die Gerechtigkeit am Schluß obsiegt, sondern hinter der ausgleichenden Gerechtigkeit ist auch das aus alter Zeit bekannte ius talionis zu erkennen, nur daß hier eine übernatürliche Macht die Wiedervergeltung vornimmt (cf. auch Kap. 5).

(2) Kritik an Einrichtungen und Personen der Kirche, Unglaube: Mit Erblindung, Taubheit oder Stummheit müssen Gottes- und Kirchenfrevler rechnen[45]. Ein Schäfer z. B. wird taubstumm, weil er den Gottesdienst stört[46]. Eine Frau, die sich rühmt, sie sei schöner als das Muttergottesbild, erblindet[47]. Das gleiche Schicksal erleidet ein Mann, der dem Kruzifix den schlechten Wein ins Gesicht schüttet[48], ebenso wie der Schütze, der auf ein Marienbild schießt[49]. Geblendet wird ein türkischer Anführer, der eine Kirche zerstören[50] bzw. ein Marienbild vom Sockel stürzen will[51]. Eine Reihe von Sagen erklärt das Versiegen von Brunnen[52] oder die schlechte Wasserqualität damit, daß ein Bauer nicht an die — oft mit dem Namen eines Heiligen verbundene — Heilkraft des Brunnens geglaubt habe. Während sein blindes Pferd durch die Benetzung der Augen mit dem Wasser wieder sehend wird, erblindet der Bauer als Folge seines Unglaubens auf beiden Augen, und die Heilkraft des Brunnens schwindet (der Brunnen versiegt)[53]. Häufiger dient gerade dieses Motiv zur Diskriminierung Andersdenkender: Öfter ist an die Stelle des zweifelnden Bauern ein Jude getreten[54]. Auch Protestanten erfahren Strafwunder: Als ein Lutheraner an den Altar tritt, während der Priester die Kommunion austeilt, verliert er den Verstand und seine Sprache[55]; ein Protestant, der Heiligenbilder beschimpft, erblindet, und gleiches passiert einem lutherischen

---

44 In bezug auf das Märchen spricht André Jolles davon, daß der Handlungsablauf den Anforderungen einer „naiven Moral" entspreche, d. h. durch das Wunderbare sei der Sieg des Gerechten und Guten programmiert. Dagegen setzt Volker Klotz seinen Begriff einer „naiven Ästhetik", den er, strenger als Jolles, von den Gattungsgesetzen herleitet: Jolles, André: Einfache Formen. (Halle 1929) Tübingen [5]1972; Klotz, Volker: Das Märchen als Weltordnung. In: Neue Rundschau (1970) 73-91.

45 Birlinger (wie not. 33) num. 104; Depiny (wie not. 37) 155.

46 Lohmeyer, Karl: Die Sagen von der Saar, Blies, Nahe, vom Hunsrück, Soon- und Hochwald. Saarbrücken [3]1935, num. 490.

47 Schell (wie not. 34) 144.

48 Baader, Bernhard: Neugesammelte Volkssagen aus dem Lande Baden und den angrenzenden Gebieten. Karlsruhe 1859, num. 83.

49 Tettau, W[ilhelm] J[ohann] A[lbert von] /Temme, J[odocus] D[onatus] H[ubertus]: Die Volkssagen Ostpreußens, Litthauens und Westpreußens. Berlin 1837, num. 216.

50 Sann, Hans von der: Sagen aus der grünen Mark. Graz [3]1922, 77, 80.

51 Müllenhoff, Karl (ed.): Sagen, Märchen und Lieder der Herzogtümer Schleswig-Holstein und Lauenburg. Neue Ausgabe besorgt von Otto Mensing. Schleswig 1921 (Kiel 1975), num. 263; Reusch, R[udolf Friedrich]: Sagen des preußischen Samlandes. ed. Literarisches Kränzchen zu Königsberg. Königsberg [2]1863, num. 26.

52 cf. Uther, Hans-Jörg: Brunnen. In: EM 2 (1979) 941-950, hier Kap. 6.

53 Nachweise im Peuckert-Archiv (wie not. 31) Kasten 38,8: „Brunnen verdorrt". Belege auch ibid., Kasten: „Wilde Jagd und Strafen", hier „Strafen" 21: Blindheit als Strafe.

54 ibid.; dazu: [anonym:] Brunnen und Quellen in der Überlieferung. In: Deutsche Gaue 22 (1921) 100-109, hier 102.

55 Knoop (wie not. 36) 189.

Kaufmann, der über den Glauben seines Knechts an die Heilkraft einer Quelle spottete[56]. Solche Vergeltungsmotive (bzw. Kultbildfrevel-Legenden) betreffen demnach nicht nur Frevler, sondern ebenso Andersgläubige (insbesondere Juden), und sie treten als Typus und Topos überall auf[57].

(3) Begegnung von Menschen mit Jenseitigen: Deutlicher noch als im zweiten Komplex erscheint in dieser variantenreichsten Gruppe ein Einfluß der Antike vorzuliegen, weil das Zusammentreffen von Menschen mit Jenseitigen oft mit Blendungen oder anderen Behinderungen geahndet wird, entweder allein des unerlaubten Anblicks willen oder wegen (verbotener) Neugier. Daß Neugier als Voraussetzung jeglicher menschlicher Erfahrung unter Strafe gestellt ist, verweist einmal mehr auf den repressiven Charakter von Sagen; charakteristisch für diesen Komplex ist auch, daß der Mensch sich nicht mit seinesgleichen auseinandersetzt, sondern jenseitigen Mächten schutz- und wehrlos ausgeliefert ist. So bezeugen die Jenseitigen ihre Macht über den Menschen, ebenso aber ihre Menschenfeindlichkeit.

Menschen, die der Percht[58], Frau Hulda[59], der Wilden Jagd[60], einer Geisterkutsche[61] begegnen, Bergmännlein[62], die Totenmesse[63], das Nachtvolk[64], tanzende Elfen[65] oder Hexen[66] belauschen/beobachten oder Jenseitige verspotten[67], erblinden als Strafe für solches Tun oder, seltener, verlieren ihre Sprache/werden bucklig oder lahm[68]. Mitunter ist lediglich das schauende Auge von Blindheit betroffen[69], und

---

56 Kühnau, Richard: Schlesische Sagen. 3: Zauber-, Wunder- und Schatzsagen. Leipzig/Berlin 1913, 409 sq., num. 1782; Baader (wie not. 34) num. 112.

57 v. Kretzenbacher, Leopold: Das verletzte Kultbild. Voraussetzungen, Zeitschichten und Aussagewandel eines abendländischen Legendentypus (Sitzungsberichte der Bayerischen Akademie der Wissenschaften. Philosophisch-Historische Klasse, Jahrgang 1977, 1). München 1977, hier bes. 86-105.

58 Zingerle, Ignaz V. (ed.): Sagen aus Tirol. Innsbruck ²1891, num. 35. — In diesem Zusammenhang wird auch auf die Artikel „Augenkrankheiten" (HDA 1, 707-716, bes. 710-712) von S[iegfried] Seligmann und „Neugierde" (HDA 6, 1018-1020) von Werner Boette hingewiesen.

59 Panzer, Friedrich: Bayerische Sagen und Bräuche 2. Beitrag zur deutschen Mythologie. München 1855, num. 178.

60 Mot. E 501.18.7; Meier, Ernst: Deutsche Sagen, Sitten und Gebräuche aus Schwaben. Stuttgart 1856, num. 145, 2 und 151, 2.

61 Müllenhoff (wie not. 51) num. 274.

62 Haiding, Karl: Alpenländischer Sagenschatz. Wien/München 1977, num. 7.

63 Graber, Georg (ed.): Sagen aus Kärnten. Graz ⁵1941, 157; v. auch Deneke, Bernward: Legende und Volkssage. Untersuchungen zur Erzählung vom Geistergottesdienst. Diss. Frankfurt (Main) 1958.

64 Haiding (wie not. 62) num. 140.

65 Schell (wie no. 34) 150.

66 Baader (wie not. 34) num. 69.

67 Eisel, Robert: Sagenbuch des Voigtlandes. Gera 1871, num. 263; Quensel, Paul (ed.): Thüringer Sagen. Jena 1926, 190. — Die Verspottung eines Hahnreiters aus dem „Chritzgång" hat zur Folge, daß der Verstorbene dem Spötter ein Auge (nach einer anderen Version beide Augen) aussticht, cf. Gerstner-Hirzel, Emily (ed.): Aus der Volksüberlieferung von Bosco Gurin. Sagen, Berichte und Meinungen, Märchen und Schwänke. Basel 1979, num. 176 (Bosco Gurin liegt im Kanton Tessin).

68 Zingerle (wie not. 57) num. 14,2 (Buckel); Grohmann, Josef Virgil (ed.): Sagen aus Böhmen. Prag 1863, 287 (Stummheit); cf. Bächtold-Stäubli, Hanns: lahm. In: HDA 5 (1932/33) 887 sq.

69 Zaunert, Paul (ed.): Rheinland Sagen. 1: Niederrhein bis Köln. Bergisches Land. Ei-

manchmal wird die vorübergehende Blendung auch wieder behoben, meist nach einem Jahr und bei Einfinden am gleichen 'Unglücksort'.

So erscheint z. B. ein Spielmann nach einem Jahr an der gleichen Stelle, an der er für das Erblicken der Wilden Jagd einen Buckel erhalten hat; ein Jäger (der Wilden Jagd) kommt, zieht die vor einem Jahr in den Baumstamm gehauene Axt heraus, und der Buckel verschwindet sofort[70]. Die einäugige Blendung eines Mannes, der das Nachtvolk belauscht hatte, wird aufgehoben, nachdem er ein Jahr später wiederum dem Nachtvolk zugesehen hatte[71].

Das Motiv der magischen Erblindung ist auch in spätere Bearbeitungen der Godivasage eingedrungen[72]. In der Anfang des 13. Jahrhunderts zum ersten Male belegten Sage (*Flores historiarum* des Roger von Wendover [gest. 1236]) heißt es, Lady Godiva, die Gattin des Grafen Leofric von Mercien (Mitte 11. Jh.), habe die Stadt Coventry von der hohen Steuerlast befreien wollen, die ihr Gatte der Stadt auferlegt hatte, und sei deshalb — die Bedingung ihres Mannes erfüllend — nackt durch die Straßen der Stadt geritten. Dabei habe sie mit ihren langen Haaren ihre Blößen bedeckt, so daß nur noch ihre Schenkel zu sehen gewesen seien. In Versionen seit dem 17./18. Jahrhundert der auch außerhalb Englands bekannten Sage ist das Verbot des Grafen Leofric insofern erweitert worden, als niemand dem Ritt unter Androhung der Todesstrafe zusehen durfte: Der ,,peeping Tom'' büßt seine Neugier — beim Anblick der Godiva — mit dem Verlust seiner Sehkraft. Das sonst frei verfügbare Motiv der magischen Erblindung ist somit eine feste Verbindung mit der Godivasage eingegangen.

2.1.2. Buckligkeit

Daß jenseitige Wesen nicht allein auf die Bestrafung von Menschen bedacht sind, sondern ebenso dank ihres ambivalenten Charakters[73] mit ihren verschiedensten Gaben[74] helfen, ist hinlänglich bekannt. Beide Eigenschaften begegnen in der Sage mit märchenhaften Zügen *Gaben des kleinen Volkes* (AaTh 503), die, in Irland und Italien seit dem 17. Jahrhundert nachweisbar[75], folgende Normalform aufweist:

---

fel. Jena 1924, 201 sq.

[70] Kuhn, A[dalbert]/Schwartz, W[ilhelm] (edd.): Norddeutsche Sagen, Märchen und Gebräuche aus Meklenburg, Pommern, der Mark, Sachsen, Thüringen, Braunschweig, Hannover, Oldenburg und Westfalen. Leipzig 1848, num. 69.

[71] Haiding (wie not. 62) num. 140 und p. 400.

[72] Häfele, Karl: Die Godivasage und ihre Behandlung in der Literatur. Mit einem Überblick über die Darstellungen der Sage in der bildenden Kunst. Heidelberg 1929; cf. auch Frenzel, Elisabeth: Stoffe der Weltliteratur. Stuttgart [4]1976, s.v. Godiva.

[73] cf. den Artikel Ambivalenz in EM 1 (1977) 446-448 (Sylvia Grider/Max Lüthi): Im Gegensatz zum Märchen (nur ,,bedingte Ambivalenz'') herrscht in der Sage Ambivalenz gegenüber den numinosen Erscheinungen.

[74] v. Lüthi, Max: Die Gabe im Märchen und in der Sage. Diss. Bern 1943 (mit zahlreichen Beispielen). Eine gute Zusammenstellung vorwiegend älteren Materials enthält die Arbeit von Siuts, Hans: Jenseitsmotive im deutschen Volksmärchen. Leipzig 1911 (der Begriff Volksmärchen ist weit gefaßt).

[75] z. B. Piperno, Pietro: De nuce maga Beneventana. Napoli 1647, 41, casus 2 und Tho-

Zwei Bucklige sind auf Reisen. Der eine Bucklige trifft mit tanzenden Jenseitigen (Elfen, Hexen, Feen) zusammen und befolgt ihre Aufforderung, mit ihnen zu tanzen und zu spielen (ergänzt einen Reim). Zur Belohnung bekommt er Gold, oder (häufiger) ihm wird der Buckel weggezaubert[76]. Sein Gefährte will ihn nachahmen, verstimmt jedoch die Jenseitigen durch sein unfreundliches Benehmen (durch seine Habgier, durch falsche Reimergänzung) und wird mit einem zweiten Buckel bedacht.

In dieser Form ist die Erzählung vor allem in westeuropäischen Varianten bekannt, aber auch in Osteuropa, im Orient und bis nach Japan und Korea hin verbreitet[77]. Ina-Maria Greverus berücksichtigte in ihrer Untersuchung des Erzähltyps 149 überwiegend europäische Fassungen[78]. Ausgehend von der Belegdichte und der Verbindung von Einzelmotiven mit glaubensmäßigen Grundlagen, glaubte sie, den keltischen Raum als Ursprung für die durchweg dichotomisch strukturierte Erzählung wie für Einzelmotive ausmachen zu können. Sie wies aber auch darauf hin, daß orientalischer Ursprung — singende und tanzende Bucklige spielen in der orientalischen Dichtung eine große Rolle — denkbar sei. Zweifellos spricht auf den ersten Blick die Häufigkeit der Varianten für eine Entstehung bzw. Kombination der Motive im westeuropäischen Raum[79], doch bleibt fragwürdig, ob Einzelmotive unbedingt dem Keltischen zuzuweisen sind: Immerhin ist das Motiv der mißglückten Nachahmung in vielen populären Erzählungen zu finden, die nicht im keltischen Raum beheimatet sind[80], z. B. in der buddhistisch beeinflußten, anonymen japani-

---

mas Parnells (1679-1717) Gedicht ,,A Fairy Tale in the Ancient English Style'', zitiert nach BP 3, 324 sq.

76 Sehnsucht nach körperlicher Normalität, die aus der Ablehnung Buckliger resultiert (Als sie das bucklige Mädchen sahen, ,,raunten sich [die Leute] etwas zu''), spricht aus dem rührseligen Kunstmärchen, das der Militärarzt Richard von Volkmann-Leander in einem weit verbreiteten Märchenbuch — er schrieb seine 22 Märchen während des deutsch-französischen Kriegs 1871 (22. Auflage 1894!) — (Träumereien an französischen Kaminen. Marburg ³1977, 100-102) veröffentlichte: Ein wegen seines Buckels von der Öffentlichkeit und Stiefmutter mißachtetes Mädchen stirbt aus Kummer. Vor seinem Grab erscheint ein Engel, den das Mädchen fragt, ob auch bucklige Kinder in den Himmel kämen. Statt einer Antwort berührt der Engel den Rücken des Mädchens, aus den Buckeln kommen Flügel hervor, und an der Hand des himmlischen Wesens fliegt das Mädchen in den Himmel.

77 cf. AaTh 503 mit Nachweisen, bes. BP 3, 324-329. Außerdem sind die seither erschienenen Kataloge zu berücksichtigen, die wesentliche Ergänzungen bringen: Ó Súilleabháin/Christiansen; Jason; Jason, Types; Robe; Seki; Cirese/Serafini; de Meyer, Conte; Arājs/Medne; Baughman; Nowak, num 297; Ikeda, num. 179 B* und 503 A-L; Choi, num. 476; Lőrincz, num. 243, 244.

78 Greverus, Ina-Maria: Die Geschenke des kleinen Volkes — KHM 182 — Eine vergleichende Untersuchung. Diss. (masch.) Marburg 1956; Auszug abgedruckt in: Fabula 1 (1958) 263-279. Ungarische Varianten (von Greverus nirgends berücksichtigt) entsprecen der von ihr festgestellten Normalform, wie eine Analyse von zwölf 1961/62 publizierten Texten zeigt, cf. Erdész, Sándor: A pupos meg a ducos [Das Märchen vom vorne Buckligen und vom hinten Buckligen]. In Néprajzi Közlemények 6, 1 (1961) 115-118; Kovács, Ágnes: A pupos meg a duccos [. . .]. In: ibid., 119-124; [anonym:] Ujabb változatok ,,A két púpos ember'' meséjéhez (AaTh 503) [Neue Varianten zum Märchen von den ,,zwei Buckligen'']. In: ibid. 7,1 (1962) 34-61 [deutsche Zusammenfassung: 60 sq.].

79 Kurt Ranke (Schleswig-holsteinische Märchen 2. Kiel 1958, 105-108) spricht vorsichtig von diesem ,,wahrscheinlich westeuropäischen Märchen'' (p. 105).

80 Siehe z. B. AaTh 753: Christus und der Schmied: Die Verjüngung der alten Frau miß-

schen Kompilation *Uji shūi monogatari* aus dem frühen 13. Jahrhundert[81]. Der entscheidende Unterschied zu den europäischen Erzählungen liegt allerdings darin, daß hier wie auch in den asiatischen Volkserzählungen neuerer Zeit (Japan, China, Korea)[82] die Deformität zumeist in einer unförmigen Gesichtswarze besteht. Wiewohl die Entstehungs- und Wanderungsfrage letztlich offen bleibt, ist doch festzuhalten, daß bucklige Handlungsträger überwiegend in europäischen Fassungen auftauchen[83]. Die Verteilung der Gabe, die Paralysierung des Buckels, erfolgt als Belohnung für positiv sanktioniertes Verhalten (uneigennützige Hilfeleistung, Integrationsbereitschaft), während die Boshaftigkeit (Gier, Ungastlichkeit) des zweiten Buckligen eine — irreale — Verdoppelung der körperlichen Deformität nach sich zieht.

Es dürfte zu weit führen, die Popularität von AaTh 503 damit zu erklären, daß exemplarisch die nach landläufiger Meinung vorhandene Ambivalenz des Charakters von Körperbehinderten[84] aufgezeigt werden soll. Vielmehr ist davon auszugehen, daß beide Handlungsträger in das soziale Spannungsverhältnis integriert sind: Der Sieg des Guten über den Bösen, die Belohnung und Bestrafung als Folge guter bzw. schlechter Charaktereigenschaften. Die ethische Komponente wird durch die Aufbürdung des zweiten Buckels plastisch dargestellt. In einigen Varianten ist die auf Charaktergegensätzlichkeiten beruhende Bipolarität der Handlungsträger noch um eine soziale Komponente erweitert worden, indem der Arme seinen Buckel verliert und der Reiche einen zweiten dazu bekommt[85]. Die starke Po-

---

lingt ebenso wie in AaTh 877: Die geschundene Alte. Im Märchen „Frau Holle" (AaTh 480: Das gute und das schlechte Mädchen) hat die Pechmarie das Nachsehen und bringt infolge ihres schlechten Verhaltens keine Schätze nach Hause wie die Goldmarie. — Albert Wesselski (Märchen des Mittelalters. Berlin 1925, 207 sq.) verweist im Zusammenhang auf das Heilungswunder des Thessalers Pandaros — Asklepios heilt diesen in seinem Heiligtum in Epidauros von einem stirnseitigen Brandmal durch Auflegen einer Binde — und auf die fatale Imitation durch dessen Sklaven Echedoros mit dem gleichen Makel, der nicht nur das dem Gott zugedachte Geld diesem vorenthält, sondern die Frage danach leugnet und mit einem zweiten Brandmal bestraft wird: cf. auch den Text bei Herzog, Rudolf: Die Wunderheilungen von Epidauros. Ein Beitrag zur Geschichte der Medizin und der Religion (Philologus Supplementband 22,3). Leipzig 1931, 11 sq. (6 und 7).

81 Mills, D[ouglas] E[dgar]: A Collection of Tales from Uji. A Study and Translation of Uji Shūi Monogatari. Cambridge 1970, 137, num. 3 (= 1.3). Die Belegstelle fehlt bei Ikeda 503 A.

82 Ikeda, num. 503 A-503 L; Seki, num. 241; Nai-tung Ting 503 (Kropf); Choi, num. 476.

83 In einer arabischen Fassung aus dem 13. Jahrhundert (cf. BP 3, 328 sq.) erscheint ein Geist (Afrit) zwei Buckligen in einem Badehaus. Die Erzählung enthält zwar nicht das Motiv der singenden und tanzenden Hexen bzw. Elfen, endet aber auch mit der doppelten Strafe des zweiten Buckligen. Noch im 19. und 20. Jahrhundert ist die Badehaus-Version in Arabien und der Türkei nachweisbar, v. Nowak, num. 297 und Eberhard/Boratav, num. 117, 118. Hier sind schon relativ früh Bucklige als Handlungsträger eingesetzt, eine Beeinflussung europäischer Varianten ist allerdings nicht festzustellen.

84 v. Kap. 1.

85 v. z. B. die Fassungen bei Cascudo, Luís da Câmara: Contos tradicionais do Brasil. Bahia ²1955, 29-33; Chapiseau, Félix: Le Folk-Lore de la Beauce et du Perche 2. Paris 1902, 250-256; Dawkins, R[ichard] M[cGillivray] (ed.): Forty-Five Stories from the Dodekanese. Cambridge 1950, num. 25.

larisierung wie auch der glückliche Ausgang für den scheinbar Schwächeren sprechen eher für eine Zuordnung zum optimistischen Märchen, wo überdies die Gegensätze arm/reich und ihre Überwindung oftmals im Mittelpunkt des Märchengeschehens stehen[86], als zur pessimistisch eingestellten Sage. Die Bestrafung des Reichen verdeutlicht recht anschaulich eine schleswig-holsteinische Variante aus neuerer Zeit, die dem König der Jenseitigen die Rolle der ausgleichenden Gerechtigkeit zuweist[87]:

> Als der reiche Bauer Klaus Geld für die Beseitigung seines Buckels anbietet, antwortet der König ärgerlich: 'Wenn wi wat Goodes doot, denn ut eegen Willen. Geld hebbt wie sülben nog. Verdeenen möt de Lüt dat, wenn wi jüm helpen schöllt! Ick kenn ju all. Hans [der andere Bucklige] is good to alle Lü un hett sien Unglück vergnögt dragen. Du büst en ohlen Giezkragen un hest keen Frünn'. Un denn wink he sien Ünnerschen. De packen Klaus bi de Hann un Been, trecken em ut, knuffen un puffen em. As Klaus sich wedder besinnen kunn un na sien Puckel greep, daar waar de duppelt so groot worrn, de Ünnerschen harr em Hans sien Puckel noch uphackt! Klaus güng na Hus, slüt de Dör achter sick to un wull nicks mehr hören van de Welt.

2.2. Schädigung als vorbeugende Maßnahme

Schädigungen (Verstümmelungen) nicht nur als Folge von Straftaten, sondern als vorbeugende Maßnahme zur Sicherung von Besitz und Herrschaft sind häufig in der Geschichte bezeugt und trafen primär Verwandte und Thronanwärter[88].

> So ließ z. B. Hugo der Große von Burgund 949 seinem Bruder die Augen ausstechen, um ihn von der Herrschaft fernzuhalten. Gleiches veranlaßte König Harald von England (gest. 1039) bei seinem Stiefbruder Alfred, dessen Erbansprüche er fürchtete. Die byzantinische Kaiserin Irene (775-802) mußte die als Vormund für ihren Sohn Konstantin ausgeübte Regierungsgewalt abtreten (790), als dieser mündig geworden war. Wenig später erlangte sie ihre Macht jedoch zurück und ließ ihren Sohn blenden (797).

Ähnliche Schädigungen zur Ausschaltung Mißliebiger kennt auch das Märchen. Im Zyklus von der unterschobenen Braut (z. B. AaTh 403, 437, 450, 894) blendet oder verstümmelt die falsche Braut (die Stiefmutter oder Stiefschwester) die richtige Braut, etwa in Varianten zu AaTh 533 *(Der sprechende Pferdekopf)*, wo die Kammerjungfer aus Neid der Prinzessin die Augen aussticht. Im Unterschied zu den meisten der historisch bezeugten Begebenheiten bleibt hier der kriminelle Akt der Blendung aber nicht ungesühnt, weil ja gemäß dem ausgleichenden Prinzip des Märchens die Gerechtigkeit am Schluß obsiegt (v. auch Kap. 5). Insofern hat auch die Selbstverstümmelung der beiden Stiefschwestern im bekannten *Aschenputtel*-Märchen (KHM 21, AaTh 510 A) keinen Erfolg, als sie sich ein Stück von der Ferse

---

86 cf. Nörtersheuser, Hans-Walter: Arm und reich. In: EM 1 (1977) 789-794, hier 789.
87 Ranke (wie not. 79) 108.
88 Beispiele bei Kretschmer (wie Kap. 1, not. 7) 109-114.

oder einen oder mehrere Zehen abschneiden (Mot. K 1911.3.3.1; manchmal erledigt die Stiefmutter die Aufgabe), um vor dem Prinz als die gesuchte Braut, der der Schuh paßt, zu erscheinen[89]. Hingegen wird die uneigennützig erfolgte, vorbeugende Selbstverstümmelung auf wunderbare Weise rückgängig gemacht. So hatte sich z. B. das Mädchen in AaTh 706 (*Mädchen ohne Hände*) die Hände abgehackt (in der Realität nicht durchführbar!), um auf diese Weise den Vater zu bewegen, seine sexuellen Nachstellungen zu beenden, und die Gliedmaßen wuchsen wieder an, als sei nichts geschehen.

In Sagen begegnet das Motiv der vorbeugenden Behinderung gelegentlich, wobei es zum einen um die Originalität eines Kunstwerkes und um Künstlerneid, zum andern um die Rache des Betroffenen an seinem Peiniger geht. Baumeistersagen mit ihrer zumeist ätiologischen Funktion erklären — in populären Varianten seit dem 17. Jahrhundert[90] — die Schönheit von Kunstwerken (besonders Uhren, Orgeln, Schnitzbildern) u. a. damit, dem Meister seien nach Vollendung seiner Schöpfung die Augen ausgestochen worden, um für alle Zeit sicherzustellen, daß er kein zweites ähnliches Werk mehr schaffe. Das traf z. B. für den ungenannten nordböhmischen Uhrmacher zu, der die alte Turmuhr zu Prag gebaut haben und vom Magistrat der Stadt geblendet sein soll[91], oder für den Steinmetz, der die Löwen der Berliner Parochialkirche (auf denen das Glockenspiel ruhte) schuf und danach seines Augenlichts beraubt wurde[92]. Hier wie in der böhmischen Sage wird außerdem erzählt, daß es dem Meister unter einem Vorwand gelang, den komplizierten Mechanismus des Uhrwerks (Glockenspiels) für immer zu beschädigen. Aber solche 'ausgleichenden' Erklärungsmomente sind seltener, im Vordergrund steht die lokalhistorische Ätiologie[93]. Die in den Sagen genannten Bau- und Kunstwerke waren Realitäten, die wegen ihrer Originalität, der mitunter jahrzehntelangen Bauweise und ihrer oftmaligen Unvollendetheit (mangels Geld etc.) in besonderem Maße „die Einbildungskraft der Menschen dynamisierten"[94], wovon die gemeineuropäischen Varianten ein beredtes Zeugnis ablegen[95]. Die vorbeugende Behinderung des Künstlers ist zur Erklärung eines Geschehens zwar bedeutsam, keineswegs steht aber im Mittelpunkt der Behinderte oder derjenige, der die Behinderung ausführt.

---

89 cf. Wehse, R.: Cinderella (AaTh 510 A). In: EM 3, 1 (1979) 39-57 und Spieß, Karl: Ferse, Abschlagen der. In: HDM 2 (1934/40) 92-104, hier 103.

90 Taloş, Ion: Baumeister. In: EM 1 (1977) 1393-1397.

91 Grohmann (wie not. 68) 60-62.

92 Kuhn/Schwartz (wie not. 70) num. 81.

93 Z. B. besagt eine Nachricht aus dem Jahre 1669, daß dem Husumer Meister Hans Brüggemann „beide Augensterne wegthränten", nachdem er für Bordesholmer Mönche eine Altartafel geschaffen hatte; und das geschah auf Veranlassung der Mönche, damit „kein anderer Ort den Ruhm [Besitz einer solchen Altartafel] mit ihnen theile", cf. Müllenhoff (wie not. 51) num. 157.

94 So Taloş in EM 1 (1977) 1395: ähnlich auch Elfriede Moser-Rath in ihrem Artikel Brückenopfer. In: EM 2 (1979) 838-842.

95 Taloş zählt — unbegründet — unsere Variation des Themas (v. oben) zu den südosteuropäischen Redaktionen (EM 1, 1395). Die zeitlich früheren Belege jedoch stammen aus Mittel- und Nordeuropa: v. die Nachweise von Sartori, Paul: Glockensagen und Glockenaberglaube (Fortsetzung). In: ZfVk. 7 (1897) 270-286, hier 278 sq. und Müller-Bergström, Walther: blenden. In: HDA 1 (1927) 1392-1394, not. 13 (die beigebrachten Belege rechtfertigen nicht die dort apostrophierte „weite Verbreitung").

In Verbindung mit der Blendung des Künstlers ist jene Sage vom Meister zu sehen, der einen Lehrling aus Neid blendet oder tötet, weil er darin den einzigen Ausweg erblickt, die ihm überlegene Schöpfungskraft des Lehrlings zu beenden. Die Parallelität zur griechischen Sage von Daidalos, der seinen Schüler Talos aus dem gleichen Grunde mordete und deshalb aus Athen fliehen mußte, ist evident, auch wenn in den Sagen des 19./20 Jahrhunderts dem ätiologischen Bezug die meiste Bedeutung zukommt. So wird z. B. die an einer Wand im Kreuzgang der alten Klosterkirche von Königslutter sichtbare Gestalt „mit ausgeschlagenen Augen" als Lehrjunge gedeutet, den der Meister geblendet habe, weil dessen Kreuzgangsäule schöner gebaut worden sei als seine[96].

Am bekanntesten dürfte zweifellos die vorbeugende Behinderung Wielands in der gleichnamigen germanischen Sage sein, die, wie allgemein unbestritten, auch Motivverwandtschaft mit außergermanischen Stoffen (v. unten) aufweist. Die Sage ist sowohl in der *Vǫlunðarkviða* der *Edda* als auch - ausführlicher - in der *Thiðreks saga* bezeugt, die beide in Handschrift(en) aus dem 13. Jahrhundert überliefert sind. Ohne auf die Mehrepisodigkeit der *Thiðreks saga,* ihre Motivdopplungen und Kombinationen mit anderen Stoffen näher einzugehen, ist kurz der Inhalt der Sage wiedergegeben, soweit er für den Kontext von Belang ist:

> Der Schmied Wieland (Welent) gerät in die Gefangenschaft des Königs Nidung. Dieser läßt Wieland auf Anraten der Königin die Fußsehnen durchschneiden, um die Künste des derart Behinderten für immer auszubeuten. Wieland entschließt sich zur Rache, erschlägt die beiden Söhne des Königs und fertigt aus ihren Schädeln Trinkbecher (Mot. Q 491.5). Die Königstochter Bödwild macht er durch Bier trunken und vergewaltigt sie. Mit Hilfe eines selbstgefertigten Federkleides fliegt er auf den Zaun des Königsgehöfts (auf die Dachzinne). Unangreifbar und uneinholbar gibt er von dort dem schmerzgepeinigten König gleichsam als Krönung seiner Rache das Geschehene preis und fliegt davon.

Die Wielandsage ist verschiedentlich in ihren Stoff- und Motivzusammenhängen Gegenstand ausführlicher Untersuchungen gewesen[97]. Wielands Schmiedekunst wurde mit der Ingeniösität eines Hephaistos und Noah verglichen, die mit dem Gebrechen des Hinkens behaftet waren und eben deshalb ihre außergewöhnlichen künstlerischen Fähigkeiten entwickelten[98]. Die Gefangenschaft des kunstferti-

---

96 Kuhn/Schwartz (wie not. 70) num. 166. Eine noch stärkere Affinität zu anderen Baumeistersagen weisen jene bayrischen Sagen auf, die J[ohann] N[epomuk] Sepp zusammengestellt hat (Altbayerischer Sagenschatz zur Bereicherung der indogermanischen Mythologie. München 1876, num. 159): Dort ist nicht allein der Lehrling das Opfer des neidischen Meisters, obendrein verübt der Meister Suizid oder hackt sich die Hand ab; cf. auch Mot. W 181.2, W 181.2.1 und W 181.2.2.

97 Maurus, Peter: Die Wielandsage in der Literatur. Leipzig 1902 (Nachträge 1 und 2: Programm München Gisela-Realschule 1910, 1911; 3 und 4: Programm München Rupprecht-Oberrealschule 1921, 1926; 5: in: Bayreuther Blätter 54 [1931] 200-205; 6: München 1949 [masch.]); Krappe, A[lexander] Haggerty: Zur Wielandsage. In: Archiv für das Studium der neueren Sprachen 160, N.S. 60 (1931) 161-175; Lück, Alfred: Aller Schmiede Meister. Wieland der Schmied. Siegen 1970; Betz, Eva-Marie: Wieland der Schmied. Erlangen 1973; v. auch die Angaben in Kap. 3, not. 5.

98 Mit vielen Zeugnissen aus verschiedenen Kulturen versucht Stephan Sas (wie Kap. 1,

gen Schmiedes und seine Flucht mittels eines selbstgefertigten Federkleides lassen an die griechische Sage von Daidalos und Ikaros denken[99]. Und Wielands Rache an seinem Peiniger, dier er stellvertretend an dessen Kindern vollzieht, erinnert entfernt an eine arabisch-indische Geschichte, die al-Mas ᶜūdī — er schrieb in der ersten Hälfte des 10. Jahrhunderts — in seinem historisch-geographischen Werk *Murūǧ aḏ - ḏahab wa-ma ᶜādin al - ǧawāhir* (Die Goldwäschen und die Edelsteinminen) berichtet[100]:

> In Manṣūra in Sindh ertappt ein dortiger arabischer Großer seine Ehefrau in flagranti mit einem jungen Hindu, der seiner Pflege anvertraut ist. Der Ehemann läßt den Hindu zur Strafe verschneiden. In der Abwesenheit seines Herrn führt der Verschnittene dessen zwei Söhne auf die Zinnen des Hauses und droht, die Kinder herabzustürzen, wenn sich der (inzwischen) Heimgekehrte nicht augenblicklich entmanne. Alles Bitten bleibt ohne Erfolg. Der Herr kastriert sich selbst. Trotzdem stürzt der Hindu die Kinder hinab mit den Worten: ,,Deine Verstümmelung ist die Sühne für die meinige, und meine Rache fügt noch den Tod deiner zwei Kinder hinzu''.

Albert Wesselski gab der Erzählung den Titel *Die Rache des Sklaven* (cf. Mot. K 1465; Tubach, num 4436) und machte auf das reiche Nachleben der Geschichte in Europa aufmerksam. Auch andere von Wesselski zitierte spätere orientalische Fassungen fordern wie bei al-Mas ᶜūdī die Kastration des Herrn als Wiedervergeltung für die am Sklaven vollzogene Entmannung. Die älteste europäische Version (um 1200) im *Itinerarium Kambriae* des Giraldus Cambrensis enthält zwar das Kastrations-Motiv, aber obendrein wird der Sklave geblendet. In allen nachfolgenden Fassungen, z. B. in der *Compilatio singularis exemplorum* eines unbekannten französischen Dominikaners (2. Hälfte des 13. Jahrhunderts), im Traktat *De oboedientia* des neapolitanischen Humanisten und Staatsmannes Johann Jovinus Pontanus (gest. 1503) und dem ihn ausschreibenden italienischen Novellisten Matteo Bandello (3, 21) — der wiederum zahlreiche französische, italienische, englische und deutsche Nachahmer findet —, ist die Kastration durch die Verstümmelung der Nase oder die Selbstblendung des Herrn ersetzt[101]. Die Vermutung ist sicher richtig, daß dieser Motivaustausch im Zuge der Requisitverschiebung[102] (Selbstkorrektur) erfolgte, weil Eunuchen in Europa unbekannt und Blendungen oder Gesichts-/Gliedmaßenverstümmelungen geläufiger waren als Kastrationen.

---

not. 82) einleuchtend zu belegen, die kollektive Phantasie habe die Schöpfungsgewalt auf der einen Seite mit der Gebrechlichkeit auf der anderen Seite verknüpft (p. 39).

99 Werber, Gertrud: Dädalus und Ikarus. In: EM 3,1 (1979) 209-212.

100 v. Wesselski (wie not. 80) 233-235 und id.: Versuch einer Theorie des Märchens. Reichenberg i. B. 1931, 16 sq.

101 Bandellos Version dürfte auch die Vorlage für die grausigen Schandtaten des Mohren Aaron an Titus Andronicus und seinem Geschlecht in Shakespeares Erstlingstragödie ,,Titus Andronicus'' (spätestens 1593 entstanden) abgegeben haben, cf. Sarrazin, G[regor]: Germanische Heldensage in Shaksperes Titus Andronicus. In: Archiv für das Studium der neueren Sprachen und Litteraturen 97 (1896) 373-375 und Krappe (wie not. 97) 163.

102 Den Begriff verwendete erstmals Kaarle Krohn: Die folkloristische Arbeitsmethode. Oslo 1926, 74-78, der darunter die ,,Anpassung an ein gewisses Milieu'' verstand — in bezug auf die orale Überlieferung: cf. Lüthi, Max: Märchen. Stuttgart ^{7}1979, 84-86, der auch die verwandten Begriffe Selbstberichtigung und Motivzwang erläutert.

Obwohl bei einigen Motiven der Erzählung durchaus Ähnlichkeiten mit Motiven der Wielandsage zu entdecken sind (z. B. — in einigen Fassungen — Vergewaltigung der Ehefrau, Tötung der Söhne durch Sturz von der Zinne, Dialog des Sklaven mit seinem Herrn vom Turm aus), reicht dieser Tatbestand allein nicht aus, weitere Zusammenhänge zwischen der germanischen Sage und der arabisch-indischen Geschichte und ihren europäischen Ablegern zu konstruieren, wie es etwa Alexander Haggerty Krappe versucht hat. Der gemeinsame Nenner aller Erzählungen könnte eher in der Widerspiegelung des Rechtsdenkens der Wiedervergeltung (ius talionis) liegen, das den alten Völkern durchaus geläufig war (*Leviticus* 24, 20: „Auge um Auge, Zahn um Zahn")[103] und über das römische Recht auch Eingang in germanisches und mittelalterliches Rechtsdenken fand[104].

2.3. Listige Blendung

Eng verbunden mit vorbeugender Behinderung sind jene Erzählungen, in denen übermächtige Gegner oder Wächter dank einer List vorsätzlich geblendet werden. Hier ist insbesondere an die aus Homers *Odyssee* bekannte Sage von *Polyphem* (*Odyssee* 9, 106-545) zu erinnern. Der *Polyphem*-Komplex[105] findet sich in zahlreichen Versionen vor allem des 15. bis 20. Jahrhunderts. Schon Oskar Hackman konnte seiner Untersuchung 204 Texte zugrundelegen[106], und seither hat sich die Zahl der bekannten Varianten beträchtlich vermehrt[107]. Nach Hackman sind folgende Motive zu unterscheiden[108]:

---

103 Von der vorbeugenden Blendung zur Ausschaltung überstarker Gegner handelt auch de altjüdische Erzählung von Simson (Richter 16, 21), dem Delila das Geheimnis seiner Stärke entlockt (External Soul-Motiv), so daß den Philistern die Blendung des Schlafenden (und Wehrlosen) glückt. Dank Gottes Hilfe bringt Simson die Säulen der Zuschauertribüne zum Einsturz und reißt 3000 Zuschauer in den Tod — Zeichen seiner Wiedervergeltung.

104 In diesem Sinn äußert sich etwa Hellmut Rosenfeld (Wielandlied, Lied von Frau Helchen Söhnen und Hunnenschlachtlied. In: Beiträge zur Geschichte der deutschen Sprache und Literatur 77 [1955] 204-248, bes. 204-212, 247 sq.), wenn er schreibt: „Mit der Grausamkeit seiner Rache steht Wieland durchaus im Bereich dessen, was an Übeltat und Gewalttat gegenüber Verwandten, Erwachsenen wie Kindern, am Merovingerhofe und anderwärts an der Tagesordnung war" (p. 206); cf. ferner Quanter (wie Kap. 1, not. 22); Kretschmer (wie Kap. 1, not. 7) 106-108: Die vorsätzliche Blendung konnte aber auch mit einer Geldbuße abgegolten werden, z. B. im ripuarischen und salischen Recht.

105 Im AaTh-Verzeichnis unter 1135: Eye-Remedy, 1136: Same Episode with Other Deceits of the ogre und 1137: The Ogre Blinded (Polyphemus) under the ram's belly aufgelistet. Stith Thompson übernahm die schon von Antti Aarne (1910) vorgenommene Dreiteilung, obwohl aufgrund der literarischen Abhängigkeit eine Einteilung nach Subtypen sinnvoller gewesen wäre (v. unten).

106 Hackman, Oskar: Die Polyphemsage in der Volksüberlieferung. Helsingfors 1904.

107 Varianten-Nachweise im EM-Archiv, bei BP 3, 369-378 und Röhrich, Lutz: Die mittelalterlichen Redaktionen des Polyphem-Märchens (AT 1137) und ihr Verhältnis zur außerhomerischen Tradition. In: Fabula 5 (1962) 48-71 (mit 11 Abbildungen) (erweitert und wieder abgedruckt in id.: Sage und Märchen. Freiburg/Basel/Wien 1976, 234-252, 326-328). Dazu die Nachweise bei AaTh 1135-1137 und in den danach erschienenen Katalogen: AaTh 1135: Ó Súilleabháin/Christiansen; Jason; Arājs/Medne; Cirese/Serafini; SUS. — AaTh 1136: Arājs/Medne; SUS. — AaTh 1137: Ó Súilleabháin/Christiansen; Nowak, num. 145; Jason; Arājs/Medne; Cirese/Serafini; Baughman; de Meyer, Conte; Nai-tung Ting; SUS.

108 Zitiert nach der Zusammenfassung bei BP 3, 375.

A[1]: Der Held stößt dem schlafenden Riesen einen Speer oder Pfahl ins Auge, oder A[2]: gießt ihm unter der Vorspiegelung, sein Auge zu heilen, eine glühende Masse hinein; B[1]: er flieht unter einem Schaf angeklammert oder B[2]: in ein Schaffell gehüllt aus dem vom blinden Riesen gehüteten Eingange; C: der Riese sucht sich durch das Geschenk eines Zauberringes, Beiles oder Säbels seiner wieder zu bemächtigen.

Für den Westen ist als Quelle nahezu aller Varianten die Version des lothringischen Mönches Johannes de Alta Silva in seinem *Dolopathos* (um 1190) maßgeblich geworden, für den Osten jene z. T. abweichende Fassung aus den fast zur gleichen Zeit zu datierenden östlichen Rezensionen des sogenannten *Sindbad-Zyklus*[109]. Die Mehrzahl der Forscher (z. B. Wilhelm Grimm, Oskar Hackman, Lutz Röhrich) glaubte, in Anbetracht der Motivunterschiede eine vor- bzw. nebenhomerische Erzähltradition zu konstatieren. Doch ist eher der Ansicht Albert Wesselskis zuzustimmen[110], der eine literarische Abhängigkeit aller *Polyphem*-Überlieferungen von Homer vermutete. Diese These hat neuerdings Detlef Fehling aufgegriffen[111] und unter eingehender Diskussion der bisherigen Forschungsergebnisse[112] die landläufige Meinung einer jahrhundertealten oralen Tradition unabhängig von literarischen Zeugnissen in Abrede gestellt.

Besonders wichtig sei ,,im Nebel der Hypothesen'' die Tatsache, daß der erste schriftliche Nachweis nach Jahrhunderten eben in jenem *Dolopathos* zu finden sei und dieser zugleich als Quelle für die meisten Volksüberlieferungen gedient habe[113]. Daß der Blendungsvorgang im *Dolopathos* (statt eines Holzpfahls wird dem Unhold ein angebliches Heilmittel in beide Augen gegossen) geändert, die Niemand - (= Selbstgetan) Episode der *Odyssee* (retardierendes Moment!) weggefallen ist bzw. als eigenständige Sage in Nord- und Mitteleuropa weiterlebt und ein Zauberring-Motiv (der Ring zwingt den Träger mittels Zauberkraft, durch Rufen ständig seinen Aufenthaltsort zu verraten) neu eingefügt ist, erklärt Fehling mit der Ingeniösität des lothringischen Mönches[114]. Auf orale Tradition ex silentio zu schließen, kommt ihm nicht in den Sinn; er vermutet Byzanz als Stofflieferant für Johannes de Alta Silva (,,wo die klassischen Studien gerade ebenso blühten wie im We-

---

109 Der Begriff wurde in Anlehnung an die unter dem Stichwort Sindbād-nāme zusammengefaßten orientalischen und europäischen Versionen des Sindbadbuches oder auch Sieben weise Meister gewählt, die ,,eine sehr vielfältige Textentwicklung und eine bunte Überlieferungsgeschichte'' aufweisen, cf. Kindlers Literatur Lexikon im dtv.t. 20. München 1974, 8738-8745 (Zitat p. 8738).

110 Wesselski 1931 (wie not. 100) 148 sq.

111 Fehling, Detlef: Amor und Psyche. Die Schöpfung des Apuleius und ihre Einwirkung auf das Märchen, eine Kritik der romantischen Märchentheorie (Akademie der Wissenschaften und Literatur. Mainz. Abhandlungen der geistes- und sozialwissenschaftlichen Klasse. Jahrgang 1977, num. 9). Mainz 1977, 89-97.

112 Literatur zum Polyphem-Komplex ibid. und bes. Röhrich (wie not. 107). — Auch Dietz-Rüdiger Moser: Die Homerische Frage und das Problem der mündlichen Überlieferung aus volkskundlicher Sicht (in Fabula 20 [1979] 116-136) spricht von der ,,Fragwürdigkeit der Annahme einer vor- und außerhomerischen, nicht homerabhängigen mündlichen Überlieferung dieser Großwerke ([gemeint sind Ilias und Odyssee] und ihrer Teile'' (p. 134).

113 Fehling (wie not. 111) 90.

114 ibid., 91.

sten, wo Tzetzes' Arbeit an Homer nicht lange zurücklag, die des Eustathius ganz neu war, wo Homer und Herodot jeden Tag gelesen wurden [...]"), zumal Johannes im *Dolopathos* auch die *Rhampsinit*-Erzählung (AaTh 950) aus den bis dato im Westen unbekannten *Sieben weisen Meistern* verarbeitete und derart umgestaltete, daß seither die westlichen gegenüber den östlichen Redaktionen stark voneinander abweichen: ein Grund mehr für die schöpferischen Fähigkeiten des Johannes[115].

Die listige Blendung des Trunkenen oder Schlafenden durch Marterinstrumente wie Bratspieße, Pfähle oder durch angebliche Augenheilmittel (Gemisch aus Pech, Öl, Salz, Schwefel) macht den Zyklopen (Riesen) als Gegenspieler des Helden hilflos; seine Aktionen verpuffen ins Leere, „weil er blind war, [rannte er] jeden Augenblick gegen einen Ast oder einen Stamm und fiel nieder wie ein mächtiger Baum"[116]. Der scheinbar Schwächere überwindet so den überstarken Gegner, entflieht und kann seine Abenteuer fortsetzen. Die Behinderung ist folglich nur ein Element der Handlung, der Geblendete für die weiteren Geschehnisse ohne jede Bedeutung.

Während die aus der iberischen und iberoamerikanischen Region stammenden Fassungen von AaTh 1135-1137 zahlenmäßig kaum ins Gewicht fallen[117], erfreut sich gerade dort eine Erzählung großer Beliebtheit, die gleichfalls das Motiv der listigen Blendung aufweist. Es handelt sich um AaTh 73: *Wache blenden*[118], deren älteste Aufzeichnungen mit oraler Tradition aus der zweiten Hälfte des 19. Jahrhunderts datieren; frühere schriftliche Zeugnisse sind nicht bekannt[119]. Die Erzählung hat folgende Normalform:

> Ein Tier (Mensch) befindet sich in Gefangenschaft (auswegloser Situation vor) eines(m) Artgenossen. Es veranlaßt seinen Wächter, zu ihm aufzublicken, spuckt diesem Tabaksaft in die Augen (wirft mit Salz oder Pfeffer), der Wächter erblindet, und das Tier entflieht.

Ob die Blendung nur zeitweilig anhält, geht aus den vorliegenden Fassungen nicht hervor. Immerhin ist bemerkenswert, daß die verwendeten Substanzen für die Augen tatsächlich schädlich sind und zu einer vorübergehenden oder lang andauernden Beeinträchtigung der Sehfähigkeit führen können. Von dieser Seite aus betrachtet, steckt ein gutes Stück menschlicher Erfahrung in der Erzählung, die deshalb als Ätiologie oder Warnerzählung aufgefaßt werden könnte. Auch tierische

---

115 ibid., 96 (Zitat); zusammenfassend p. 102: „Zu Unrecht wird angenommen, er [Johannes de Alta Silva] berufe sich auf mündliche Quellen und seine Fassungen enthielten vorhomerische Elemente. Jüngere Märchen stammen aus dem Dolopathos".

116 So heißt es z. B. in KHM 191a nach einer Leipziger Handschrift des 15. Jahrhunderts (cf. BP 3, 374), die wiederum vom „Dolopathos" abhängig ist.

117 BP 3, 376 nennen eine portugiesische und sieben baskische Fassungen; Röhrich (wie not. 107) 58 sq. führt eine galizische, fünf katalanische und eine baskische Fassung auf.

118 "[...] fairly common among African and Latin American tellers", so Roberts, Leonard: Old Greasybeard. Tales from the Cumberland Gap. Detroit 1969, 182.

119 Das geht zumindest aus den bei AaTh 73 verzeichneten Belegen hervor; gleiches gilt auch für insgesamt sechs weitere im EM-Archiv, Göttingen befindliche Fassungen aus Chile, Argentinien, Brasilien und USA (Kentucky); cf. auch Robe, num. 73 und 73* A.

Exkremente verursachen nach herkömmlichen Vorstellungen sofortige Sehuntauglichkeit infolge der ätzenden Säuren. So büßt die Hexe durch Schwalbenkot ihre Sehfähigkeit ein[120], ebenso Tobit im apokryphen Buch *Tobit*[121]; in einem russischen Märchen pißt ein Stier seinem Verfolger, einem Bären, die Augen blind[122].

Bei AaTh 73 handelt es sich offenbar um eine originelle Variation der „schwankhaften Episode"[123] *Biß in die Wurzel* (AaTh 5), welche fast ausschließlich mit anderen Typen, aber auch mit AaTh 5 selbst, verbunden ist und eine weite Verbreitung aufweist[124]. Wie in vielen Tiererzählungen besiegt das physisch schwächere Tier dank seiner Schläue den Stärkeren: In Gefangenschaft eines Bären etc. befindlich, redet der Fuchs etc. diesem ein, er habe sich statt des Fuchsbeines an einer Baumwurzel etc. festgebissen. Der Bär läßt los, und der Fuchs benutzt den günstigen Augenblick zur Flucht[125]. Die einfache Struktur der Erzählung begünstigt die Austauschbarkeit der Handlungsträger (Land-, Wassertiere, Menschen) wie auch der festgehaltenen Körperteile (Schwanz, Bein). Die Selbstbefreiung des Gefangenen erfolgt in AaTh 5 durch bloße Überredung, in AaTh 73 durch die listige Blendung — und darin liegt der einzige Unterschied. Doch die Behinderung des Gegners ist — wie auch im *Polyphem*-Komplex — lediglich Mittel zur Flucht.

2.4. Selbstschädigung aus religiösen Gründen

Aus der griechisch-römischen Literatur sind wenige Zeugnisse überliefert, die von Selbstschädigung handeln. Ödipus soll sich als Selbststrafe für den unfreiwilligen Inzest mit seiner Mutter Jokaste mittels einer Spange die Augen ausgestochen haben (Sophokles, *Oidipus Tyrannos,* 1286 sq.). Pausanias (*Periēgēsis tēs Hellados* 8, 34, 2) berichtet, der Muttermörder Orestes habe sich im Wahnsinn einen Finger abgebissen. Nach Cicero (*Tusculanae disputationes* 5, 29, 39; cf. auch Aulus Gellius, *Noctes Atticae* 10, 17, 2) hat sich der berühmte Philosoph Demokrit selbst geblendet, um ohne Ablenkung durch die Außenwelt ungestört seine Studien zu betreiben[126]. Die Selbstblendung und jede andere Selbstschädigung der Augen ist

---

120 Mot. H 1191; Basile 4,5: Lo dragone. Didaktisch aufbereitet begegnet das Motiv im „Schimpff und Ernst" des Johannes Pauli (Pauli/Bolte, num. 481): Gesetz des Königs: Wer Widerwärtiges tut oder dazu redet, der soll enthauptet werden. Eine Schwalbe scheißt dem schlafenden König aufs Auge. Moral: „Got wolt nit, das kein Mensch sein Ordnung solt hinder sich trucken [...]". Kein Tag vergehe ohne Leiden (Mot. N 101.1; cf. auch Dvořák, num. 4686*).

121 Kautzsch, E[mil Friedrich]: Die Apokryphen und Pseudepigraphen des Alten Testaments 1. Tübingen 1900 (Nachdruck Darmstadt 1962) 135-147.

122 Afanas'ev, Aleksandr Nikolaevič: Narodnye russkie skazki 2. ed. Vladimir Jakovlevič Propp. Moskau 1957, num. 202.

123 So bezeichnete Oskar Dähnhardt: Natursagen 4. Leipzig/Berlin 1912, 245 sq. den nur aus mündlicher Tradition bekannten Erzähltyp.

124 Die Internationalität des Typs läßt Pirkko-Liisa Rausmaa in ihrem EM-Artikel „Biß in die Wurzel" (EM 2 [1979] 425-428) eher auf generatio aequivoca schließen als allein auf Migration.

125 cf. auch die verwandten AaTh-Typen 6, 61, 122 und 227.

126 Tubach, num. 1945. Von Odin erzählt die germanische Sage, daß er ein Auge geopfert habe, um Weisheit zu erlangen (Mot. J 163.3). — Bei der unsicher bezeugten Biographie des Demokrit ist anzunehmen, daß sich die Anekdote über die angebliche Selbst-

nach Auffassung an Freud orientierter Forscher eine symbolische Selbstkastration. Sigmund Freud betrachtet in seiner Sexualtheorie den Schautrieb als besondere Komponente des Sexualtriebes (dem Auge kommt ein hoher libidinöser Wert zu) und hält die Augen wegen ihrer Form, der veränderbaren Größe, ihrer Beweglichkeit und Empfindlichkeit für besonders geeignet, die symbolische Gleichstellung mit den Genitalorganen zu übernehmen, was er mit einer ,,Verlegung von unten nach oben" bezeichnete[127]. Daher wurden von Freud und seinen Epigonen die Selbstblendung des Ödipus wie auch andere aus der Mythologie bekannte Mutilationen als symbolische Selbstkastrationen angesehen[128].

Im christlich-jüdischen und indischen Kulturkreis ist die Selbstblendung (-verstümmelung) als asketische Handlung oder aus religiöser Verzückung bekannt, um Versuchungen zu entgehen und sich gegenüber Verlockungen durch Abwenden der Augen wie ein Blinder zu verhalten. Keuschheit und ihre Bewahrung ist eines der zentralen Themen in Märtyrerlegenden und in der Legenden- und Exempeltradition des Spätmittelalters und der frühen Neuzeit[129]. Die Märtyrerlegenden und die in den *Acta Sanctorum* zusammengestellten Berichte enthalten eine Fülle von Nachrichten über Mutilationen zur Bewahrung der Keuschheit. Nach den von Pietro Toldo[130] und Heinrich Günter[131] zusammengestellten Beispielen lassen sich drei Arten unterscheiden: (1) Verstümmelung der Hand, (2) Abschneiden von Nase, Ohren, Zunge oder Brüsten, (3) Selbstschädigung der Augen.

Ein Eremit z. B. verbrennt der Reihe nach seine Finger, um den Verführungskünsten einer schönen Frau nicht zu erliegen. Die Frau stirbt vor Schreck, wird vom Eremit wiederbelebt und ,,postmodum caste uixit et sequata est dominum"[132]. Papst Leo soll sich die Hand, welche ihm eine Matrone bei der

---

blendung — wie auch zahlreiche andere 'freie' Motive — erst später mit der Person des Demokrit verbunden hat, ein Vorgang, der auch für die Überlieferung bei anderen Kristallisationsfiguren (Herrscher, Philosophen etc.) zutrifft.

127 Freud, Sigm[und]: Gesammelte Werke. Chronologisch geordnet. 18: Gesamtregister. Zusammengestellt von Lilla Veszy-Wagner. Ffm. 1968, Hauptregister s. v. Auge, Blendung, Kastration, Schau(lust), Verdrängung.

128 Gershon Legman (wie not. 35) bezeichnet die Selbstblendung als "most important of all physical castrations" (p. 572) und führt zahlreiche Beispiele aus neuzeitlichen amerikanischen Witz- und Anekdotensammlungen an: Symbolic Castrations, 567-597 und Self-Castration, 597-618. Von älteren Arbeiten sind zu nennen: Rau, Hans: Die Grausamkeit mit besonderer Bezugnahme auf sexuelle Faktoren. Berlin [3]1913, 67-69; Ferenczi, S[ándor]: Zur Augensymbolik. In: Internationale Zeitschrift für ärztliche Psychoanalyse 1 (1913) 161-164; Silberer, Herbert: Das Zerstückelungsmotiv im Mythos. In: Imago 3 (1914) 502-523; Rank, Otto: Das Inzest-Motiv in Dichtung und Sage. Leipzig/Wien [2]1926, Register s.v. Selbstbestrafung, Selbstkastration.

129 cf. allg. Mot. S 160 sqq. und T 300 sqq. sowie Tubach, Register s.v. chastity und temptation; außerdem Toldo, Pietro: Leben und Wunder der Heiligen im Mittelalter. In: Studien zur vergleichenden Litteraturgeschichte 2 (1902) 87-103 (Die Buße der Heiligen), 304-328 (Die Versuchungen der Heiligen).

130 ibid., 87-103.

131 Günter, Heinrich: Psychologie der Legende. Studien zu einer wissenschaftlichen Heiligen-Geschichte. Freiburg 1949, 252 sq.

132 Mot. T 333.2: Klapper (wie not. 23) num. 128 (Vitae patrum). Das Motiv der Handverbrennung — in viele Exempelsammlungen aufgenommen — begegnet auch in der Sage von Mucius Scaevola bei Titus Livius (Ab urbe condita 2, 12, 10) und wird in der

Kommunion geküßt hatte, abgehauen haben, um die Fleischeslust zu bezähmen. Die heilige Paula von Avila (4. Jh.) betete ebenso wie Andragisina (um 675), Tochter eines Edlen am Hofe König Lothars, oder die heilige Kümmernis um Verunstaltung ihres Gesichts, um einer Heirat aus dem Wege zu gehen. Die Nonnen von Coldingham schnitten sich Nase und Lippen ab, als die Normannen in Schottland einfielen (um 870). Gleiches ist von der Äbtissin Eusebia und den Nonnen von St. Cyr überliefert, als die Araber kamen (um 732)[133]. Ein ungenannter Eremit biß sich die Zunge ab und spuckte sie der Frau, die ihn verführen wollte, ins Gesicht[134]. Der Rabbi Mathija ben Cheresch aus Rom brannte sich eigenhändig die Augen mit glühendem Eisen aus, um den Verführungskünsten einer schönen Frau zu entgehen[135].

Abgesehen von diesen Einzelbeispielen hat ein Motivkomplex besonders weite Verbreitung gefunden, der unter dem Namen *Die keusche Nonne* bekannt ist. Hierzu rechnet die Legende von der heiligen Euphrasia (historisch nicht belegt)[136], die in Nikomedia zur Zeit der Christenverfolgung des Diokletian einem Soldaten zur Schändung übergeben wurde, weil sie den heidnischen Göttern nicht opfern wollte. Die Jungfrau konnte ihre Keuschheit aber bewahren, indem sie dem Krieger vortäuschte, eine unverwundbar machende Zaubersalbe zu besitzen. Damit bestrich sie ihren Hals und forderte den Soldaten auf, zur Probe mit dem Schwert zuzuschlagen. Die Märtyrerlegende ist, ausgehend von dem *Chronikon syntomon* (Weltchronik) des Georgios Monachos (um 840 verfaßt), von anderen Chronisten aufgegriffen und verschiedentlich lokalisiert worden. Hellmut Rosenfeld konnte von 1242 bis ins 20. Jahrhundert über 50 Versionen ausmachen[137].

Um eine bewußte Selbstschädigung geht es auch in der verwandten, fast ausschließlich literarisch bezeugten Geschichte von einer Nonne, die sich die Augen aussticht, um einer Heirat[138] zu entgehen (AaTh 706 B: *Die keusche Nonne*)[139]. Vermutlich stammt die Erzählung ursprünglich aus dem *Pratum spirituale* (um 610) des

---

,,Kaiserchronik'' (Vers 4861-5098) sub Odnatus berichtet, worauf Ernst Friedrich Ohly (Sage und Legende in der Kaiserchronik. Untersuchungen über Quellen und Aufbau der Dichtung. Darmstadt ²1968, 100-105, bes. not. 10) hingewiesen hat. Das der alten Sage und der Legende Gemeinsame ist die Wirkung auf den Feind (der König Porsenna läßt Mucius Scaevola ,,prope attonitus miraculo'' frei) bzw. die Verführerin.

133 Klapper (wie not. 23) num. 129 (Vitae patrum); cf. auch Tubach, num. 3490: Noses of nuns cut off. Johannes Pauli (Pauli/Bolte, num. 12; weitere Nachweise dort) siedelt die Geschichte in der Stadt Achon an und fügt sozialkritisch hinzu, solche ehrbaren Nonnen gäbe es nicht mehr, stattdessen ,,reitzten [sie] ee selber die Gesellen, lieffen inen nach, zieren sich und mutzen sich uff, wie die gemeinen Metzen thůn, man weiß schier kein Unterschied me''.

134 Mot. T 333.1. Zu diesen und anderen Berichten v. Toldo (wie not. 129) und Günter (wie not. 131).

135 Mot. T 333.3.1; Friedmann (wie Kap. 1, not. 19) 15.

136 Rosenfeld, Hellmut: Die Legende von der keuschen Nonne. Beitrag zur Soziologie und Psychologie von Legenden- und Sagenbildung. In: Bayerisches Jahrbuch für Volkskunde (1953) 43-46. Rosenfeld verdankt viel Johannes Bolte, dessen Arbeit er erst beiläufig unter not. 10 aufführt: Die märkische Sage von der keuschen Nonne. In: ZfVk. 35 (1925) 98-103.

137 Rosenfeld (wie not. 136) 44.

138 Daß Heilige sich einer geplanten Heirat durch Flucht zu entziehen versuchen, ist ein bekannter Topos aus der Legende, v. Toldo (wie not. 129) 306.

139 Nachweise bei AaTh 706 B, bes. Pauli/Bolte, num. 11; v. außerdem Tubach, num. 4744, der AaTh 706 B in seiner Konkordanz Tubach/AaTh allerdings übersehen hat.

Johannes Moschos[140]. Dort sticht sich eine fromme Asketin aus gleichem Anlaß mit einem Weberschiffchen die Augen aus; der dermaßen abgewiesene Jüngling bekehrt sich und flieht in die Einöde. Nicht nur die *Vitae patrum,* sondern alle bekannten Kompilatoren (z. B. Jacques de Vitry, John Bromyard, Étienne de Bourbon, Vincent de Beauvais, Aegidius Aurifaber, Johannes Pauli) haben die wundersame Geschichte in ihre Sammlungen aufgenommen. Gewöhnlich verläuft die Handlung so:

> Ein hochgestellter Mann (König, Ritter) wirbt um eine schöne Nonne. Seine persönlichen (vom Boten überbrachten) Heiratsanträge werden abschlägig beschieden. Auch die Androhung von Gewalt (Zerstörung des Klosters) fruchtet nichts. Stattdessen schickt die Nonne dem Liebhaber ihre Augen, die er so schön fand (seltener ihre Brüste oder Nase). Der Edle zeigt Reue und bekehrt sich (geht ins Kloster). Auf wunderbare Weise wird die Mutilation wieder behoben.

In einer katalanischen Version schneidet sich die Nonne die Nase ab, die der entsetzte Liebhaber vergräbt, woraus ein Baum mit nasenförmigen Blättern erwächst (Mot. E. 631: *Grabpflanzen*)[141]. Als Folge der Tat haben die nachherigen Besitzer des Castell de Malacara nur eine winzige Nase. Singulär steht eine ätiologische Sage der Tanaina aus Südalaska, die Gustav A. Konitzky nacherzählt: Als ein Mädchen bemerkt, daß es nichtsahnend seinen Bruder geliebt hat, verläßt es die Dorfgemeinschaft und präsentiert ihm zum Abschied, was er am meisten begehrt hat: seine Brüste[142].

Eingang und Schluß bieten, wie so häufig, Raum für Variationen. Oft endet, vor allem in den Fassungen seit 1600, die Erzählung mit der Zusendung der Augen an den Liebhaber, die mirakulöse Wiederherstellung des Augenlichts durch Maria oder einen Engel bleibt ausgespart. Insbesondere die Version des Jacques de Vitry (1180-1254)[143] hat die neueren Fassungen beeinflußt[144]. Bei ihm heißt es abschließend: „et ita perditis oculis carnalibus, spirituales oculos servavit"[145], womit symbolisch zum einen auf die Verwerflichkeit der Sinneslust[146], zum andern auf die innere Überlegenheit der Märtyrerin angespielt und die Stärke des christlichen Glau-

---

140 cf. Klapper (wie not. 23) num. 20.

141 Amades, Joan: Folklore de Catalunya. Barcelona 1950, num. 1688.

142 Konitzky, Gustav A.: Nordamerikanische Indianermärchen. Düsseldorf/Köln 1963, num. 57. Es handelt sich um eine „nacherzählte" (p. 278) ätiologische Sage, die die Herkunft von Mond und Sonne erklärt und die Ablehnung des Inzests seit jenem Vorfall begründet (nähere Quellenangaben fehlen).

143 Crane, Thomas Frederick (ed.): The Exempla or Illustrative Stories from the Sermones Vulgares of Jacques de Vitry. London 1890 (Nachdruck Nendeln 1967), num. 57.

144 Das gilt für die meisten Belege aus der Literatur des 17./18. Jahrhunderts, v. etwa Moser-Rath (wie not. 27) num. 201, Schreger, Zeit-Anwendung 1766 (Text im EM-Archiv, Göttingen: num. 4947). Auch der protestantische Legendenpolemiker Hieronymus Rauscher fußt offensichtlich auf Jacques de Vitry, v. Schenda, Rudolf: Hieronymus Rauscher und die protestantisch-katholische Legendenpolemik. In: Brückner (wie not. 27) 179-259, hier 216.

145 Crane (wie not. 143).

146 Solche Vorstellungen von der Selbstschädigung aus Keuschheitsgründen waren auch der indischen Literatur der ersten Jahrhunderte unserer Zeitrechnung geläufig, cf. Günter, Heinrich: Buddha in der abendländischen Legende? Leipzig 1922, hier 220-222.

bens demonstriert wird. Alle diese mirakulösen Berichte gehören zum dutzendfach belegbaren Typus der jungfräulichen Heldinnen mit dem ,,Kernmotiv der 'Heiligen vom unzerstörbaren Leben'", wie Leopold Kretzenbacher diesen Komplex genannt hat[147]. Personalisiert begegnet die sonst namenlose Heldin in der Legende der in romanischen Ländern verehrten Santa Lucia und ihrer deutschen Schwesterheiligen, der elsässischen Odilia; auf bildlichen Darstellungen sind ihre Attribute gelegentlich ausgetauscht. Von ihren Wundertaten künden Legende und Lied[148]. Beide gelten als Nothelfer für Augenkrankheiten. Kretzenbacher wies mit Recht darauf hin, daß es sich bei den Berichten über die grausige Selbstblendung vermutlich um spätere Zusätze handle, weil das Motiv von den selbst herausgerissenen Augen weder in der Lucia-Legende der weit verbreiteten *Legenda aurea* des Jacobus de Voragine noch in der Vita der heiligen Odilia (verfaßt Ende 10. Jh.) zu finden ist[149].

Man könnte zum einen versucht sein, die Zerstörung des Augenlichts symbolisch im obigen Sinne als verdrängte Sexualität aufzufassen; der Lobpreis der Keuschheit steht hier und in unzähligen anderen Wunderberichten eindeutig im Vordergrund. Zum andern ,,wurzelt [eine solche freiwillige Selbstverstümmelung] in der Ethik des Urchristentums", wie Erna Lesky hervorhebt[150], und gründet sich auf *Matthäus* 5, 28-30, wo es heißt (*Matthäus* 5, 29): ,,Ärgert dich aber dein rechtes Auge, so reiß es aus und wirf's von dir. Es ist dir besser, daß eines deines Glieder verderbe und nicht der ganze Leib in die Hölle geworfen werde"[151]. Von solcher Gefährlichkeit des Auges handelt auch das 574. Exempel bei Johannes Pauli[152].

> Ein Mann hat ein Auge verloren und wird deshalb von seinen Freunden beweint. Er mahnt, sie sollten nicht um das verlorene Auge weinen, sondern: ,,Ir solten me den Feinden weinen, der stets bei mir wont, dann den, der dot ist", und zitiert *Matthäus* 5, 29.

---

147 Kretzenbacher, Leopold: Santa Lucia und die Lutzelfrau. Volksglaube und Hochreligion im Spannungsfeld Mittel- und Südosteuropas. München 1959, 13.

148 cf. Odilia, hl. In: HDA 6(1934/35) 1184-1186 (Paul Sartori); Erk, Ludwig/Böhme, Franz M.: Deutscher Liederhort 3. Leipzig 1894, 804 sq., num. 2113, 806, num. 2114; Röhrich, Lutz/Brednich, Rolf Wilhelm (edd.): Deutsche Volkslieder. Texte und Melodien. 1: Erzählende Lieder. Düsseldorf 1965, 309 sq., num. 56; Jaeger, Wolfgang: Augenvotive. Votivgaben, Votivbilder, Amulette. Sigmaringen 1979, bes. 15-18; allgemein: Barth, Medard: Die Heilige Odilia, Schutzherrin des Elsaß. Ihr Kult in Volk und Kirche 1-2. Straßburg 1938. — Auch in die Legende der heiligen Brigida von Kildare ist das Motiv eingegangen, v. Wimmer, Erich: Brigitta von Kildare, Hl. In: EM 2 (1979) 790-792 (cf. Tubach, num. 722) und Szövérffy, Josef: Irisches Erzählgut im Abendland. Studien zur vergleichenden Volkskunde und Mittelalterforschung. Berlin 1957, 137-140.

149 Schon Barth (wie not. 148) 1, 243 sq. hatte auf diese Tatsache aufmerksam gemacht; Kretzenbacher (wie not. 147) 13 sq.

150 Lesky, Erna: Blindheit. In: RAC 2 (1954) 433-446, hier 433 sq.

151 Und ähnlich: Matthäus 5, 30: ,,Ärgert dich deine rechte Hand, so haue sie ab [...]". Beides nicht wörtlich zu nehmende Warnungen vor den von den Augen ausgehenden Reizungen. — Ins Schwankhafte gewendet, begegnet die Sentenz unter den Anekdoten des türkischen Schelms Hodscha Nasreddin (Wesselski, Albert [ed.]: Der Hodscha Nasreddin 1-2. Weimar 1911, hier t. 1, num 136), der einem Manne den Rat gibt, sein Auge herauszureißen, als er sich über ein schmerzendes Auge beklagt. Die Pointe liegt in der absurden Begründung. Hodscha erzählt ihm, sein Zahn habe ihm so wehgetan, ,,und ich habe nicht eher Ruhe gehabt, als bis er ausgerissen war" (Mot. J 2412.2).

152 Pauli/Bolte, num. 574.

Auch liegt eine Verbindung zu *Matthäus* 19, 12 nahe. Dort ist zu lesen: ,,[. . .] und sind etliche verschnitten, die sich selbst verschnitten haben, um des Himmelreichs willen. Wer es fassen kann, der fasse es''. So ist von Origenes bekannt, daß er sich in asketischem Übereifer und gleichsam in buchstäblicher Auslegung von *Matthäus* 19, 12 selbst entmannte. Während sonst von allen Religionen Selbstverstümmelungen gemeinhin abgelehnt werden, ist hier die Mutilation ,,um des Himmelreichs willen'' gestattet. Popularisiert wurde die eigenhändige Augenverletzung durch eine Erzählung, die Albert Wesselski in Anlehnung an das bekannte Bibelwort *Der Glaube versetzt Berge*[153] betitelt hat[154]. Sie ist vermutlich im 9. Jahrhundert entstanden und weist, wie Wesselski ausführlich dargelegt hat, bis ins 17. Jahrhundert eine reiche literarische Tradition auf[155].

> Danach verfügte ein einäugiger (selten blinder) Schuster, der sich in Befolgung des Bibelworts selbst verstümmelt hatte, über eine solche Potenz, daß er sich, im Vertrauen auf Gottes Kraft, dem Sarazenenkönig gegenüber erbot, die biblische Metapher: ,,So ihr Glauben habt wie ein Senfkorn, so mögt ihr sagen zu diesem Berge: Hebe dich von hinnen dorthin! so wird er sich heben; und euch wird nichts unmöglich sein'' (*Matthäus* 17, 20) in die Praxis umzusetzen: ,,Und er begann zu beten, und der Berg erhob sich und bewegte sich in den Lüften auf die Stadt zu. Und die Heiden baten die Christen, sie sollten den Berg zum Stillstand bringen, auf daß er nicht die Stadt erdrücke. Und auf das Gebet der Gläubigen legte sich der Berg zwischen zwei andere Berge''[156].

Die Wundergeschichte legitimiert damit einerseits die Selbstverstümmelung und demonstriert andererseits den 'Ungläubigen' durch die daraus resultierende Gewalt des Einäugigen über die Natur die Stärke des christlichen Glaubens.

---

153 Matthäus 17, 20; Lukas 7,6.
154 Wesselski (wie not. 80) 181, num. 66.
155 ibid., 255-265.
156 ibid., num. 66 (nach einer Handschrift aus der ersten Hälfte des 13. Jh. s).

3. Eigenschaften und Fähigkeiten Behinderter

Die Volkserzählung legt kaum Wert auf die Schilderung von Charakteren, besonders die Gestalten des Märchens sind ,,Figuren ohne Körperlichkeit, ohne Innenwelt, ohne Umwelt''[1], was Max Lüthi als ,,Flächenhaftigkeit des Märchens'' bezeichnet hat[2]. Bei den Figuren handelt es sich nicht um Individuen geschweige denn Charaktere, sondern um Typen, die jedoch keineswegs wie z. B. der Bauer, der König oder der Handwerker als unverkennbare Repräsentanten ihrer Gruppe anzusehen sind. Diesen Handlungsträgern ist ihre Funktion im Handlungsgefüge von vornherein zugewiesen, denn ,,es ist nur selbstverständlich, daß der erzählende Mensch die determinierenden Faktoren seines Lebens in die Welt seiner oralen und literalen Traditionen übernimmt''[3]. Neidische und Habsüchtige z. B. gehen zugrunde, Schlaue und Tüchtige suchen ihren Weg und gelangen zu Reichtum und Ansehen. Auf diese Weise wertet die Volkserzählung und gibt insofern, wenn auch nicht vordergründig, ein Bild der Wirklichkeit, je nachdem welche Attribute den Handlungsträgern überwiegend zugeordnet sind. Daß hiervon Märchen, Sage, Legende, Novelle etc. nicht gleichermaßen betroffen sind, versteht sich von selbst. Auch die Neigung zur Stereotypenbildung darf nicht außer acht gelassen werden. Es ist aber festzuhalten, daß mit Ausnahme des Schwanks und seiner Tendenz, Unvermögen bloßzustellen (cf. Kap. 4), Eigenschaften und Fähigkeiten Behinderter seltener eine Rolle spielen; eher ist davon auszugehen, welche Vorstellungen sich mit Behinderten verbinden, welche Funktionen ihnen im Erzählgefüge zugemessen und welche Qualifikationen ihnen dabei zugesprochen sind.

3.1. Besondere Qualitäten

3.1.1. Der Kompensationsgedanke

Bei vielen Völkern ist seit alters die Vorstellung verbreitet, daß Behinderte Eigenschaften und Fähigkeiten besitzen, die sie in hohem Maße gegenüber Nichtbehinderten qualifizieren: Blinde etwa verfügten infolge fehlenden Sehsinnes über schärferen Geruchs- und Geschmackssinn und hörten besser als andere. Solche Ge-

---

[1] Lüthi, Max: Das europäische Volksmärchen. München ^{6}1978, 13.
[2] ibid.
[3] Ranke, Kurt: Charaktereigenschaften und -proben. In: EM 2 (1979) 1240-1248, hier 1240.

schichten zur Charakterisierung Blinder kennen *Talmud* und *Midrasch* ebenso wie die *Bibel*[4].

Behinderung in diesem Sinne bedeutet zwar einen Mangel, der aber durch andere Gaben kompensiert wird. Unter diesem Gesichtspunkt ist auch die Figurt des mythischen Schmiedes zu betrachten, der bei vielen Völkern als Hinkender oder Einäugiger dargestellt ist, sich aber durch vortreffliche Schmiedekunst auszeichnet[5]. Seine Begabung ist der Ausgleich für den körperlichen Defekt. Carl Gustav Jung geht noch einen Schritt weiter, wenn er Defekt und Kompensation in direkter Abhängigkeit sieht und die Behinderung gleichsam als Opfer für Mehrwissen und Mehrkönnen betrachtet[6]: „Das Mehrkönnen verlangt auch einen größeren Energieaufwand, weshalb das Mehr auf der einen Seite nur von einem Weniger auf der anderen Seite begleitet sein kann"[7]. Blinden wird insbesondere die Gabe der Weissagung zuerkannt wie z. B. dem altersblinden Ahia (1. *Regum* 14,4), der seine Aufträge unmittelbar von Gott erhält, oder — aus dem griechischen Mythos — dem Thebaner Teiresias (Apollodoros, *Bibliothēkē* 3, 6, 7) oder dem blindgeborenen messenischen Ophioneus (Pausanias, *Periēgēsis tēs Hellados* 4, 12). Blinde Sänger wie Demodokos (Homer, *Odyssee* 8, 62-83) und zahlreiche seiner Nachfolger[8] werden wegen ihrer Vortragskunst und Mnemotechnik gerühmt. Spuren solchen Denkens finden sich in Volkserzählungen verschiedener Zeiten und Kulturräume, doch bleiben die zitierten Beispiele singulär:

> Ein Blinder z. B. vermag ungeborene Ratten im Leib der Rattenmutter zu sehen (koreanisch; Mot. F 642.3.3) oder erblickt Blumen, die anderen verborgen sind (indisch; Thompson/Balys F 814.5). Anderen sind seherische Gaben zugesprochen (spanisch; Mot. D 1820.1.1; cf. Tubach, num. 697), oder sie können prophezeien (isländisch; Mot. D 1712.2).

Der Kompensationsgedanke ist auch bezeichnend für die schon angesprochene biographische Literatur, die seit dem 16. Jahrhundert aufkommt und Nachrichten (oft die seit der Antike tradierten und verstreut vorliegenden) über Behinderte kompiliert, welche sich dank ihrer Begabungen aus der Reihe ihrer Schicksalsgenossen hervorheben[9]. Solche Informationen, teilweise biographischer Art, vermittelt auch die Prodigienliteratur des 16. und 17. Jahrhunderts[10]. Gleiches gilt für die Hi-

---

4 Friedmann (wie Kap. 1, not. 19) 23-26, 42-47.

5 Die Funktion des Schmiedes im Mythos ist verschiedentlich untersucht worden. Neben den schon zitierten Arbeiten von Sas und Sokolicek (wie Kap. 1, not. 82) ist hinzuweisen auf Ruben, Walter: Eisenschmiede und Dämonen in Indien. Leiden 1939; Eliade, Mirçea: Schmiede und Alchemisten. Stuttgart [1960]; Marold, Edith: Der Schmied im germanischen Altertum. Diss. Wien 1967.

6 cf. Sokolicek (wie Kap. 1, not. 82) 431.

7 Jung, C[arl] G[ustav]: Gestalten des Unbewußten. Mit einem Beitrag von Aniela Jaffé. Zürich 1950, hier 32.

8 Böckel, Otto: Psychologie der Volksdichtung. Leipzig/Berlin ^{2}1913, 67-78; Moser, Hans Joachim: Blinde Musiker aus sieben Jahrhunderten. Für die Konzertgemeinschaft blinder Künstler e. V. anläßlich ihres zehnjährigen Bestehens März 1956. Hamburg 1956; Koenig, Otto: Urmotiv Auge. Neuentdeckte Grundzüge menschlichen Verhaltens. München/Zürich 1975, bes. 448.

9 v. Kap. 1 und not. 20.

10 Beispiele finden sich etwa in der ausführlichen Abhandlung des Augsburger Jesuiten

storienliteratur des 17. Jahrhunderts. Die besonderen Fähigkeiten Behinderter werden häufig damit erklärt, daß ihnen aufgrund ihres körperlichen Defektes bzw. des fehlenden Augenlichtes von Gott andere außergewöhnliche Qualifikationen verliehen worden seien. Ein Beispiel bietet das von Johann Georg Stempel verfaßte ***Biblische Ehren-Gedächtnüß***[11], eine Trostschrift für seinen blinden „Praeceptor", den Philosophen Huldaricus Schönberger (1601-1649). Stempel lobt darin dessen Vielsprachigkeit und ungemeine Bildung, die ihm geholfen hätten, das harte Los der durch Pocken im dritten Lebensjahr verursachten Erblindung zu ertragen. Der Wittenberger Poly- und Historiograph Martin Zeiller (1589-1661) schreibt diese Biographie in seinen *Hundert Dialogi* aus[12] und läßt den Gesprächspartner Isaac zu Abraham sagen: „Man lieset/vnd erzehlet viel fürtreffliches von vnterschiedlichen Blinden/ [es folgen Namen], vnd andern mehrern/ so sie verrichtet/ vnd also/ was ihnen am Gesicht abgangen/ Gott der HERR ihnen/ mit allerley Geschickligkeit/ reichlich erstattet hat"[13]. Zeiller berichtet noch verschiedentlich von Behindertenschicksalen, wie die *606 Episteln oder Send-schreiben* ausweisen[14]. Seine Exempel sollen aber nicht die Wahrheit des Sprichwortes bestätigen: „Blinder Mann ist ein armer Mann", die er nicht anzweifelt[15]; vielmehr will er mit seinen, selbstkritisch als „raren Exempeln" bezeichneten Geschichten dokumentieren, „daß auch blinde Leut es weit gebracht"[16]. Daß die Meinung von der Kompensation der Blindheit durch andere Gaben verbreitet war und in Verbindung mit einer positiveren Denkweise gegenüber jenen Benachteiligten gesehen wurde, geht aus dem *Mercurius Historicus* des Georg Philipp Harsdörffer hervor, der durch seine 71. Erzählung von den sinn- und kunstreichen Blinden deutlich machen will „daß vielmals die Preß-

---

Georg Stengel: De monstris et monstrosis, quam mirabilis, bonus, et iustus, in mundo administrando, sit deus, monstrantibus. Ingolstadt 1647, bes. 33, 102-106, 191, 217, 225 sq., 243-255, 267-269, 363-366, 369, 549-588; zu Stengel und seinen Monstrentheorien v. Schenda, Rudolf: Die deutschen Prodigiensammlungen des 16. und 17. Jahrhunderts. In: Archiv für Geschichte des Buchwesens 4 (1963) 637-710, hier vor allem 686-689.

11 Stempel, Johann Georg: Biblisches Ehren = Gedächtnüß Aus Den schönen und trost = reichen Worten: Ich wil dich nicht verlassen/noch verseumen/geschrieben in der Epistel an die Ebreer am 13. cap. vers. 5. Dem Ehrenbesten/Vorachtbahren/und recht = wohl/ja wunder = gelehrten Mann/Hn. Huldarico Schönbergero Philosophiæ & artium liberalium Magistro [. . .]. Nebenst außführlicher Beschreibung [. . .] Lebenslauff [. . .]. Königsberg 1649.

12 Zeiller, Martin: Ein Hundert Dialogi, oder Gespräch/von unterschiedlichen Sachen/zu erbaulicher Nachricht/auch Nutzlichem Gebrauch/und Belustigung [. . .]. Ulm 1653, Kap. 94.

13 ibid., 688.

14 Zeiller, Martin: 606 Episteln oder Send-schreiben [. . .]. Zwei Teile. Marburg 1656, Register.

15 ibid., 81. Diese sprichwörtliche Redensart ist allg. geläufig und auf Blindheit als schreckliches Gebrechen gemünzt, cf. Branky (wie Kap. 1, not. 80) 139.

16 ibid., 81 sq. — Diese Absicht verfolgt auch der lutherische Geistliche Matthäus Hammer, der in seinem bunt zusammengewürfelten „Rosetum Historiarum" (Das ist: Historischer Rosengarten/Darinen aus vielen bewehrten Historicis kurtze und denckwůrdige Historien als liebliche Rosen/abgebrochen/ [. . .]. Zwickau 1654) im 45. Kapitel einige Nachrichten über Behinderte (Ohnhänder, Blinde) und ihre vorzüglichen Fähigkeiten notiert.

hafften und Gebrechlichen das reinste Hirn haben"[17], und eine pessimistische Lebenseinstellung ablehnt, wie sie etwa dem blinden Tobit aus dem gleichnamigen apokryphen Buch zu eigen war: „Was soll der für Freude haben, welcher die Sonne nicht sehen kann" (*Tobit* 5, 12). Die Anteilnahme am Schicksal Behinderter ist Mitte des 17. Jahrhunderts nicht überall so deutlich ausgeprägt, gleichwohl geht die Erzählüberlieferung der damals gängigen Historienliteratur, wie sie durch Zeiller, Harsdörffer, Hammer u. a. repräsentiert wird[18], in diesem Punkte öfter über ein reines Unterhaltungsbedürfnis hinaus.

Eine ebensolche Haltung veranlaßt offenbar auch den Verfasser der aus dem Französischen übersetzten *Medicinischen Anecdoten*[19], ein Kapitel über Blinde aufzunehmen (Kap. 9). Wortreich schildert der in der deutschen Ausgabe nicht genannte Kompilator Pierre-Jean Du Monchaux, daß der Verlust des Gesichts zwar ein großes Unglück für den Menschen bedeute, die Blindheit aber andererseits die übrigen Sinne „zu einiger Schadloshaltung" verbessere. Die dann folgende Geschichte eines Blinden beweist die vorgetragene Kompensationsthese recht anschaulich.

> Der Blinde aus dem Pariser Armenhaus war Vater von Zwillingen, die er an ihrem Gesicht durch Betasten unterscheiden konnte. Sein Geruchssinn war dermaßen entwickelt, daß er bemerkte, „wenn die Natur bey ihnen die weibliche Reinigung wirkte". Dank dieses ausgeprägten Geruchssinnes stellt er sogar fest, daß seine Tochter Louison — er „roch ihr in das Gesicht und an die Brust" — mit einem Jüngling Unzucht getrieben hat, und gibt sich erst zufrieden, als der junge Mann bürgerlicher Ehrauffassung gemäß bei ihrem Vater um ihre Hand anhält.

Der Wahrheitsgehalt dieser Geschichte ist nicht überprüfbar, die geschilderten Umstände jedoch sind so kuriös, daß der moralische Vorspann lediglich als dürftige Rechtfertigung erscheint. Die *Medicinischen Anecdoten* bezeugen zwar auf diese Weise eine gewisse Anteilnahme am Schicksal der Blinden, doch steht ohne Zweifel das Unterhaltungsbedürfnis am Un-Natürlichen und Wunderbaren im Vordergrund, wie schon in zahlreichen früheren Berichten eines Ulisse Aldrovandi[20] etwa oder Johannes Wolf und Kaspar Schott[21], welche in ihren Tierbüchern und Na-

---

17 [Harsdörffer, Georg Philipp:] Mercurius Historicus. Der Historische Mercurius. Das ist: Hundert Neue und denckwürdige Erzehlungen/Theils trauriger/theils frölicher Geschichte: aus Parival, Sarpetro, Astolvi Balvacensi und etlich andern wenig bekanten Scribenten/gedolmetscht und Mit nützlichen Lehren und Sprüchen der H. Schrift beleuchtet; Mit Anfügung Eines umbständigen Discursus Von der Höflichkeit/Durch Octavianum Chiliadem. Hamburg 1658, 207.

18 Zur Historienliteratur cf. den Forschungsbericht von Wolfgang Brückner: Historien und Historie. Erzählliteratur des 16. und 17. Jahrhunderts als Forschungsaufgabe. In: id. (wie Kap. 2, not. 27) 13-123.

19 Medicinische Anecdoten; Oder Sammlung besonderer Fälle, welche in die Anatomie, Pharmacevtik, Naturgeschichte etc. einschlagen, nebst einigen merkwürdigen Nachrichten von den berühmtesten Aerzten. Aus dem Französischen übersetzt. 1. Teil. Frankfurt/Leipzig 1767 (Faksimile-Ausgabe Zürich/München 1977; cf. Rezension von Rudolf Schenda in Fabula 19 [1978] 181 sq.).

20 v. z. B. seine Monstrorum Historia cvm Paralipomenis Historiae omnium Animalium. Bononiae 1642 (postum erschienen).

21 Wolf, Johan[nes]: Lectionvm Memorabilivm Et Reconditarvm Centenarii XVI habet HIC Lector Doctorvm Ecclesiae [. . .] hactenus desideratorum reuelatio ob oculus perspicue ponitur. 1-2. Lauingen 1600. Dazu: Linsius, Johanne Jacobus: Index Absolv-

turgeschichten — neben anderen — menschlich Deformierte abbildeten und beschrieben und die aus Antike und Mittelalter tradierten Vorlagen unkritisch und leichtgläubig übernahmen, was zum Teil soweit ging, daß die Chronisten mit 'authentischen' Schilderungen aufwarteten, wo und wann solche 'Monstra' (cf. auch Mot. T 550 sqq.: *Monstrous births*) gesehen worden seien. Georg Stengel vermerkt in seiner praefatio, daß solche Bücher nur deshalb auf Interesse stießen, „quia enim curiosorum cibus est, nova atque mirabilia audire, quidam res prodigiosas memorant, ut earum narratione aures curiosorum pascant"[22]. Neben dem theologisch begründeten Ansatz eines Heinrich August Fricke[23], Georg Trinkhusius[24], Martin Zeiller[25] und anderer, die in den Behinderten Geschöpfe Gottes sehen, welche wegen ihrer Behinderung die Liebe und Aufmerksamkeit aller verdienten, sind es gerade jene oben genannten Vertreter der Kuriositätenliteratur, welche in Wort und Bild Monstrositäten darstellten und das menschliche Interesse an 'Mirabilia' vermarkteten[26]. Gleiches gilt aber für Deformierte selbst, für Halb- und Viertelmenschen, für Riesen und Zwerghafte, die — bis ins 20. Jahrhundert hinein — ihre Extremitäten auf Jahrmärkten herumzeigten und als Schaukrüppel ihr Leben fristeten. Daß Behinderte solchermaßen Aufsehen erregten, bezeugen die Flugblätter jener Zeiten, wie sie Eugen Holländer und Hans Würtz zusammengetragen haben[27]. Da ist z. B. die Rede von dem armlos geborenen Hans Schweicker (geb. Halle 1580), dessen Füße die Tätigkeit der Arme übernommen haben[28], oder von der Schwedin Magdalene Thuinbuj (geb. Stockholm 1592), die als Armlose vielerlei Tätigkeiten mit den Füßen ausüben konnte (eine Pistole laden [!], mit der Schere schneiden etc.), was in 21 Rahmenbildchen auf einem Augsburger fliegenden Blatt aus dem Jahre 1651 dargestellt ist[29]. Von Blinden und Armlosen berichtet auch das *Museum des Wundervollen* und preist ihre vorzüglichen Talente, ihre Geschicklichkeit, ihre musikalischen Fähigkeiten sowie die Gabe, falsches von echtem Geld zu unterschei-

---

tiss. Lauingen 1608; P. Gasparis Schotti [. . .] Physica Curiosa [. . .]. Würzburg 1662, cf. bes. Liber tertius: De Mirabilibus Hominum und Liber quintus: De Mirabilibus Monstrorum.

22 Stengel (wie not. 10).

23 Fricke (wie Kap. 1, not. 20).

24 Trinkhusius (wie Kap. 1, not. 20).

25 Zeiller (wie not. 12, 14).

26 Zu einer anderen Auffassung kommt Christoph Daxelmüller (Barockdissertationen und Polyhistorismus. Die Curiositas der Ethnica und Magica im 17. und 18. Jahrhundert. Diss. Würzburg 1979 [Teildruck]). Seiner Meinung nach hat „der Begriff 'curiosus' im Verständnis des 17. Jahrhunderts grundsätzlich nichts mit der Bezeichnung wunderbarer, makabrer oder sensationeller Inhalte gemein" (p. 155), sondern die „curiositas" erstrecke sich als Motivation des menschlichen Wissensdranges auf jeden Bereich: „Die theoretische Neugierde wies wunderbaren Ereignissen physikalische Kausalität zu und paralysierte damit das Übernatürlich[e] zur abergläubischen Vorstellungswelt bestimmter sozialer und konfessioneller Schichten" (p. 185).

27 Holländer, Eugen: Wunder, Wundergeburt und Wundergestalt in Einblattdrucken des 15. bis 18. Jahrhunderts. Stuttgart 1921, bes. 98-163; Würtz (wie Kap. 1, not. 20), bes. 37-47.

28 Holländer (wie not. 27) 116 sq. (Figur 54). Von Schweicker berichtet auch Philipp Camerarius (1537-1624) in seinen „Centurien", den Zeiller (wie not. 14) 1042 ausschreibt.

29 Holländer (wie not. 27) 119 (Figur 57).

den. Dank dieser Begabungen, ein Ausgleich der Natur für ihre Behinderung, meistern sie ihr Leben und können zu Erfolg und Ansehen gelangen, wie der einarmige William Kingston aus der Nähe von Bristol, der „durch seinen Fleiß [...] ein wohlhabender Pachter geworden"[30].

Solche Eigenschaften und Talente, wie sie jene Behinderte aus der Erbauungs- und Kuriositätenliteratur aufweisen, sind, wie schon betont, durch Volkserzählungen nicht tradiert worden. Allerdings ist in diesem Zusammenhang an eine Erzählung zu erinnern, die unter dem Titel *Schatz des Blinden* bekannt ist und die Kompensationsthese einprägsam belegt.

Ein Blinder vergräbt einen Schatz. Dabei (1) beobachtet ihn ein Mann, oder (2) der Blinde erzählt seinem Gevatter von dem Versteck. Das Geld wird gestohlen. Der Blinde überlistet den von ihm Verdächtigten, indem er vorgibt, die gleiche Summe oder noch mehr am selben Ort zu deponieren. Der Dieb bringt das Gestohlene zurück in der Hoffnung, die doppelte Summe zu erhalten, und hat am Ende gar nichts.

In dieser Form begegnet die Erzählung vom schlauen Blinden zum erstenmal bei dem katalanischen Dichter und Philosophen Ramón Llul (Raimundus Lullus) in seinem *Llibre de maravellas* (6, 34; entstanden zum 1289). Der bedeutende spanische Novellist Juan Timoneda greift, fußend auf Llul, knapp drei Jahrhunderte später das Thema auf (*El Sombremesa* 2, num. 59; gedruckt 1563, 1569, 1570, 1574 und öfter), doch sind die beiden älteren spanischen Fassungen für die weitere Tradierung ohne Bedeutung. Die Geschichte verbreitet sich vielmehr von Italien aus nach Mitteleuropa, wie Krystyna Kasprzyk nachgewiesen hat[31]. Dort wie auch im übrigen Europa war das *Llibre de maravellas* sehr populär[32], und es ist anzunehmen, daß die erste italienische Version, Franco Sacchettis breit angelegte 198. Novelle, darauf beruht.

In seinen Ende des 14. Jahrhunderts entstandenen *Trecento novelle* erzählt er von einem reichen, blinden Bettler namens Cola aus Orvieto, der in der Nähe der Kirche seinen mit den Jahren erworbenen Reichtum vergräbt. Ein Viktualienhändler beobachtet ihn und eignet sich das Vergrabene an. Der Blinde entdeckt den Diebstahl, und nun wird die Geschichte um einen Zug erweitert: Er läßt sich am Kirchenausgang nieder und beauftragt seinen Sohn, ihm jede Miene oder Gebärde der Vorbeigehenden, die sich auf ihn bezieht, sofort anzuzeigen. Der Sohn macht den Vater auf den in der Nähe des Schatzortes wohnenden Käsekrämer Juccio aufmerksam. Cola begibt sich zu ihm und erwähnt, er wolle Geld bei ihm investieren. Die Hälfte der Summe habe er an einem nur

[30] Museum des Wundervollen oder Magazin des Außerordentlichen in der Natur, der Kunst und im Menschenleben. Bearbeitet von einer Gesellschaft Gelehrter und herausgegeben von J[ohann] A[dam] Bergk und [Adam] F[riedrich] G[otthelf] Baumgärtner. Band 10, 1-6. Leipzig 1810/11, hier 10, 5 (1811) 378, num. 8; v. auch die Berichte von „geschickten" und „merkwürdigen" Blinden: 10, 2 (1810) 108 sq., num 13: Geschicklichkeit eines Blindgeborenen; 116-120, num. 18: Vorzügliche Talente zweier Blinder; 170-174, num. 44: Geschichte eines merkwürdigen Blinden; 10,3 (1810) 185 sq., num. 1: Große Geschicklichkeit der Blinden; 10, 4 (1811) 290-294, num. 13: Merkwürdige Blinde.

[31] Kasprzyk, Krystyna: Nicolas de Troyes et le genre narratif en France au XVIe siècle. Warschau/Paris 1963, 75-80.

[32] ibid., 78.

ihm bekannten Ort vergraben, die andere Hälfte erwarte er in den nächsten Tagen von seinen Verwandten. Der Käsekrämer, begierig auf den ganzen Besitz des Blinden, trägt die gestohlene Summe zum Schatzort zurück, was der Blinde vorausgeahnt hat. Am nächsten Tag, nachdem der Blinde sich seines Geldes wieder bemächtigt hat, schließt er mit dem Viktualienhändler das vereinbarte Geschäft ab und verspricht, ihm 200 Florinen zum Ankauf von Pökelfleisch und Cacio Cavallo[33] zu borgen. In der Erwartung auf das große Geld, dessen Besitz der Käsekrämer dann offensichtlich bestreiten will (Vertragsabschluß und Gewinnzusage geschehen in aller Heimlichkeit und ohne Zeugen), bestellt Juccio die Ware. Der blinde Cola beläßt es nicht bei der Wiederbeschaffung des Geldes, sondern macht jetzt „den Sehenden blind": Er gibt vor, das vergrabene Geld (= 100 Florinen) sei gestohlen worden und die anderen 100 Florinen nicht ausleihen zu können, weil er diese nur auf rechtlichem Wege — durch eine Klage — von seinen Verwandten bekomme, womit sein Reichtum allgemein offenbar werde, was sich negativ auf das Almosengeben auswirken dürfte. Der mittellose Juccio muß fürchten, von den Lieferanten in Regreß genommen zu werden.

An mehreren Stellen, in der Überschrift[34] und anderswo, weist Sacchetti auf die nur Blinden eigene Scharfsinnigkeit hin und darauf, daß übergroße Habgier zu nichts führe: „Ein Sperling in der Hand ist besser als die Taube auf dem Dach" und „Wer alles will, verliert alles". Möglicherweise kannte Sacchetti die Ende des 13., Anfang des 14. Jahrhunderts zu datierende *Mensa philosophica,* die im 4. Teil eine Schwänkesammlung mit „viel schlüpfrigem Zeug"[35] enthält. Die Erzählung vom *Schatz des Blinden* wird dort (4, Kap. 21) in einer konziseren Form berichtet, passiert „in traiecto inferiori", und Zuschauer beim Vergraben des Schatzes ist ein „quidam clericus". Die Vermutung, das Sacchetti eben diese Geschichte vor sich hatte, beruht auf der Annahme, daß nur hier und bei Sacchetti der Zug begegnet, wie der Blinde durch seinen Sohn die Reaktionen der Passanten beobachten läßt[36]. Die frühe Erwähnung der Geschichte des schlauen Blinden in der oft aufgelegten *Mensa philosophica*[37], die in vielem auf morgenländischen Quellen beruht, und die Tatsache, daß der Stoff zuerst in Italien und Spanien nachweisbar ist, lassen darauf schließen, daß das Motiv vom betrogenen Betrüger wahrscheinlich orientalischen Quellen entstammt. Ein weiteres Indiz könnte die Popularität des Komplexes vom ungetreuen Depositär (Mot. K 1667) in den orientalischen Literaturen sein[38], zu dem

---

33 Käse aus Kuh- oder Büffelfleisch.

34 Un cieco da Orvieto con gli occhi mentali, essendoli furato ciento fiorini, fa tanto col suo senno che chi gli ha tolti rimette donde gli ha levati.

35 Wesselski, Albert: Mönchslatein. Erzählungen aus geistlichen Schriften des XIII. Jahrhunderts. Leipzig 1909, XL.

36 Girolamo Morlinis Novelle num. 43 (1520) hat zwar auch diese Erweiterung (ein Diener begleitet den Blinden), doch ist Morlinis Abhängigkeit von der „Mensa philosophica"-Version unzweifelhaft, v. Die Novellen Girolamo Morlinis. Zum ersten Male übersetzt, eingeleitet und erläutert von A[lbert] Wesselski. München [1908], 149-151, 294-297, hier 294 sq.

37 cf. Dunn, Thomas F.: The Facetiae of the Mensa philosophica. St. Louis 1934, Kap. 20, num. 83 (= fol. 39 A).

38 cf. Spies, Otto: Arabisch-islamische Erzählstoffe. In: EM 1 (1977) 685-718, hier 706 sq.; v. auch id.: Arabische Stoffe in der Disciplina clericalis. In: Rheinisches Jahrbuch für Volkskunde 21 (1973) 170-199, hier 181-186.

der *Schatz des Blinden* zu rechnen ist. Auch die jüdische Literatur kennt solche Geschichten[39].

Die *Disciplina clericalis* (Kap. 15) des Petrus Alphonsi, die *Cento novelle antiche* (num. 106 [74]), die *Gesta Romanorum* (Kap. 118) und Boccaccios *Decamerone* (8, 10) sorgten für eine rasche und nachhaltige Verbreitung des Motivs vom ungetreuen Aufbewahrer in Europa. Herkunftsfrage und Datierung sind nicht mit letzter Sicherheit beantwortbar, es lassen sich aber über die weitere Verbreitung genauere Angaben machen. Bestimmend für die Tradierung wird die Version des Humanisten Antonio Beccadelli (1394-1471), der seit 1435 im Dienste des Königs Alfons V. (als König von Neapel und Sizilien Alfons I.) stand und in einer Sammlung von Aussprüchen und Anekdoten (verfaßt Neapel 1455)[40] ein schmeichelhaftes Bild des Herrschers zeichnete, den er in einer Fülle von Einzelheiten als idealen Menschen, Fürsten, Freund der Wissenschaft und überzeugten Christen hinstellt, Beccadellis Fassung (liber III, D VII^r) unterscheidet sich von den früheren in folgendem:

> Die Handlung ist lokalisiert in Agrigent (heutiges Grigenti) an der Südküste Siziliens zu Zeiten des Königs Alphonsus. Der Blinde fungiert als Jagdführer des Königs und zeigt ihm und seinen Jagdgefährten, den Sehenden also, die Schlupfwinkel der Tiere. Als Beispiel für die Klugheit des Blinden („Sed et illud de ceci huius ingenio atque industria mirum adiecisse") erzählt Alphonsus die folgende Geschichte: Der Blinde vergräbt 500 Goldgulden, dabei beobachtet ihn sein Nachbar und Gevatter. Jener bemächtigt sich des Geldes. Der Blinde verdächtigt den Paten des Diebstahls und fragt ihn listig um Rat, was er mit seinem Geld machen solle: Die Hälfte davon habe er an einem nur ihm bekannten Ort vergraben. Der Gevatter rät zur Aufbewahrung am gleichen Ort, trägt das Gestohlene zurück und hofft, sich das Ganze anzueignen. Doch der Blinde ist schlauer, nimmt das Geld an sich und ruft, den Paten in der Nähe vermutend, daß er besser als der Sehende gesehen habe („cecum oculato melius vidisse").

Aus Beccadelli schöpfte der Genueser Battista Fregoso (auch Baptista Fulgosius oder Capofulgosus genannt, 1453-1504) in seiner Valerius Maximus nachemp-

---

39 Nachweise bei Schwarzbaum, Haim: International Folklore Motifs in Petrus Alphonsi's „Disciplina clericalis". In: Sefarad 22 (1962) 17-59, hier 31 sq. und 59 sowie Gaster, Moses: The Exempla of the Rabbis 1-2. London/Leipzig 1924, hier 1, 240 sq.; cf. auch Spies (wie not. 38).

40 Beccadelli, Antonio [genannt Il Panormita]: Alfonsi regis dictorum et factorum memoratu dignorum Libri 4. Pisa 1485. Weitere Ausgaben: Basel 1538, Wittenberg 1585, Rostock 1589, Hannover 1611, Antwerpen 1646, Firenze 1737. — Bereits wenige Jahrzehnte nach Erscheinen des Erstdrucks lag eine Ausgabe in deutscher Übersetzung vor, die der nicht genannte Übersetzer dem König Christian (1426-1481) als Vorbild eines christlichen Herrschers gewidmet hatte: Der Regiments Personen/vnd sonderlich des Adels. Lustbuch. Die hohen reden und thaten Alfonsi Weyland Königs zu Aragonien/dem Durchleuchtigsten/Großmechtigsten/Fürsten vnd Herren/Herren Christian/der Reich Denemarcken/Sweden vn̄ Norweden/der Wenden vnd Gothen/allerchristlichem König verdeudscht/vnd sind in vier Bücher theylt. Frankfurt (Main) 1545. Diese Ausgabe erwähnt weder Hermann Hefele in der Einleitung zu seiner deutschen Teilübersetzung (Alfonso I., Ferrante I. von Neapel. Schriften von Antonio Beccadelli, Tristano Caracciolo, Camillo Prozio. Übersetzt und eingeleitet von Hermann Hefele. Jena 1912), noch scheint sie der Verfasser (G[erbert] Hü[bner]) des Artikels „De Dictis et Factis Alphonsi Regis Aragonum" in Kindlers Literatur Lexikon (wie Kap. 2, not. 109, 2405) gekannt zu haben.

fundenen Sammlung von Denkwürdigkeiten *De dictis factisque memorabilibus*, die in Westeuropa häufiger aufgelegt wurde[41]. Den Eingang mit dem Hinweis auf den Jagdführer hat Fregoso nicht übernommen, nur Ort (Agrigent) und Zeit (zu Zeiten des Alphonsus) sind beibehalten worden. Der Schluß ist unwesentlich geändert. Der Blinde ruft hörbar: „Hac in re amice oculatior vidente caecus fuit"[42]. Beccadellis Fassung und auch die davon abhängige des Fregoso geben fast unverändert, nur mit geringen Abweichungen, die Vorbilder ab für die späteren italienischen, insbesondere aber deutschen und französischen Fassungen des 16. bis 19. Jahrhunderts[43]. In der mündlichen Tradition ist die Erzählung nur spärlich bezeugt[44].

Die nahezu ausschließlich literarische Überlieferung ist auch charakteristisch für eine andere Version der Erzählung, die ohne den blinden Handlungsträger auskommt[45] und eine ebensolche Verbreitung wie die von Fregoso abhängigen Texte erlangt. Beide Fassungen nehmen ihren Weg von Italien gegen Ende des 14. Jahr-

---

[41] Druckorte Mediolani 1508, 1509; Basel 1541; Antwerpen 1565; Basel 1567; Paris 1578, 158[0], 1585, 158[7]; Köln 1604. Der Titel ist uneinheitlich. Hier ist zitiert nach der Kölner Ausgabe: Baptistae FVlgosii Genvensis Factorum et Dictorvm memorabilivm Lib. IX. A.P. Iusto Gaillardo Campano, in Parisiensi Senatu Aduocato, locupletat: Praefixa Eivsdem De Vtilitate & ordine historiarum præfatione. Adiecto Dvplici Indice: Capitum & Nominum, de quibus agitur. Coloniae Agrippinae 1604, lib. 7, p. 256. — Die denkwürdigen Taten und Aussprüche des Valerius Maximus waren in der Renaissance eine häufig benutzte Quelle für die neu belebte Kompilationsliteratur, unterstützten doch solche Beispielerzählungen „das im Mittelalter stark ausgeprägte Bedürfnis nach Exempla menschlicher Verhaltensweisen im Positiven und im Negativen, sowie nach erbaulichen Sentenzen" und boten „die Möglichkeit der moralisierenden Auslegung" (Buck, August: Studien zu den „Volgarizzamenti" römischer Autoren in der italienischen Literatur des 13. und 14. Jahrhunderts. In: Abhandlungen der Marburger gelehrten Gesellschaft 1977, 1 [1978] 7-43, hier p. 32; cf. auch Buck, August: Die Rezeption der Antike in den romanischen Literaturen. Berlin 1976).

[42] ibid., 296.

[43] Ergänzend zu den in der Variantenliste bei Kasprzyk (wie not. 31) 75 sq. angeführten Nachweisen sind vor allem die überwiegend deutschsprachigen Belege zu berücksichtigen: EM-Archiv: Ketzel 1607 (17.102); (Lehmann) Exilium melancholiae 1643 (104); Scheer-Geiger 1673 (8892); Schau-Platz der Betrieger 1687 (15.085); (Plener) Acerra philologica 1687 (4373); Arlequin 1691 (13.348); Helmhack, Fabel-Hannß 1729 (10.721).

[44] Kasprzyk (wie not. 31) 76 verzeichnet eine spanische und eine italienische Fassung mündlicher Provenienz. Die italienische Fassung geht möglicherweise auf Franco Sacchetti zurück, cf. Pitrè, Giuseppe: Novelle popolari toscane 1. Roma 1941, num. 70: Il Ceco. — Ottokar Wanecek (wie Kap. 1, not. 83) 619 sq. macht auf ein österreichisches Volksschullesebuch (Anfang 20. Jh.) aufmerksam, das die Erzählung in Schönlinder Mundart enthält. Auch hier dürfte es sich eher um eine Umsetzung in Dialekt handeln. Dem Inhalt nach liegt Fregosos Text zugrunde. — In die „Praktische Französische Grammatik" des Johann Valentin Meidinger — zwischen 1783 und 1857 erschienen 37 Auflagen! — ist die Geschichte des listigen Blinden als 14. der 140 „Auserlesenen Histörchen" (in französischer Sprache, mit Wörterverzeichnis zu den einzelnen Geschichten) aufgenommen, cf. Ranke, Kurt: Via grammatica. In: Fabula 20 (1979) 160-169, hier 163.

[45] Ergänzend zu Kasprzyk (wie not. 31) 75 sq. sind zu nennen: EM-Archiv: Joco-Seria 1631 (8012); Samuel Gerlach, Eutrapeliae I 1647 (2247); Johann Peter de Memel 1656 (5946); Wohlgemuth, Haupt-Pillen 1669 (14.096); Casalicchio 1702 (3090); Abraham a Sancta Clara, Karn voller Narren 1704 (9817); Conlin I 1706 (9978); Hanß-Wurst 1712 (7528); Hilarius Salustius 1717 (17.501; [Abraham a Sancta Clara:] Centi-Folium Stultorum In Quarto. Oder Hundert Ausbündige Narren [...]. Wien/Nürnberg 1709 (Reprint Dortmund 1978) [167]; Boggs*1617.

hunderts. In diesem Fall wird die Version des Humanisten Laurentius Abstemius (ca 1435/40-1505/08) in seiner oft aufgelegten Fabel- und Schwänkesammlung *Hecatomythium* (2, num. 169) für die Tradition bestimmend[46]. Die europäischen Schwanksammlungen mit dieser Erzählung lassen mittelbar oder unmittelbar eine Abhängigkeit von Abstemius erkennen. Das gilt überdies für die etwas veränderte Version des ältesten französischen Textes, die 19. Novelle in Nicolas de Troyes *Grand Parangon* (1536), wie für La Fontaines *Fables* (10,5) oder die *Serées* (num. 15) des Guillaume Bouchet. Eine von Charles Thibault veröffentlichte Fassung aus oraler Tradition (Aufzeichnung 1917) läßt sich auf Nicolas de Troyes zurückführen[47].

Im Grunde ist für die Erzählung vom betrogenen Betrüger[48] die Figur des Blinden nicht unbedingt notwendig, doch demonstriert sie eindringlich die Schläue des zuerst Betrogenen, dessen außerordentlicher Scharfsinn zudem andeuten soll, daß „in der intellektuellen und moralischen Ordnung sich das Gleichgewicht der Kräfte vollkommen bewahrheitet"[49]. Die Version mit dem Blinden ist eindeutig die ursprünglichere, weil nicht nur — allgemein — die Habgier verurteilt (die am Schluß gegebene moralische Sentenz: „Wer alles will, verliert alles" ist international geläufig[50]), sondern auch ausdrücklich die Kompensationsthese („Ein Blinder sieht weiter als der Sehende mit zwei Augen") vertreten wird[51]. Und hier zeigt sich bei aller Ähnlichkeit in der Bauweise beider Überlieferungsstränge auch die Variabilität. Während die insbesondere an Fregosos Version orientierten bzw. direkt abhängigen Varianten durchweg die Habgier in der Sentenz verurteilen, tritt dieses Motiv in späteren Fassungen zugunsten anderer zurück: So heißt es in den *Joco-Seria* (1631), daß „der geitz einen Menschen blendet"[52], oder „Avaritia spebus dicipitur"[53]. Bei Johann Peter de Memel (1656) wird die Freundestreue beklagt: „Gevatter hin, Gevatter her, ich trawe keinem mehr"[54], ebenso in den Abraham a Sancta Clara zugeschriebenen *Hundert Ausbündigen Narren* (1709): „Das war ein falscher Freund"[55].

---

46 Zu Laurentius Abstemius und seiner Bedeutung für die europäische Erzähltradition (Ausgaben in Italien, Frankreich, Deutschland) cf. Rehermann, Ernst Heinrich: Abstemius, Laurentius. In: EM 1 (1977) 30-34.

47 Thibault, Charles: Contes de Champagne. Paris 1960, 151-156.

48 Der Komplex umfaßt bei Stith Thompson Mot. K 1600-1696: Deceiver falls into own trap.

49 Prato, Stanislao: Zwei Episoden aus zwei tibetanischen Novellen in der orientalischen und occidentalen Überlieferung. In: ZfVk. 4 (1894) 347-373, hier 371.

50 So heißt es: Qui totum vult, totum perdit (lat.); Chi troppo vuole, niente ha oder Chi tutto vuole, tutto perde (ital.); Qui veut tout,n'a rien (frz.); Den sem gapar efter mycket, mister ofta hela stycket (schwed.); All covet, all lose (engl.) etc. Auch gibt es eine Reihe anderer Sprichwörter mit ähnlicher Tendenz, die schon bei Johannes Pauli (Wer zu viel faßt, zu wenig faßt) oder Sebastian Franck (Der vil begert, dem geht vil ab) belegt sind, cf. Walther, Hans (ed.): Carmina medii aevi posterioris latina. t. 2, 4: Proverbia sententiaeque latinitatis medii aevi. Lateinische Sprichwörter und Sentenzen des Mittelalters in alphabetischer Anordnung. Göttingen 1966, s.v. Qui totum vult, totum perdit und Wander, Karl Friedrich Wilhelm (ed.): Deutsches Sprichwörter-Lexikon. Ein Hausschatz für das deutsche Volk. Leipzig 1876, s.v. Viel.

51 cf. die Versionen der von Fregoso beeinflußten Erzählungen (wie not. 43).

52 Joco-Seria (wie not. 45).

53 Wohlgemuth (wie not. 45)

54 Johann Peter de Memel (wie not. 45).

55 Abraham a Sancta Clara (wie not. 45).

3.1.2. Listigkeit und Schlagfertigkeit

Auch ohne die Verbindung zum Kompensationsgedanken zu suchen, begegnen mit List begabte Behinderte, die sich entweder aus einer fast ausweglosen Situation befreien oder für erlittene Unbill rächen. Zur ersten Gruppe rechnet eine Erzählung, in der sich die Deformität als Vorteil erweist.

In seiner Novellensammlung *Le Porrettane* (Bologna 1483) erzählt Sabadino degli Arienti die Geschichte eines engen Vertrauten des sizilianischen Königs, der im Dienst seines Herrschers arge Blessuren davonträgt (num. 59 = Mot. N 178)[56]. Sein eines Auge erblindet durch einen Baumzweig, ein tiefer Sturz führt zu fortwährender Lähmung. Von einem weiteren Unfall trägt er einen Buckel davon. Auf einer Schiffsreise kapern Piraten das Schiff und verkaufen den Edlen an einen nordafrikanischen König. An seinem neuen Aufenthaltsort kann er das Vertrauen des Königs gewinnen und wird dessen Wesir und Günstling. Als er nach dem Tode des Königs, der Landessitte gemäß, mit anderen hohen Würdenträgern getötet und mit dem König begraben werden soll, gelingt es ihm, seinen Kopf zu retten (er wird sogar zum Nachfolger des Königs bestimmt), indem er ausführt, daß er mit seinen körperlichen Behinderungen dem König weniger als andere in der anderen Welt dienen könne.

Der älteste Beleg für diese Novelle findet sich in der in zahlreichen Drucken des 15.-17. Jahrhunderts verbreiteten *Summa predicantium* des John Bromyard (P[= Patientia] 1, 11), die offenkundig auch für Degli Arienti die Vorlage bildete. Jener erweiterte besonders den ersten Teil der Geschichte, erfand neue Behinderungen und stellte die Listigkeit des Einäugigen in den Vordergrund. Bromyard hingegen wollte zeigen, daß der Mensch erlittene Unbill geduldig ertragen soll. Sein Exemplum übernimmt mit geringfügigen Änderungen der Franziskaner Johannes Pauli im *Schimpff und Ernst:* Ein Baumreis schlägt dem Mann das Auge aus (die andere Behinderung bleibt unerwähnt), und seine Frau tröstet ihn damit, alles was geschehe: „Got hat es im Besten gethon"[57]. Erst danach, in der „Tartary", steigt er zum Vertrauten des Königs auf, und die Geschichte verläuft wie bei Degli Arienti. Die Worte der Frau erweisen sich als wahr, der körperliche Defekt rettet ihm das Leben. In der Nachfolge Paulis ist die wundersame Geschichte des Einäugigen dann in die Schwank- und Anekdotenliteratur des 17./18. Jahrhunderts gelangt.

Sie ist jedoch erheblich gekürzt — wie so viele der älteren Vorlagen —, und es interessiert nur der letzte Teil der Handlung, wie der Einäugige seinen Kopf rettet. Der exotische Schauplatz ist beibehalten (diesmal Peru)[58]. So wird z. B. im *Fabel-Hannß* (1729)[59] eingangs die Allwissenheit Gottes betont und dessen gütige Vorsehung gepriesen, was die anschließende Geschichte exemplifiziert: Ein Indianer

---

[56] Arx, Siegfried von: Giovanni Sabadino degli Arienti und seine Porretane. (Diss. Freiburg/Schweiz) Erlangen 1909, 97 sq.

[57] Pauli/Bolte, 279, num. 480

[58] Nach der Sammlung des Jesuiten Giovanni Botero: Detti memorabili di personaggi illustri (Vicenza 1610, 87 b), zitiert nach Wesselski (wie Kap. 2, not. 80) 231. Texte im EM-Archiv: Gerlach, Eutrapeliarum 1656 (3421), Scheer-Geiger 1673 (8865), Sinnersberg, Belustigung 1747 (11.103).

[59] EM-Archiv: Helmhack, Fabel-Hannß 1729 (10.687).

hat eine Christin geheiratet, welche ihm stets erzählt, daß Gott im Himmel alles wisse und den Menschen nur Gutes widerfahren lasse. Im Dienst des Königs verliert der Indianer ein Auge (weitere Angaben fehlen), und es traf ihn das Los, neben seinem toten Herrn „nach der Indianer Gewonheit" verbrannt zu werden. Aber auch hier bewahrt der Einäugige unter Hinweis auf seinen Defekt sein Leben. Die Geschichte macht zugleich die dahinter stehende Vorstellung deutlich, daß Menschen mit körperlichen Blessuren nicht als vollgültig anzusehen sind, denn man beschimpfe den König „mit einer so verächtlichen einäugigen Gesellschafft" und solle ihm lieber „Glidganze"[60] in die andere Welt mitgeben.

An die Abenteuer des Lügenbarons Münchhausen erinnert die Erzählung vom *Feldwebel Scheiterhaufen,* die Alfons Hayduk über einen verkrüppelten deutschen Soldaten (Holzbein und -arm) wiedergibt[61].

Dieser kämpft — nach dem Ersten Weltkrieg — auf deutscher Seite bei den oberschlesischen Aufständen in der Abstimmungszeit gegen die polnischen Insurgenten, die ihn bei Gefangennahme erschießen wollen. Doch sein Einfallsreichtum rettet ihm das Leben. Er sagt, er wolle lieber verbrannt werden, da er seinen Scheiterhaufen mit sich trage, verlangt eine Axt und zerhackt sein Holzbein — von dem die Polen nichts wissen — vor deren Augen in tausend Stücke. Als er ansetzt, auch seinen linken (Holz-)Arm zu zerhacken, stürzen die „Kerle" hinaus, dem Feldwebel gelingt die Flucht[62].

Der zweiten Gruppe ist eine österreichische Variante aus dem *Unibos*-Zyklus (AaTh 1535-1539)[63] zuzuordnen, in der ein Blinder durch seine Aktivität die Gegner überlistet.

Als Metzger dem blinden Kollegen für viel Geld statt einer Kuh einen Bock verkaufen, rächt der Blinde den Betrug. Er überläßt den Betrügern nach Aufdeckung des Betrugs gegen Entgelt einen vermeintlichen Zauberhut, der Wirtshausrechnungen begleicht, sowie einen Zauberstab, der angeblich Tote zum Leben erweckt. Als die Metzger den Blinden aus Vergeltung überfallen, in einen Sack stecken und ertränken wollen, kann jener vorher einen Schweinehirten überreden, statt seiner in den Sack zu steigen, und erhält obendrein sogar dessen Schweineherde als Geschenk. Der Schwank endet, wie so häufig, damit, daß sich die Metzger in den Fluß stürzen und ertrinken: Sie hatten der Erzählung ihres blinden Kollegen Glauben geschenkt, mit dem Wasser an einen Ort fortgetragen zu werden, wo viele Schweine weideten.

---

[60] Über den Brauch, Frauen, Freunde und/oder Diener des Verstorbenen mit diesem zu bestatten, sowie über die Sitte, die die Opferung Deformierter ausschließt, cf. im Zusammenhang: Tylor, Edward B[urnett]: Primitive Culture 1-2. London 1871, 413-422 (deutsch: Leipzig 1873) und Schwenn, [Friedrich]: Menschenopfer. In: Pauly/Wissowa 15, 1 (1931) 948-956.

[61] Hayduk, Alfons (ed.): Das Hausbuch des schlesischen Humors (rororo 4130). Reinbek bei Hamburg 1977, 232.

[62] Es ist im Rahmen dieser Arbeit nicht möglich, näher auf die heroisierende Diktion der Erzählung und ihre chauvinistischen Züge einzugehen, die in vielem an die „heldenhaften Abenteuergeschichten" in Kriegsromanheften erinnert, v. Geiger, Klaus F.: Kriegsromanhefte in der BRD. Inhalte und Funktionen. Tübingen 1974, bes. 96-116.

[63] Haiding (wie Kap. 2, not. 62) num. 269 = Zingerle, Ignaz und Joseph (edd.): Kinder- und Hausmärchen aus Süddeutschland. Regensburg 1854, 414-421.

Eine in Zentralafrika aufgezeichnete Variante (1959) des Erzähltyps AaTh 1537: *Die mehrmals getötete Leiche*[64] endet tödlich für den Liebhaber der Frau eines Blinden. Der blinde Ehemann tötet ihn aus Vergeltung durch mehrfach geübten, gezielten Steinwurf. Überdies verspottet er seine Frau, die die Ahnungslose spielt, und bringt es sogar fertig, daß sie am Begräbnis ihres Liebhabers nicht teilnehmen kann, weil ihre Kinder sie mit Fragen nach dem Toten dauernd behelligen. Hier wie in der *Unibos*-Variante hat ein Blinder den sonst ohne Gebrechen geschilderten Handlungsträger ersetzt. Dies trifft auch für bestimmte Varianten von AaTh 675: *Der faule Junge* zu. Das aus dem mediterranen Raum stammende Märchen[65] handelt von einem faulen, allgemein mißachteten Jüngling, der gegen die Absicht des Königs dessen Tochter heiratet, mit ihr zur Strafe ausgesetzt wird und dank verschiedener Zaubergaben alle Fährnisse überwindet. Vom König unerkannt, treffen sie nach Jahren zusammen und können ihn überzeugen, daß sein ablehnendes Urteil über den 'Faulen' zu vorschnell gefällt war. In manchen Fassungen tritt zur Faulheit als Charaktereigenschaft noch ein körperlicher Defekt: In griechischen Varianten sind es Halbmenschen oder Kahlköpfige[66], die Grimmsche Bearbeitung spricht von einem „kleinen, schiefen und buckligen Burschen" (KHM 54 a), der wegen seiner Inferiorität Hans Dumm heißt. Wie vordem sind alle diese Geschichten, soweit ermittelbar, nur vereinzelt nachweisbar, so daß Herkunftsfragen und Abhängigkeiten nicht weiter verfolgt werden können und sich Rückschlüsse auf eine konstant zu beobachtende Idealisierung behinderter Handlungsträger von selbst verbieten.

Anders verhält es sich mit den sogenannten Scherzreden (z. B. Anekdoten, Apophthegmata, Ana-Literatur, Fazetien), die — seit alters beliebt und bis heute verbreitet[67] — insbesondere in den Schwank —, Witz- und Anekdotenbüchlein des 17./18. Jahrhunderts zu Hunderten vorkommen, sich durch Kürze, Dialogform und dichotomische Struktur auszeichnen und eine witzig gemeinte Rede mit einer schlagfertigen Gegenrede parieren. Das geschieht z. B. derb und zotig bei Giovanni Francesco Poggio Bracciolini (1380-1459), dessen *Facetiae* (entstanden 1438-50) eine reiche Fundgrube für viele westeuropäische Schwank-, Witz- und Novellensammlungen wurden (Sebastian Brant, Heinrich Bebel, Johannes Pauli, Jakob Frey, *Cent nouvelles nouvelles,* Noël du Fail u. a.)[68].

---

64 Fuchs, Peter: Afrikanisches Dekamerone. Erzählungen aus Zentralafrika. Stuttgart [1961], 98-103.

65 cf. BP 1, 485-489.

66 z. B. Loukatos, Demetrios S.: Neoellēnika laographika keimena. Athen 1957, 125-127; Dawkins, Richard M.: Modern Greek Folktales. Oxford 1953, num. 4.

67 cf. allein die Stichwort-Nachweise in den Katalogen der British Library, der Library of Congress (Washington D.C.) und der Bibliothèque Nationale. Außerdem werden immer wieder neuere Universalsammlungen aufgelegt, etwa [Radecki, Sigismund von:] Humor seit Homer (rororo 625). Reinbek bei Hamburg 1964 (109.-113. Tausend 1976); Palazzi, Fernando: Enciclopedia degli anecdoti 1-3. Milano ^{4}1946-1950; Fuller, Edmund (ed.): Thesaurus of Anecdotes. New York 1942 (1948).

68 Vor 1500 sind allein 26 Drucke nachweisbar. Die „Facetiae" wurden auch schon früh ins Italienische, Französische, Englische und Deutsche übersetzt, cf. Vollert, Konrad: Zur Geschichte der lateinischen Facetiensammlungen des XV. und XVI. Jahrhunderts. Berlin 1912; Wilson, Frank Percy: The English Jestbooks of the Sixteenth and Early Seventeenth Centuries. In: Huntington Library Quarterly 2 (1938/39) 121-158,

Poggio etwa läßt einen kahlköpfigen Gärtner zwei jungen Mädchen, die ihm empfehlen, als Haarwuchsmittel den Urin seiner Frau zu verwenden, antworten: „Euer Rezept taugt nichts", meinte er und blickt zu ihnen auf, „seit dreißig Jahren hat mein Weib meinen guten Kameraden", und damit zeigte er auf seinen Tröster, „so gewaschen, und trotzdem hat sich kein Härchen auf ihm gezeigt".

Aber nicht nur Kahlköpfige, auch Bartlose, Häßliche, Kleine, Dicke, Alte Jungfern oder Rotbärtige (Mot. J 1250-1499: *Clever verbal retorts*) wissen sich ihrer Haut zu erwehren: So antwortet in einer oft zu lesenden Witzelei ein Rotbärtiger schlagfertig einem Schwarzbärtigen auf die Frage, welchen Bart Judas getragen habe:

Do Judas deß Herrn Christi Junger war/ hette er einen rothen Barth wie ich/ do er aber zum Schelm wurde/ vnd den Herrn verrieth/ bekam er einen schwartzen Bart/ wie der Herr hat[69].

Eine im weitesten Sinn zu verstehende ‚Andersartigkeit' bildet das Grundmuster dieser und ähnlicher Scherzreden und ist somit der Ausgangspunkt der Spöttelei, die dann aber zurückgewiesen bzw. mit Gegenspott beantwortet wird. Innerhalb des Genres gibt es auch einige Witzeleien mit behinderten Handlungsträgern. Eine besonders verbreitete Scherzrede liegt in dem Dialog zweier Deformierter vor, wie er im zweiten Teil des *Scheer-Geiger* in den *Hundert Annemlichen Schertz=Reden/ Die Zwerge/ Bucklichten/ Groß=naßsichten etc.* begegnet[70], ohne daß der anonyme Kompilator die Originalität der von ihm zusammengestellten Scherzreden für sich beanspruchen wollte. Es sind noch andere Versionen abgedruckt, die er offenbar verschiedenen Quellen entnommen hat. Außerdem können die handelnden Personen des Zwiegesprächs auch Behinderter und Nichtbehinderter sein. Unter num. 29 ist der Dialog zwischen einem Einäugigen und einem Buckligen aufgeführt[71]:

Ein einåugiger sagte zu einem Bůcklichten dem er begegnet: Gesell du hast frůh auffgeladen [gemeint sind Ranzen oder Kiepe]. Nein/ sagte der ander/ es ist so frůhe nicht/ sondern es bedůncket dich so/ weil du nn[!]r ein Fenster offen hast.

Die derzeiten übliche Aus- und Abschreiberei, oft genug ohne Quellenangabe, trug gleichzeitig zur Stabilisierung des Erzählkerns bei[72]. Es erstaunt daher

---

hier 124; Koj, Peter: Die frühe Rezeption der Fazetien Poggios in Frankreich. Diss. Hamburg 1969. — Der Inhalt der folgenden Zote ist wiedergegeben nach der Übersetzung von Alfred Semerau: Die Schwänke und Schnurren des Florentiners Gian-Francesco Poggio Bracciolini. Übersetzung, Einleitung und Anmerkungen von —. Leipzig 1905, num. 257. — Andere „Rude retorts" führt Stith Thompson unter Mot. J 1350 sqq. auf.

69 EM-Archiv (sub. AaTh 1620*): Johann Peter de Memel 1656 (6127) und weitere 10 Texte des 17./18. Jahrhunderts, die sich auf de Memel zurückführen lassen.

70 EM-Archiv: Scheer-Geiger 1673 (8856 sqq.).

71 ibid. (8883).

72 Einzig Abraham a Sancta Clara schließt noch eine längere Betrachtung an, daß man einen Menschen nicht nach seinem Äußeren beurteilen solle (non spernas hominem in visu suo), was er durch zahlreiche Beispiele zu erhärten sucht. Text im EM-Archiv: Abraham a Sancta Clara, Huy und Pfuy 1707 (4432).

nicht, daß gerade die obige Version (der Vergleich Ranzen/Fensterladen wurde beibehalten) bis ins 20. Jahrhundert lebendig geblieben ist und auch mündliche Varianten bekannt sind. Stith Thompson behandelt diese und vergleichbare Scherzreden unter AaTh 1620*: The *Conversation of the One-eyed Man and the Hunchback*, verzeichnet aber nur zwei finnische, eine estnische, eine flämische und eine deutsche Variante[73]. Dazu rechnen ebenfalls der Dialog zwischen einem Kleinwüchsigen, der einem Einäugigen vorhält, er benötige noch ein Auge, worauf dieser entgegnet: ,,Ich hätte wol noch zwey von nöthen, wann ich einen solchen Riesen, wie du bist, recht sehen wollte''[74], und die Unterhaltung zwischen einer Jungfrau und einem Buckligen[75]:

> Eine Dirne schertzte einen Bucklichten/ er habe zu viel Růckens/ er sagte: hůtet euch/ daß ihr nicht zu viel Bauches bekommet.

Der Gegenspott zielt auf die potentielle 'Verfehlung' des Dialogpartners (z. B. die unerwünschte Schwangerschaft), auf den körperlichen Defekt des anderen (der Bucklige macht sich über den Einäugigen lustig) oder den vermuteten Minderwertigkeitskomplex des Kleinen (Einäugiger: Ich brauchte noch zwei Augen, um dich zu sehen). Wie oben schon betont, reagiert der Behinderte in den meisten Fällen schlagfertig. Nur einmal ist er in der Position des Unterlegenen. Als ein Einäugiger einer ,,schwartzen'' (= häßlichen) Jungfer vorwirft, sie gleiche den Raben, die den Leuten die Augen aushacken, entgegnet sie: ,,so můste der Herr ein Dieb seyn/ das wollen wir nicht hoffen''[76]. Die Scherzrede setzt voraus, daß dem Leser oder Zuhörer die Vorstellung vom Raben als Galgenvogel, der gehenkten Dieben die Augen aushackt, vertraut ist.

Schlagfertigkeit charakterisiert auch das Frage- und Antwortspiel zwischen einem Blinden und einem Lahmen, das als Aphorismus im *Sudelbuch E* von Georg Christoph Lichtenberg festgehalten ist: 'Wie gehts', sagte ein blinder zu einem lah-

---

73 Ergänzend: Arājs/Medne (4 Varianten); Rausmaa (18 Varianten); de Meyere, Conte (2 Varianten) und Dulac, Édouard: Histoires gasconnes. Gasconnades, contes, légendes et proverbes de Gascogne. Paris 1925, 180. — Außerdem sind im EM-Archiv (sub AaTh 1620*) 11 weitere deutschsprachige Varianten vorhanden, die alle auf Scheer-Geiger (wie not. 70) zurückgehen. Das trifft auch zu für den bei Alfred Tobler (Der Appenzeller Witz. Eine Studie aus dem Volksleben. Heiden [3]1925, 99) abgedruckten Dialog zwischen Einäugigem und Buckligem (1829); Tobler verzeichnet noch eine amüsante Variante, in der der Bucklige auf die Frage nach Neuigkeiten einem Hinkenden antwortet, er müsse das besser wissen, denn: ,,Du [. . .] plaampischt jo allpott vo änner Syte = n = off die ander'' (ibid., p. 100).

74 EM-Archiv: Lehmann, Exilium melancholiae 1643 (755). Davon abhängig: Gerlach, Eutrapeliae I 1647 (2307); Zinkgref/Weidner V 1655 (2016); Scheer-Geiger 1673 (8868); Hanß-Wurst 1712 (7851); Harpagiander, Lexicon 1718 (3993).

75 EM-Archiv: Scheer-Geiger 1673 (8856). Davon abhängig: Kurtzweiliger Zeitvertreiber 1685 (7080); Hanß-Wurst 1712 (7637); Helmhack, Fabel-Hannß 1729 (10.679); Bienenkorb I 1768 (11.371); cf. auch den auf Wortwitz basierenden Dialog zweier Eheleute über ihre Defekte (Kap. 4.2.; Rotunda J 1545.10).

76 Lieblicher Sommer = Klee und Anmuthiges Winter = Grůn. das ist: Allerhand låcherliche/iedoch hőfliche Schwånk/ ūd kurz = weilige Schnacken [. . .]. Also zusammen gelesen und gebunden durch Ernst Immerlustig. s.l. 1670, 211. Fast wörtlich (Texte im EM-Archiv): Kurtzweiliger Zeitvertreiber 1685 (7079); Hanß-Wurst 1712 (7462); Freudenberg, Etwas für Alle 1731 (17.641); Vademecum 1786 (5195).

men. 'Wie Sie sehen', antwortet der lahme[77]. Die treffende Antwort des Lahmen resultiert aus dem Gebrauch von Wörtern, die in der Redewendung ihre ursprünglichere volle Bedeutung eingebüßt haben und nun, gleichsam doppelsinnig, ihre volle Bedeutung wiedererlangen (der Blinde zum Lahmen: Wie geht's, der Lahme zum Blinden: Wie Sie sehen), was Sigmund Freud in seinen Witztechniken unter Verwendung dieses Beispiels als „Verdichtung mit Modifikation" (II f: „dieselben Worte voll und leer") bezeichnet hat[78].

3.2. Behinderte mit symbolischer Funktion

Behinderte und Behinderung mit symbolischer Funktion kommen in einigen Erzählungen vor, die überwiegend vom 13.-16. Jahrhundert belegt sind und zum Teil antike Traditionen aufgreifen. Es handelt sich dabei im weitesten Sinn um didaktisches Erzählgut, womit zum einen Charakterzüge (Gerechtigkeit), zum andern Worte der *Bibel* popularisiert werden sollen.

So erzählt z. B. Valerius Maximus (6, 5, 3,) die Geschichte des Gesetzgebers Zaleucus — der ein Gesetz erlassen hat, wonach Ehebrechern der Verlust beider Augen droht (cf. Mot. Q 241, Mot. Q 451.7) — und seines Sohnes, der als erster die unnachgiebige Strenge des Gesetzes spüren sollte. Auf Bitten der Locrenser lenkt Zaleucus jedoch ein, nicht aber, um, wie gefordert, die Bestrafung ganz auszusetzen, sondern er beschließt, daß ihm selbst das rechte, seinem Sohn das linke Auge entfernt werde: „Ita delitum supplicii modum legi reddidit, aequitatis admirabili temperamento, se inter misericordem patrem et justum legislatorem partitus".

Diese beispielhafte Erzählung (Mot. M 13)[79] ist nicht nur in die *Gesta Romanorum* (Kap. 50)[80] aufgenommen worden, sondern begegnet auch in den meisten Kompilationen des 14.-16. Jahrhunderts, z. B. bei John Bromyard, Vincent de Beauvais, im *Dialogus creaturarum*, bei Johannes Herolt, Gottschalk Hollen, Johannes

[77] Georg Christoph Lichtenbergs Aphorismen. Nach den Handschriften herausgegeben von Albert Leitzmann. 3. Heft: 1775-1779, 382 (das sog. Sudelbuch E ist datiert nach Dez. 1775 und vor April 1776). Statt des Blinden stellt ein Einäugiger die Frage; [Keyser, Georg Adam:] Antihypochondriakus oder etwas zur Erschütterung des Zwergfells und zur Beförderung der Verdauung. Erfurt 1782, num. 37. Verkürzt, ohne Gegenrede, findet sich der Wortwitz bei Scheer-Geiger 1673 (8883): „Ein Blinder sagte zu dem andern: 'Glück zu, biß wir einander wieder sehen'" (Text im EM-Archiv).

[78] Freud (wie Kap. 2, not. 147) t. 6: Der Witz und seine Beziehung zum Unbewußten. (London 1940) Frankfurt (Main) ³1961 [erstmals Wien 1905], hier 42 (der Aphorismus Lichtenbergs steht auf p. 34, allerdings ohne genaue Zitatstelle). Als „Witz der Woche" (sinnentleert und mit abwertender Tendenz) bringt der „Stern" (16[1978] 264) den „Riesenkrach" zwischen einem Blinden und einem Einbeinigen. Der Einbeinige wutbebend: „Ich trete dich gleich in den Hintern!" Darauf der Blinde höhnisch: „Das möcht' ich wirklich sehn!"

[79] Sie gehört zu dem großen Bereich der Rechtserzählungen, cf. Mot. M 0-99: Judgments and decrees. — Zur Selbstschädigung aus religiösen Gründen siehe Kap. 2.4.

[80] In der folgenden Ausdeutung erscheint der König als Christus, die Augen stehen für göttliche Gnade und Glückseligkeit, welche der Sünder beide verloren hätte, wenn nicht Christus durch sein Opfer die milde Bestrafung herbeigeführt hätte (zahlreiche Parallelen verzeichnet Oesterley ibid., p. 720 sq.; cf. auch Tubach, num. 1944 und Dvořák, num. 1944.

Pauli[81], und charakterisiert den gerechten und barmherzigen Gesetzgeber bzw. König. Insofern ist auch nicht verwunderlich, daß die Erzählung ebenso in der Anekdotenliteratur des 17. Jahrhunderts[82] erscheint wie auch in Fürstenspiegeln, etwa in *L'Histoire de Chelidonius* [. . .] (Paris 1556 und öfter), die von Pierre Boaistuau (1517-1566)[83] aus dem Lateinischen ins Französische übersetzt worden war.

Ein anderes Exempel soll Gottes Allgegenwart versinnbildlichen und handelt von einem einäugigen Jäger und dem aus der griechischen Mythologie bekannten Argos (genannt Panoptēs: der Allsehende).

Beide jagen einen Hirsch, der in seiner Not bei einem Bauern Zuflucht sucht und von diesem verborgen wird. Der Einäugige kann den Hirsch nicht aufspüren, aber Argos entgeht nichts. Er entdeckt das Tier und sticht es nieder.

In der folgenden Auslegung spricht Johannes Pauli[84], der die Geschichte wie so manche andere auch von John Bromyard übernommen hat[85], davon, daß Gott (= Argos) alles sehe, der Mensch hingegen nur über das linke Auge verfüge und damit über seine gegenwärtige Lage nicht hinausdenken könne, nicht auf Geistliches und Ewiges achte. In seinem ersten Teil zeigt das Exempel deutliche Parallelen zu der bekannten Fabel *Augenwinken* (AaTh 161) aus dem äsopischen Fabelkreis[86]. Ein weiteres, von John Bromyard übernommenes Exempel beruht ebenfalls auf einer äsopischen Fabel[87].

Ein Fuchs hält sich ein Auge zu und bittet einen Hahn, ihm den Dorn herauszuziehen. Doch dieser merkt die betrügerische Absicht und versagt seine Hilfe. Der Fuchs bezichtigt daraufhin den Hahn beim Löwen, er habe ihm das Auge ausgebissen: Aber der Hahn bekommt Recht, dem Fuchs werden ,,umb seines falschen Verklagens willen'' die Augen ausgestochen.

Mit der Blendung beider Augen (Doppelstrafe) prangert Pauli ,,Falschheit und Betrůgnis'' an, die sowohl irdischer als auch jenseitiger Vergeltung bedürften, und beruht sich dabei auf *Jeremia* 17 [,18]:'' [. . .] laß den Tag des Unglücks über sie kommen und zerschlage sie zwiefach!''

Andere Erzählungen vermitteln ähnlich didaktische Inhalte:

Im Exempel vom *Neidischen und Habsüchtigen* (AaTh 1331; Tubach, num. 379, 590), zu finden in den Sammlungen des Jacques de Vitry, Petrus Alphonsi, Vincent de Beauvais, Johannes Pauli u. a. [88], werden Neid und Habgier als

[81] Nachweise bei Pauli/Bolte, num. 226.
[82] Texte im EM-Archiv (mit num.): (Lehmann) Exilium melancholiae 1643 (311); Samuel Gerlach, Eutrapeliae I 1647 (2329); (Gerlach) Eutrapeliarum 1656 (3.151).
[83] cf. Schenda, Rudolf: Die französische Prodigienliteratur in der zweiten Hälfte des 16. Jahrhunderts. München 1961, 28; cf. auch id.: Boaistuau, Pierre. In: EM 2 (1979) 535-540.
[84] Pauli/Bolte, num. 645.
[85] Mindestens 20 % der Exempel in der Erstausgabe von ,,Schimpff und Ernst'' (1522) stammen aus der ,,Summa predicantium'' des John Bromyard, den Pauli nirgends als Quelle anführt, cf. Rehermann, Ernst Heinrich/Wagner, Fritz: Bromyard, John. In: EM 2 (1979) 797-802.
[86] Rehermann, Ernst Heinrich: Augenwinken. In: EM 1 (1977) 1010-1014.
[87] Pauli/Bolte, num. 493.
[88] ibid., num. 285.

schlechte Charaktereigenschaften verurteilt: Der Neidische äußert den unmenschlichen Wunsch, ein Auge zu verlieren, weil er weiß, daß der andere jeweils das Doppelte erhält, also beide Augen einbüßt. —

Der Erzähltyp AaTh 1661 *(Die dreifache Steuer)*[89] verdeutlicht, daß nicht nur kleine, sondern auch große Sünden zu Lebzeiten zu beichten sind: Ein Gebrechlicher weigert sich, einen Pfennig Wegezoll zu bezahlen, und muß schließlich sechs Pfennig ausgeben, weil in der folgenden handgreiflichen Auseinandersetzung mit dem Geldeinnahmer weitere 'gebührenpflichtige' Gebrechen, die vorher verborgen waren, entdeckt werden. —

Auf die Frage eines Laien, warum Mönche Angst vor dem Fegefeuer hätten, erzählt ein Mönch als Beispiel die Geschichte eines Blinden und seines Führers. Der Blindenführer wagt nicht, eine schmale Brücke zu überqueren. Doch der Blinde, die Gefahr nicht ahnend, betritt die Brücke und trägt den Gefährten hinüber (Tubach, num. 689, Mot. U 171). —

Aus den *Gesta Romanorum*[90] ist ein Exempel überliefert, das die Belehrung enthält, Habgier mache viele Menschen blind: Ein Mann läßt sich auf Anraten eines Wirtes freiwillig blenden, um infolge seiner Behinderung die in Rom einmal jährlich vom Krieg gewährten 100 Denare zu kassieren — davon soll für sich und seine Gefährten eine ausstehende Kneipenrechnung bezahlt werden. Aber der Betrugsversuch scheitert. Der Seneschall entscheidet kasuistisch, das Gesetz sei hier nicht anzuwenden, den Blinden habe er noch vor kurzem gesunden Auges in der Taverne entdeckt. Das Gesetz sehe den Betrag nur für Geburts- und Unfallblinde vor[91]. —

Ein weiteres, bei Pauli abgedrucktes Exempel (AaTh 1691 B*), das auch in der oralen Tradition neuerer Zeit belegt ist (jedoch ohne die ursprünglich angehängte Moralisation)[92], soll zur Verdeutlichung von *Hosea* 4 und *Timotheus* 2,2 dienen, daß die Wahrheit nicht nur Nutzen, sondern auch Schaden bringen kann: Ein freundlich aufgenommener „Abenturer" verärgert seine Wirtsleute, indem er auf die wiederholte Bitte des Hausherrn, die Wahrheit zu sagen, äußert: „Du und dein Frau und dein Katz [alle drei einäugig] haben alle nit me dran dru Augen"[93]. Daraufhin wird der unhöfliche Geselle aus dem Hause gejagt. —

Daß Wahrheiten (Tatsachen) verdrängt und nicht gern gehört werden, vermittelt das 219. Exempel bei Johannes Pauli (ohne die häufige applicatio moralis)[94]: Auf Anweisung seines Vaters muß ein Junge schweigen und gibt sich als Stummer aus (Grund: Er kann nicht schimpfen, sagt stets die Wahrheit frei heraus). Im Dienst bei einer Fürstin sieht er deren ständiges ehebrecherisches Verhalten. Mit ihrem Ehemann zu Besuch bei seinem Vater und angehalten zu reden, sagt er, was der Fürst ohnehin schon weiß: „Schweig! Du hast zu vil geret, ich hab es vor wol gewißt"[95]. —

---

[89] ibid., num. 590.
[90] Kap. 73; cf. Tubach, num. 708 und Dvořák, num. 708.
[91] Ergänzend zu den Nachweisen bei Tubach v. Frautschi, R[ichard] L. (ed.): Pierre Gringore's Les Fantasies de Mère Sote. Chapel Hill 1962, num. 18.
[92] Pauli/Bolte, num. 3. Weitere Nachweise (5) im EM-Archiv sub AaTh 1691 B*; cf. auch Rausmaa, Jason, SUS.
[93] Pauli/Bolte, num. 3 (= AaTh 1691 B*: Too Much Truth).
[94] ibid., num. 219.
[95] ibid.

Ein Stummer kann plötzlich reden[96], als die Ratsherren ihm die jedem zustehende „offenliche Eer" für eine verdienstvolle gemeinnützige Tat wegen seiner Stummheit nicht zuerkennen wollen. Dieses frühe Beispiel einer Gleichbehandlung von Behinderten und Nichtbehinderten findet sich bereits bei Valerius Maximus (1, 8 ext. 4) und Aulus Gellius (5, 9)[97].

Beispielerzählungen jener Art über Behinderte und Behinderungen geraten mit dem Rückgang der Exempelliteratur und der damit verbundenen Verdrängung religiöser Thematik im 17./18. Jahrhundert in Vergessenheit oder werden umgedeutet (wie z. B. AaTh 1331, AaTh 1691 B*), so daß die ursprünglich belehrende Intention verlorengeht. Die durchweg literarische Tradition hat — bis auf die erwähnten Ausnahmen — mündliche Überlieferungen neuerer Zeit nicht beeinflußt.

3.3. Negative Attribute

Hinkende, Bucklige und Einäugige verkörpern seit je auch Bosheit und Schlechtigkeit. Begegnungen mit Behinderten bringen Unglück. Die seit dem Altertum bekannte Einstellung[98] wirkt noch heute nach, wie zahlreiche Untersuchungen belegen, und ist darauf zurückzuführen, daß eine Gesellschaft körperliche Mißbildungen als abstoßend empfindet und den Deformierten abwegiges Verhalten zuschreibt. Die Abwehr und Diskriminierung des Andersartigen ('Anormalen') trägt gleichzeitig zur Eigenstabilisierung bei. Besonders im Sprichwort und in sprichwörtlichen Redensarten wird die ablehnende Einschätzung gegenüber Behinderten sichtbar, wiewohl hier eine ambivalente Einstellung zu konstatieren ist und Behinderten durchaus positive Eigenschaften zuerkannt werden (Blinder übertrifft den Sehenden, Behinderte verfügen über gesteigertes Selbstgefühl etc.)[99]. In vielen Fällen bedeutet Behindertsein jedoch Unfähigkeit: „Das sieht ja ein Blinder mit dem Krückstock", „Du hast eine Prothese im Gehirn". Blinde z. B. können einander (und Nichtblinden) nicht den Weg weisen. „Wenn ein Blinder den andern leitet, so fallen sie beide in eine Grube", heißt es schon im *Neuen Testament* (*Matthäus* 15, 14; cf. auch *Lukas* 6, 39)[100]. Auch wissen sie nichts von Farben und benötigen keinen Spiegel[101]. Das „bucklichte Männlein" im gleichnamigen Kinderlied gilt als Urheber eines Mißgeschicks, der körperliche Defekt weist auf inneren Mangel: „Je krümmer, je schlimmer (... je tümmer)", „Vor Hinkern, Schielern und roten Haaren möge mich der Herr bewahren", „Bei Lahmen lernt man hinken, bei Säufern trinken" etc.

---

96 ibid., num. 534.
97 ibid., Nachweise t. 2, 377.
98 Schadewaldt (wie Kap. 1, not. 62).
99 Die folgenden Beispiele sind den einschlägigen Handbüchern entnommen, v. Wander (wie not. 50), Röhrich (wie Kap. 2, not. 3) etc.; cf. auch Branky (wie Kap. 1, not. 80) und Würtz (wie Kap. 1, not. 20) 357-392.
100 Mot. J 2133.9; Tubach, num. 701.
101 Mot. U 173; cf. Branky (wie Kap. 1, not. 80) 171.

Solche Einstellungen und Werte können auch populäre Erzählungen und Erzählinhalte vermitteln. Dabei gilt es zu unterscheiden zwischen der Behinderung als Häßlichkeitsstereotyp und dem Behinderten als Handlungsträger, dem in der Erzählung eine üble Rolle zukommt.

Buckligkeit, Einäugigkeit und Hinken sind gängige Häßlichkeitsmerkmale[102], menschliche Deformierung dient zur Verstärkung von Alterstypologien[103]. Der Einäugige wie der Blinde besitzen den sogenannten 'bösen Blick'[104] (Mot. D 2071 sqq.), der anderen schadet. Einäugige Monstren, die ihr Auge mitten auf der Stirn tragen (z. B. die Zyklopen [Polyphem] in der *Odyssee*), kennt die Mythologie vieler Völker (Mot. F 512 sqq.)[105]. Solche 'Monster-Typen' wurden dem Mittelalter durch Plinius und Solinus vermittelt, Augustinus und Isidor von Sevilla haben die Überlieferungen aufgegriffen, und Thomas Cantipratanus, Jacques de Vitry, Vincent de Beauvais u. a. sorgten für weitere Tradierung. Die schadhaften Wesen des Märchens und der Sage verfügen häufig über einen körperlichen Defekt; einäugig sind z. B. Riesen, Drachen und Menschenfresser (Mot. G 213.1, G 369.7, G 511.1, F 531.1.1.1). Der dämonische Tattermann des alpenländischen Raumes mit seiner menschenähnlichen Gestalt erscheint oft bucklig, langhaarig und grünäugig; bucklige Zwerge und Wassergeister sind boshaft gedacht (Mot. F 420.1.4.4, F 451.2.1.4). Die Gestalt des hinkenden Teufels (Hinkebein, Diable boiteux), der auch blind (cf. Mot. G 303.4.1.2.7) oder einäugig[106] sein kann, ist allgemein geläufig. Zauberinnen werden als lahm dargestellt, insbesondere Hexen als bucklig oder schiefhalsig. Stummheit, Einäugigkeit oder ein anderer Mangel charakterisiert Tiere, wie z. B. Fuchs[107] oder Fisch[108], und Menschen, welche anderen Unglück bringen.

Kennzeichnend für die Ablehnung Behinderter ist etwa der 611. Schimpf bei Johannes Pauli, in dem ein Armer vor eines Reichen Haus um eine milde Gabe bettelt und abgewiesen wird. Als einen der drei (absurden) Gründe für das Versagen des Almosens nennt der Reiche die Einäugigkeit des Bettlers unter Berufung auf Aristoteles: ,,Eum nota, quem natura notavit''[109]. In einigen Versionen des Erzähltyps AaTh 621: *Lausfell erraten* (KHM 212) verkörpert ein Buckliger den Freier, der das Geheimnis der Prinzessin erlauscht. Sie ehelicht aufgrund des gegebenen Verspre-

---

102 Für die mittelalterliche französische und deutsche Literatur cf. Braeder (wie Kap. 1, not. 81) bes. p. 20 und Seitz (wie Kap. 1, not. 81) 38, 48 und 73 sowie Michel (wie Kap. 1, not. 81), bes. Teil 2.

103 v. Schenda, Rudolf: Alte Leute. In: EM 1 (1977) 373-380.

104 Chevigny/Braverman (wie Kap. 1, not. 7) 66 sq.; cf. hierzu und zum Folgenden, mit zahlreichen Nachweisen, die Artikel: ,,Auge'', Kap. 11 [über den bösen Blick] in HDA 1 (1927) 685-690; ,,Einäugigkeit'' in HDA 2 (1929/30) 694-697; ,,hinken'' in HDA 4 (1931/32) 58-61; ,,Krüppel'' in HDA 5 (1932/33) 636 sq.; ,,lahm'' in HDA 5 (1932/33) 887-889; ,,Einäugigkeit'' in HDM 1 (1930/33) 476-484; dazu noch die Artikel ,,Blind, Blindheit'' in EM 2 (1979) 450-462 und ,,Buckel, Buckliger'' in EM 2 (1979) 977-980.

105 Pfister, Friedrich: Von den Wundern des Morgenlandes. In: Deutsches Jahrbuch für Volkskunde 1 (1955) 127-146.

106 Javorskij, Julian A[ndreevič]: Pamjatnicki galicko-russkoj slovesnosti (Denkmäler der galizisch-russischen Volksliteratur). Kiev 1915, num. 101.

107 cf. HDM 2 (1934/40) 279.

108 Haiding (wie Kap. 2, not. 62), num. 12.

109 Pauli/Bolte, num. 611 (= Mot. J 2225).

chens widerwillig den Buckligen, den sie kurze Zeit später ertränkt[110] oder ertränken läßt[111]. Die daraufhin erfolgte Stummheit oder körperliche Mißbildung der Prinzessin als Strafe ist nur von kurzer Dauer und wird wieder aufgehoben. Ein Buckliger in der Figur des Gegenspielers begegnet in einer lothringischen Version[112] von AaTh 531: *Ferdinand der treue und Ferdinand der ungetreue* (KHM 126):

> Der bucklige Adolphe ist der ungetreue Begleiter des gutgesinnten und schönen Eugène. Gegen den Rat seiner Patin („si tu rencontres un tortu ou un bossu, il faudra rebrousser chemin"[113]) nimmt der wohlgestaltete Eugène seinen ehemaligen Schulkameraden Adolphe mit auf die Reise zu seinem Paten, dem König von England. Die Mahnung der Patin stellt sich als nur zu berechtigt heraus, denn der Bucklige zwingt Eugène unter Todesandrohung zur Verleugnung seiner Herkunft (Gestalttausch) und gibt sich an seiner Statt als Patenkind des Königs aus. Am Hofe verleumdet er mehrfach seinen Kameraden, der gefährliche Abenteuer bestehen muß. Als Eugène, den man für Adolphe hält und bei Hofe schätzt — im Gegensatz zu dem vermeintlichen Patenkind („tout le monde détestait le bossu"[114] —, alle diese Böswilligkeiten unbeschadet übersteht, tötet der ungetreue Gefährte schließlich seinen 'Gegner', wird aber am Ende vom König einer gerechten Strafe zugeführt: „il fit brûler le bossu dans un cent de fagots"[115].

In griechischen Varianten dieses Typs hat der Bartlose (die aus dem südosteuropäischen und ostmediterranen Erzählgut bekannte Figur des Schadhaften[116]) die Rolle des Gegenspielers übernommen. Antifiguren sind aber auch ein Rothaariger, Ritter Rot oder ein Grindköpfiger[117]. Der bucklige Adolphe aus dem lothringischen Märchen steht in einer Reihe mit anderen abwertend gesehenen Handlungsträgern. Behinderte Gegenspieler sind, wie Max Lüthi es ausdrückte, „Extrembilder für jene körperlich Geschädigten, die nicht über ihr Gebrechen hinauskommen [...], die auch moralisch sich zu Krüppeln machen lassen"[118], andere zu verderben suchen und „damit schließlich nur sich selbst treffen"[119]. Das Verhältnis zwischen Gesunden und Behinderten erscheint negativ, dem körperlichen entspricht ein psychischer Defekt. Derart geschilderte Handlungsträger haben aber ebenso selten[120] wie positiv gezeichnete Behinderte eine konstante Überlieferung entwickelt[121]. Ge-

---

110 Noy, Dov (ed.): Jefet Schwili erzählt. 169 jemenitische Volkserzählungen aufgezeichnet in Israel 1957-1960. Berlin 1963, num. 33.

111 BP 3, 485 sq. (in Kontamination mit AaTh 1536 B: Die drei Buckligen): cf. auch Espinosa, Aurelio M.: Cuentos populares españolas 2. Madrid ^{2}1947, 89-98 (Kommentar), bes. 95 sq.

112 Cosquin, Émmanuel: Contes populaires de Lorraine comparés avec les contes des autres provinces de France et des pays étrangers [...] 1. Paris 1887, 32-43: Le Roi d'Angleterre et son filleul (Kommentar: 44-49).

113 ibid., 33.

114 ibid., 34.

115 ibid., 43.

116 Megas, Georgios A.: Bartloser. In: EM 1 (1977) 1284-1288, hier 1286.

117 cf. BP 3, 18-37.

118 Lüthi (wie Kap. 1, not. 88) 56 sq.

119 ibid., 62.

120 Lutz Mackensen spricht davon, daß „gelegentlich" Negativfiguren als bucklig geschildert werden, cf. HDM 1 (1930/33) 349.

121 Auch die typischen schadhaften Figuren wie Bartloser, Grindköpfiger etc. begegnen in

nerell ist der körperliche Defekt äußerlich sichtbares Zeichen für die Anti-Rolle der Figur; außerdem verstärkt die Schwarzweißmalerei die zugedachten negativen Züge: Edle und gütige Menschen zeichnen sich durch entsprechende positive körperliche Merkmale wie Schönheit und Größe aus, Bösewichter hingegen sind häßlich, krumm und klein. Diese Kontrastierung ist auch in der Hochliteratur zu beobachten[122]. So legt Shakespeare (*The Tragedy of King Richard the Third,* entstanden ca 1592/93) dem von Geburt an buckligen und lahmen Gloster in dessen Selbstbeschreibung (1,1) die Worte in den Mund: "I am determined to prove a villain/ And hate the idle pleasures of these days", und eben diesen Vorsatz setzt Gloster bei seinem Aufstieg zum Königsthron durch Verschlagenheit, Meineid und Meuchelmord in die Tat um. Wilhelm Hauff (*Lichtenstein,* 1826) charakterisiert in dem buckligen und kleinen Kanzler Ambrosius Volland einen gehässigen und boshaften Ratgeber. Auch die Trivialliteratur verzichtet nicht auf die Schilderung von Häßlichkeitsmerkmalen, die die Negativität von Handlungsträgern unterstreichen, wenn etwa der bucklige Ralph und andere Gebrechliche in dem millionenfach verbreiteten Schundroman *Der Scharfrichter von Berlin* von Victor von Falk[123] aus dem ausgehenden 19. Jahrhundert als Vertreter des Bösen agieren. Insbesondere im Horror- und Science Fiction-Comic gilt körperliche Deformität als Signum des Bösen, blinde Wesen aus dem All, hinkende Schurken und einarmige Gangster gehören zu den Antagonisten der Kriminal-, Action- wie der Science Fiction-Filme[124]. Doch ist in Bild-Wort-Geschichten und in Filmen Deformität keine zwingende Voraussetzung für die Gegenspieler des Helden: Zahlreiche „Visualisierungsmechanismen"[125] für Held und Gegenspieler wie sympathischer/stechender Gesichtsausdruck, Hell-/Dunkel-Kontraste, gepflegte/liederliche Kleidung o. ä. lassen Behinderung als Signum des Bösen auch entbehrlich erscheinen.

Im Bereich der oralen Literatur ist ein ausgeprägter Hang, den Gegenspieler als Behinderten erscheinen zu lassen, nicht festzustellen. Die genannten Beispiele sind singulär, und es ist davon auszugehen, daß populäre Einstellungen mit negati-

---

AaTh 531 nur vereinzelt, der ungetreue bucklige Gefährte ist nur bei Cosquin (wie not. 112) belegt. Insofern trifft für die Meinung Lüthis, lediglich „in manchen Varianten [sei] der verderbliche Gefährte einfach ein treuloser Kamerad oder Bruder ohne ein äußeres Gebrechen" (Lüthi [wie Kap. 1, not. 88] 49 sq.), eher das Gegenteil zu.

122 Beispiele hat Hans Würtz (wie Kap. 1, not. 72) 316-327, 360-366 und id. (wie Kap. 1, not. 20) 200-353 (Kap.: Schöne Literatur über Krüppel) zusammengestellt.

123 Pseudonym für Heinrich Sochaczewsky, v. dazu Schenda (wie Kap. 1, not. 15) 310-314.

124 cf. die informativen Artikel über die erst in den letzten Jahren stärker beachteten „Phänomene der Populärkultur" (p. 14) in Seeßlen, Georg/Kling, Bernt: Lexikon zur populären Kultur 1-2 (rororo 6209/10). Reinbek bei Hamburg 1977. — Zu Comics und Erzählforschung, Parallelen in der Handlungsstruktur und der Darstellung von Helden und Gegenspielern im Comic Strip, im Mythos und Märchen v. allg. den Artikel „Comics" von Rolf Wilhelm Brednich in EM 3, 1 (1979) 88-101, bes. Kap. 3 und die dort genannte Literatur sowie den an Vladimir Jakovlevič Propps „Morphologie" orientierten Beitrag von Heinz Ludwig: Zur Handlungsstruktur von Comics und Märchen. In: Fabula 19 (1978) 262-286, der mit anderen bedauert, daß empirische Untersuchungen zur Typologie von Comics bislang noch nicht vorlägen (p. 286).

125 Hinkel, Hermann: Visualisierungsmechanismen in Comics. In: Pforte, Dieter (ed.): Comics im ästhetischen Unterricht. Frankfurt 1974, 104-150, bes. 142-150.

ver Tendenz gegenüber diesem Personenkreis nur in Verbindung mit Häßlichkeitsstereotypen und/oder sprichwörtlichen Redensarten, die aber um so nachhaltiger wirken können, begegnen.

4. Körperliche Defekte als Zielscheibe des Spotts

Behindertenkomik[1] zur Erregung von Gelächter begegnet schon in der klassischen griechisch-römischen Komödie und im antiken Spottepigramm[2]. Die vitia corporis wirken allein durch die ,,Verletzung des Ebenmaßes'' (Kontrasttheorie)[3] und spielen daher in einer auf Komik basierenden Handlung eine große Rolle, was bereits Aristoteles erkannt und in seiner Abhandlung über das Theater und in seiner Theorie des Lächerlichen festgehalten hatte[4]. Danach ist das Lächerliche ein Teil des Häßlichen und das Häßliche wiederum ein Gegenbild zum Erhabenen[5]. Körperliche, aber auch geistige Defekte sollen das Lachen erzeugen, und diese Funktion wird äußerlich dadurch verstärkt, daß in den mimischen Zwischenauftritten der klassischen Komödie zum Beispiel bucklige Stocknarren mit großen unförmigen Köpfen erschienen[6] oder in geistlichen Spielen und Fastnachtspielen des 16. Jahrhunderts die Gebrestenkomik durch aufgedunsene Bäuche, lange Nasen und/oder durch den Einsatz buckliger Menschen angezeigt wurde[7]. Im Spätmittelalter sind der Bucklige und der Blinde mit seinem Führer beliebte und typische Fabliau-

---

1 Wiederholt wird auch der Begriff Gebrestenkomik verwendet. Lutz Röhrich (wie Kap. 1, not. 53) z. B. faßt darunter nicht nur Menschen mit körperlichen Defekten, sondern bezieht auch Betrunkene, Häßliche, Dicke, Dünne, Eunuchen etc. mit ein (p. 174-178).

2 Weinreich, Otto: Zwei Epigramme des Nikarchos und die Volksschwänke über Schwerhörige. In: Hellenika. Supplement 4 (Thessaloniki 1953) 692-725, hier 718 sq.; zu Ägypten cf. den Artikel über Blinde im Lexikon der Ägyptologie 1. ed. Wolfgang Helck/Eberhard Otto. Wiesbaden 1975, 828-833, hier 829 (Hellmut Brunner).

3 Jünger, Friedrich Georg: Über das Komische. (Hamburg 1936) Frankfurt (Main) [3]1948, 41.

4 Aristoteles: Poetik. ed. Paul Gohlke. Paderborn 1959; cf. auch Cicero (De oratore, 2, 239): ,,Est enim deformitatis et corporis vitiorum satis bella materia ad iocandum''. — Zur Bewertung der antiken Auffassungen über die richtige Anwendung des ,,Scherzes'' (im Gegensatz zum stets höher bewerteten ,,Ernst'') v. die wichtigen Ausführungen bei Suchomski, Jürgen: 'Delectatio' und 'Utilitas'. Ein Beitrag zum Verständnis mittelalterlicher komischer Literatur. Bern/München 1975, Kap. 1.2.2: Die antike Bejahung von Scherz und Witz und ihre Integration in die christliche Ethik, hier vor allem p. 30-35.

5 Aristoteles (wie not. 4) 62 (= 5, 1449 a).

6 cf. Flögel's Geschichte des Grotesk-Komischen. Neu bearbeitet und erweitert von Friedrich W. Ebeling. Leipzig 1862 (Nachdruck Dortmund 1978) 25 sq.

7 Doch scheint die Behindertenkomik fast ausschließlich nur in den Fastnachtspielen des Hans Sachs nachweisbar zu sein, cf. Merkel, Johannes: Form und Funktion der Komik im Nürnberger Fastnachtsspiel. Freiburg 1971, hier 116-121. — Für die Romania (15./16. Jh.) bringt Rainer Heß (Das romanische geistliche Schauspiel als profane und religiöse Komödie. München 1965) zahlreiche Beispiele, in denen die Komik als Ausdruck seelisch-moralischer Mißbildung zu werten ist (cf. vor allem p. 80-97).

/Schwankfiguren. Singende und tanzende Bucklige haben in den orientalischen Literaturen stets eine große Bedeutung gehabt[8]. Der taube Alte, die schwerhörige Großmutter, der stotternde Bote gehören seit jeher zu den Requisiten zahlreicher Lustspiele (Volksschauspiele, Commedia dell' arte), wobei die aus den allgemeinen Defekten entstehenden Mißverständnisse nicht nur einen fehlenden Einfall ersetzen können, sondern auch zur Belebung der Handlung beitragen.

Zu der rein funktionalen Betrachtung kommt ein weiterer Aspekt, der für alle jene Genres zutrifft, die irgendwie beim Leser bzw. Zuhörer/Zuschauer Lachen erzeugen wollen, also Witz, Schwank, Fabliau, Novelle, Fastnachtspiel etc. Denn dort wird oftmals normabweichendes (deviantes) Verhalten belacht, und häufig geschieht die Komik auf Kosten einer Minderheit, die als Ventil für Aggressionen[9] herhalten muß[10], während die sozialen und moralischen Wertvorstellungen der Mehrheit dominieren[11]. Schadenfreude und Spott überwiegen, wo besser Mitgefühl am Platze wäre, und nicht selten geht der Spott in Diskriminierung über[12].

Daß eine auf körperlichen Defekten beruhende Komik aus moralischen Gründen zu verwerfen ist, schreibt schon Carl Friedrich Flögel, dessen *Geschichte der komischen Litteratur* einen Abschnitt *Spott über körperliche Gebrechen und eigenthümliche Namen* enthält, indem er feststellt: ,,Es ist wohl ein kläglicher Witz, sich über das schiefe Maul oder die krumme Nase seines Gegners aufzuhalten; und kaum dem Pöbel zu verzeihn, wenn er mit dergleichen lendenlahmen Einfällen aufgezogen kommt''. Andererseits muß er aber zugestehen, daß die von ihm gepriesenen Griechen und Römer in hohem Maße die Behindertenkomik einsetzten, denn: ,,Vor das Volk ist der rauheste Spott auch der natürlichste; dergleichen der Spott über körperliche Gebrechen ist''[13]. Auch Flögels Nachfolger lehnten größtenteils die Behindertenkomik als Mittel zur Erzeugung komischer Konflikte ab[14], beschrie-

---

8 Einflüsse auf das Fabliau sind denkbar, siehe Pillet, Alfred: Das Fableau von den trois bossus ménestrels und verwandte Erzählungen früher und später Zeit. Ein Beitrag zur altfranzösischen und vergleichenden Litteraturgeschichte. Halle 1901, 27 sq.

9 cf. Geiger, Klaus F.: Aggression. In: EM 1 (1977) 169-172.

10 Wie neuere Untersuchungen ausweisen, ist die Aggression gegenüber Minoritäten im Witz bes. ausgeprägt, cf. Röhrich (wie Kap. 1, not. 53) und die Beiträge von Bernd Jürgen Warneken, Elfriede Moser-Rath, Rudolf Schenda über den Witz in ZfVk. 74 (1978), besonders Lixfeld, Hannjost: Witz und Aggression. Zur Begriffsbestimmung und Funktion der Textsorte. In: ibid., 1-19.

11 Raeithel, Gert: Lach, wenn du kannst. Der aggressive Witz von und über Amerikas Minderheiten. München 1972, hier 15.

12 cf. Neumann, Siegfried: Der mecklenburgische Volksschwank. Sein sozialer Gehalt und seine soziale Funktion. Berlin 1964, vor allem Kap. III B: Die Gestaltung der sozialen Konflikte und Bausinger, Hermann: Bemerkungen zum Schwank und seinen Formtypen. In: Fabula 9 (1967) 118-136, hier 128.

13 Flögel, Carl Friedrich: Geschichte der komischen Litteratur 1-4. Liegnitz/Leipzig 1784-1787 (Nachdruck Hildesheim/New York 1976), hier t. 1, 216 sq. (Kap. 29).

14 z. B. Vischer, Friedr[ich] Theod[or]: Ueber das Erhabene und Komische, ein Beitrag zu der Philosophie des Schönen. Stuttgart 1837 (Nachdruck Frankfurt 1966), hier 191; Fischer, Kuno: Kleine Schriften. Erste Reihe. t. 2: Ueber den Witz. Heidelberg ²[1889], hier 92; Bergson, Henri: Das Lachen. Meisenheim 1948 (Nachdruck der 2. Auflage Jena 1921), bes. 18; Borew, Jurij: Über das Komische. Berlin 1960, besonders 166-168.

ben diese Art der Komik als neutral oder vergangen[15], nahmen gar keine Kenntnis davon[16] oder verbanden ihre Einschätzung mit moralischer Kritik[17]. Neuere Teilstudien gehen in ihren Aussagen noch einen Schritt weiter und setzen die Gebrestenkomik in Analogie zu den sozialen und historischen Lebensverhältnissen Behinderter. So kommt z. B. Klaus Roth für die Schwankballade zu dem Ergebnis, daß einmal entstandene Stereotypen über Jahrhunderte hinweg stabil bleiben und die sozialkorrektive Funktion als „reaktionär" anzusehen ist, weil der Schwankballade weder an einer Korrektur des Verhaltens noch der sozialen Bedingungen etwas gelegen sei[18]; aggressive Gebrestenkomik im Witz macht Lutz Röhrich mitverantwortlich für die Diskriminierung von Behinderten[19].

Die aus populären Überlieferungen stammenden Texte vermitteln ein vielschichtiges Bild der Behindertenkomik. Sie beruht im wesentlichen auf dem körperlichen Defekt, so daß eine Untersuchung der disparaten Materialien nach den Arten der Behinderten (und der Behinderung) oder themenorientiert angebracht wäre. Da jedoch eine große Gruppe von Erzählungen „berufsspezifischer" Natur ist und von behinderten Bettlern handelt und sich ein weiterer Komplex um behinderte Ehepaare dreht, erscheint es gerechtfertigt, diese beiden Bereiche in eigenen Abschnitten zu behandeln und insgesamt eine gruppen- wie themenorientierte Mischform für die Darstellung vorzuziehen.

4.1. Bettler

Wie schon dargelegt[20], blieb Behinderten als Ausweg aus ihrer ökonomischen Notlage oftmals nur das Betteln. Zu allen Zeiten hat es darüber hinaus Behinderte gegeben, die von vornherein auf mühselige Tätigkeiten verzichteten und die Bettelei als Erwerbsquelle nutzten[21]. Die Bettelei aus Gewinnsucht führte sogar dazu, daß Eltern ihre Kinder verkrüppelten oder blendeten und in einem solchen auf das Mitleid der Umwelt spekulierenden Zustand als Bettler auf die Straße schickten[22]. Zur Erlangung persönlicher Vorteile wurden auch Selbstschädigungen vorgenommen[23],

15. Jünger (wie not. 3); Peuckert, Will-Erich: Deutsches Volkstum in Märchen und Sage, Schwank und Rätsel. Berlin 1938, 156.
16 z. B. Straßner, Erich: Schwank. Stuttgart ²1976; Catholy, Eckehard: Fastnachtspiel. Stuttgart 1966.
17 So schrieb der anonyme Verfasser der Buckeliana (wie Kap. 1, not. 10): „[...] alles Lachen über körperliche Gebrechen [ist] tief unter dem Menschen, und setzt ihn zum Vieh herab" (p. 34), und über Blindenkomik urteilt Schmidt (wie Kap. 1, not. 66), sie entspreche wohl dem Geschmack früherer Jahrhunderte, nicht aber heutigem Empfinden (p. 409).
18 Roth, Klaus: Ehebruchschwänke in Liedform. Eine Untersuchung zur deutsch- und englischsprachigen Schwankballade. München 1977, hier 240.
19 Röhrich (wie Kap. 1, not. 53) 21.
20 cf. Kap. 1.2.
21 Esser (wie Kap. 1, not. 7) 88 sq., 108 sq.; Ribton-Turner (wie Kap. 1, not. 24).
22 Esser (wie Kap. 1, not. 7) 110 sq.; Kretschmer (wie Kap. 1, not. 7) 57.
23 Avé-Lallemant (wie Kap. 1, not. 24) t. 2,38-51; Bartsch, W[ilhelm]: Über Simulation und Selbstbeschädigung. In: Medizinische Monatsschrift 13 (1959) 296-299 und — in unwesentlich erweiterter Fassung — unter dem Titel: Die Simulation und Selbstbe-

und nicht selten versuchten sogenannte Bettelbetrüger, mittels Simulation körperlicher Gebrechen Almosen zu erlangen[24], was schon im *Talmud* verurteilt wurde[25].

Die in Europa im ausgehenden Mittelalter zu verzeichnende Zunahme der zum Teil körperbehinderten Bettler, die zu den größten Problemen der rasch wachsenden Städte gehörten und vielfach zur Landplage wurden[26], blieb nicht ohne Einwirkung auf das Erzählgut jener Zeit. Ihre tatsächliche soziale Situation wird treffend in dem Fastnachtspiel des Hans Sachs *Der Ewlenspiegel mit den blinden* (1553) beschrieben. Nahrung und Kleidung sind mangelhaft, die Umwelt verachtet sie, und überdies werden sie von der Justiz verfolgt[27]. Es gibt ihrer so viele, „sie begegnen eim vff allen strassen", wie es bei Pamphilus Gengenbach (um 1470-1534) in seiner Bearbeitung des *Liber vagatorum* heißt[28]. Zwar vermittelt die von christlichen Einflüssen geprägte Literatur[29] im Exemplum, in Parabeln, Passionsspielen etc. überwiegend das Bild des durch Almosen zu unterstützenden Bettlers (Pflicht zur Barmherzigkeit) und steht im Einklang mit der im *Alten* und *Neuen Testament* sowie von den Kirchenvätern geforderten Fürsorge für die Armen der Gemeinschaft[30], doch mehren sich seit dem 15. Jahrhundert Erzählungen von betrügerischen Bettlern mit ausführlicher Beschreibung ihrer Betrugsmanöver, die eindeutig auf die Bettelei als Soziallast abheben und ein negatives Bild des Bettlers entwerfen[31].

4.1.1. Betrügerische Bettler

Symptomatisch für diesen Trend ist das Aufkommen sogenannter „Gaunerbüchlein"[32], die die vielfältigen Erscheinungsformen der Betrügereien aufzählen und zum Teil Glossare zur Vagantensprache, dem Rotwelsch, enthalten. Solche Verzeichnisse mit Beschreibungen von Gaunertypen sind seit Mitte des 14. Jahrhun-

---

schädigung in Geschichte und Literatur. In: ibid. 14 (1960) 190-194; Handbuch der Artefakte. Morphologische und funktionelle Simulationen und Dissimulationen. ed. Julius Mayr. Jena 1937, hier 1, 71, 419-421.

24 Wie not. 23.

25 Friedmann (wie Kap. 1, not. 19) 36.

26 cf. Kap. 1.2., bes. die Literaturhinweise in not. 24-28.

27 Goetze, Edmund (ed.): Elf Fastnachtspiele aus den Jahren 1553 und 1554 von Hans Sachs (Sämmtliche Fastnachtspiele von Hans Sachs 5). Halle 1884, Vsq., 1-5; v. auch Kap. 4.1.3.

28 Pamphilus Gengenbach. SRF. [= Druckermotto: Semper recte faciendo] ed. Karl Goedeke. Hannover 1856, hier 344 („Bettlerorden"). Auf dem Titelholzschnitt der von Goedeke beschriebenen Ausgabe (ca 1521) ist unter anderem ein einbeiniger Bettler abgebildet, der einem einarmigen Jungen Anweisungen erteilt (ibid., p. 515). Zum Liber vagatorum v. unten.

29 cf. Moser, Dietz-Rüdiger: Christliche Erzählstoffe. In: EM 2 (1979) 1385-1400.

30 In dieser Tradition steht auch der bedeutendste Scholastiker des 13. Jahrhunderts, Thomas von Aquin (gest. 1264), der in seiner „Summa theologica" die Fürsorge für die Armen als ethische und religiöse Verpflichtung betont (2,2, quaestio 32 a); cf. auch Scherpner (wie Kap. 1, not. 26) 25-39.

31 cf. die EM-Artikel „Bettler" (Rudolf Schenda) und „Blind, Blindheit" (Hans-Jörg Uther) in: EM 2 (1979) 243-258 und 450-462.

32 Eis, Gerhard: Mittelalterliche Fachliteratur. Stuttgart ^{2}1967, 46 sq.; Assion, Peter: Altdeutsche Fachliteratur. Berlin 1973, 172-177.

derts nachweisbar[33]. Eine überregionale Bedeutung kommt jedoch erst dem *Liber vagatorum* (um 1510) zu, einem dreiteiligen Werk (Betrugsarten, Zusätze, Vokabularium), das zwar die meisten Betrugsarten mit den sogenannten *Basler Betrügnissen* (um 1430/40) gemein hat, aber in einem allgemeinen Teil (notabilia) noch weitere Gaunertypen und deren Charakteristika sowie Betrugspraktiken aufzählt[34]. Als Verfasser des *Liber vagatorum* hat wahrscheinlich der Spitalmeister Matthias Hütlin zu gelten[35]. Die Bedeutung des Buches erhellt daraus, daß bis 1755 im ganzen deutschsprachigen Gebiet allein 32 Drucke unter wechselnden Titeln nachzuweisen sind[36]. Die nach 1528 erschienenen Ausgaben gehen vielfach auf Martin Luthers Ausgabe *Von der falschen Betler buberey* (Wittenberg 1528, 1529, 1560 etc.) zurück[37]. Drei der 28 Kapitel[38] befassen sich mit behinderten Bettelbetrügern.

Das 4. Kapitel handelt *von den Klencknern*, d. h. körperbehinderten Bettlern, die vor den Kirchen sitzen und unter denen sich auch Simulanten befinden: „Item mancher verbint ein schenckel/ein arm mit heilenden vnd gehet auff kruͤcken/yhm gebricht als wenig als andern menschen". Solche Simulanten bezeichnet Luther als „die aller groͤsten Gottes lesterer". Im 11. Kapitel *von den Zikissen* werden dreierlei Arten von blinden Bettlern beschrieben: (1) Die Blocharten, die „von Gottes gewalte blint sint", ihre Kugelhüte verbergen und vorgeben, sie seien ihnen gestohlen worden. Auf diese Weise erbetteln sie sich neue Hüte, die sie dann verkaufen. (2) Die „umb mißthat odder bosheit wegen" Blinden reisen durch das Land, zeigen gemalte Bilder von fernen Orten (Wallfahrtsorten), geben sich als welterfahrene Reisende und berichten von großen Zeichen, die sie dort angeblich gesehen haben. (3) Bei den Behinderten, „die mit dem brauch umbgehen", handelt es sich um vor langen Jahren Erblindete, die den Eindruck erwecken wollen, als sei ihre Augenverletzung neue-

---

33 Den besten Überblick über die Quellen bietet Kluge, Friedrich: Rotwelsch. Quellen und Wortschatz der Gaunersprache und der verwandten Geheimsprachen. 1: Rotwelsches Quellenbuch [mehr nicht erschienen]. Straßburg 1901.

34 Auch das 63. Kapitel in Sebastian Brants „Narrenschiff" (Basel 1494 und öfter) fußt auf einer (verschollenen) Ausgabe der „Basler Betrügnisse".

35 Für diese These erbringt Peter Assion zahlreiche Belege: Matthias Hütlin und sein Gaunerbüchlein, der „Liber Vagatorum". In: Alemannisches Jahrbuch 1971/72 (1973) 74-92, hier 79-91. Die jahrzehntelangen Spekulationen über die Verfasserschaft von Sebastian Brant, Pamphilius Gengenbach, Johannes Schwebel (cf. Kluge [wie not. 33] 36 sq.) und den Drucker Johann Bergmann von Olpe (Spiegel, Nic[olaus]: Gelehrtenproletariat und Gaunertum vom Beginn des XIV. bis zur Mitte des XVI. Jahrhunderts [Programm des kgl. humanistischen Gymnasiums Schweinfurt für das Schuljahr 1901/02] hier 50-54) dürften durch die von Assion vorgelegten Materialien ein Ende gefunden haben.

36 Ausgaben bei Avé-Lallemant (wie Kap. 1, not. 24) 142-164, Goedeke (wie not. 28) 515-518, 678-681 und Kluge (wie not. 33) 55-58, der Josef Maria Wagners Bibliographie (1862) nachdruckt. — Zwar gilt Avé-Lallemant — mit Heinrich Hoffmann von Fallersleben — gemeinhin als der Wiederentdecker des „Liber vagatorum" (cf. Assion [wie not. 35] 77), doch wird dabei oft vergessen, daß bereits Karl Friedrich Flögel in seiner „Geschichte des Burlesken" (ed. Friedrich Schmitt. Leipzig 1794) den „Liber vagatorum" und einige seiner anderen Titel beschrieben hat (p. 21-28).

37 cf. Kluge (wie not. 33) 55-58; Luther wiederum fußt auf Ausgabe num. 6; ibid., 56.

38 Zitiert ist nach der Ausgabe: Von der falschen Betler buberey/Mitt einer vorrede Martini Luther [. . .]. Wittenberg 1528. Die Betrugsarten behinderter Bettelbetrüger sind ebenso charakterisiert wie in den „Basler Betrügnissen" (Text bei Avé-Lallemant [wie Kap. 1, not. 24] 125-132 und Kluge [wie not. 33] 8-16), nur die Bezeichnung „Handblinde" für vagierende Blinde mit gemalten Tafeln ist entfallen.

ren Datums und Folge eines räuberischen Überfalls. Um diese Täuschung zu bewerkstelligen, halten sie sich blutig getränkte Baumwoll-Lappen vor die Augen. Als *Platschierer* werden Blinde bezeichnet, die vor Kirchen singen und musizieren, sich schlagen und geißeln und dabei im Zustand der Selbstkasteiung vermeintlich wahre Geschichten von Heiligen erzählen, „denn der mensch wil betrogen seyn".

Im zweiten Teil warnt Luther u. a. vor umherziehenden Ärzten (darunter auch: etliche blinde Wunderheiler), die „tyriack vnd würtzlin feyl tragen" und als Wahrsager auftreten, und macht darauf aufmerksam, daß Krüppel ihre Kinder in jungen Jahren teilweise mit Frost und mit anderen Dingen verstümmelten, um sie als Almosenbettler auf die Straße schicken zu können.

Über der Diskussion um Lesearten, Druckorte, Verfasserfrage und Abhängigkeiten hat man lange Zeit vergessen, daß der *Liber vagatorum* nicht nur einen Abriß des Gaunerwesens bietet und eine frühe Quelle für das Entstehen von Fachsprachen darstellt, sondern zugleich als bedeutendes sozialgeschichtliches Dokument zu gelten hat[39]. Der Vorläufer des *Liber vagatorum*, die *Basler Betrügnisse* wie auch Gaunerverzeichnisse anderer Städte (Augsburg, Nürnberg, Bern, Straßburg), waren von städtischen Bediensteten verfaßt worden bzw. auf Betreiben des Rates und wurden unter den einzelnen Städten ausgetauscht, was auf eine enge Zusammenarbeit einzelner Gemeinwesen in diesem Bereich schließen läßt, um die Bürger und ihren Geldbeutel vor Betrugsbettlern zu schützen. In diesem Sinn ist die Warnung vor den Bettlerschlichen und -kniffen zu verstehen, wie sie der ungenannte „expertus in trufis [...] allen menschen zu einer vnderwysung vnd lere" in seiner Einleitung zum *Liber vagatorum* vorausschickt[40]. Gleichwohl ist der Schluß verfrüht, es handle sich bei der Gaunerliteratur um eine pauschale Verunglimpfung des Bettelwesens. Während sich die älteren Zeugnisse mit der Auflistung der Betrugspraktiken begnügten, vermag der *Liber vagatorum* sehr wohl zwischen echten und falschen Bettlern zu unterscheiden[41], wie aus den ersten beiden, im Vergleich zu den *Basler Betrügnissen* neuen Kapiteln hervorgeht.

So berichtet das Kapitel *von den Bregern*[42] von Bettlern, die „kommen schlechtlich vnd einfaltiglich für die leut gon vnd heischen das almůsen vmb gotz vnd vnser lieben frawen willen": sog. „housarme", bekannt in Stadt und Land am Ort ihrer Bettelei, charakterisiert als „erlich" und fromm. Der „houßarme" schämt sich bei der Bettelei „vor denen die yn kennen" und würde bei einer anderen Möglichkeit des Gelderwerbs die Bettelei beenden. Darum, so heißt es in der conclusio, ist solchen Bettlern „wol zu geben, wann es ist wol angeleit". Das 2. Kapitel *von Stabůlern* (Bettler, die von Geburt an dem Bettlerstand angehören und von Ort zu Ort ziehen) enthält gleichermaßen eine Empfehlung zum Almosen, stellt aber die Entscheidung ins Belieben des einzelnen: „du magst inen geben ob du wilt dann sie sind halb bős halb gůt nit al bőß aber der mererteil".

---

39 cf. Assion (wie not. 35) 75.

40 Erste hochdeutsche Ausgabe des „Liber vagatorum", zitiert nach dem Textabdruck bei Kluge (wie not. 33) 37.

41 Auf diesen wichtigen Unterschied wies erstmalig Assion (wie not. 35) 84 sq. hin.

42 Zitate nach Kluge (wie not. 33) 38.

Auch Martin Luthers ausführliche Vorrede läßt erkennen, daß keineswegs der ganze Bettlerstand diskreditiert werden soll; so ruft er zu einer kommunalen Armenfürsorge auf, die von der Hilfe des einzelnen begleitet sein müsse: man „thue seinem nehisten gutes/nach Christlicher liebe art vnd gepot"[43] und — mit einem Seitenhieb auf die Abgabepraxis der katholischen Kirche — „gebe solchen verlauffenen/verzweiffelten buben [den „rechten armen"] zehen mal so viel/gleich wie wir bisher an die Stifft klo̊ster [...] haben gethan". Diese Einstellung verrät auch die von dem Theologen und Historiker Cyriacus Spangenberg (1528-1604) verfaßte Ansprache *An alle Christliche gemeinen in der löblichen Herrschafft Mansfeldt*, die einem Nachdruck der Lutherschen Ausgabe (Lübeck 1560) beigefügt ist[44]: Trotz des Überhandnehmens der Bettelbetrügerei sei es doch Christenpflicht, „dennoch den Armen, nicht allene de vns bekandt vnd bewust syn, sonder ock den, de van andern örden, biwilen vth hochdringender noth, tho vns kamen, de Allmissen gern mitdelen, wolde vnd billick ock scholde". Eine solche ethische Grundhaltung, die schon Avé-Lallemant erkannte[45], macht den *Liber vagatorum* zu einem „religiös intendierten Vademekum"[46], das sowohl im Einklang mit der von der katholischen Kirche sanktionierten Almosenpraxis stand als auch mit der von protestantischer Seite propagierten Nächstenliebe. Doch verliert sich die Unterscheidung von „echten" und „falschen" Bettlern in den späteren, von Luther unabhängigen Ausgaben des *Liber vagatorum* immer mehr, und in der genrespezifischen Literatur des 17./18. Jahrhunderts ist nur noch von betrügerischen, arbeitsscheuen und trinkfreudigen Bettlern die Rede. „Sie machen sich krum und lahmen", heißt es etwa in den *Apophthegmata* (1705) von betrügerischen Bettlern, und es folgt mit ironischer Anspielung auf die Wunderheilungen die bei Jacques de Vitry, dem Stricker[47], bei Poggio, im *Eulenspiegel* und auch in der oralen Tradition bezeugte schwankhafte Erzählung, wie Lahme laufen lernen:

> Der Herzog von Lothringen befiehlt allen Edlen und Unedlen, ihre Pistolen (ohne Munition) zu nehmen und auf den in der Nähe von Brüssel lagernden Bettlerhaufen zu halten, so daß diese annehmen mußten, auf sie sollte das Feuer eröffnet werden. Die Reaktion ist vorauszuahnen: „Da hätte man sollen sehen, wie die Lahmen und Krummen so geschwind waren gesund worden, und über die Hecken wusten zu springen, um sich zu salviren. Da wurden ein Hauffen Krücken hinweg geworffen, daß man sich hat verwundern müssen [...]"[48].

---

43 Zitate nach der Ausgabe Wittenberg 1528 (wie not. 38).

44 cf. Avé-Lallemant (wie Kap. 1, not. 24) 152-155, num. 10 und 11 (danach zitiert).

45 ibid., 164.

46 Assion (wie not. 35) 86-88, Zitat p. 88.

47 Etwa zur gleichen Zeit wie Jacques de Vitry berichtet der rheinfränkische Fahrende Der Stricker in seinem „Kettenroman" von den Abenteuern des Pfaffen Amis die Heilung der Kranken als vierte Erzählung (Des Strickers Pfaffe Amis. ed. K [in'chi] Kamihara. Göppingen 1978, Vers 805-932). Die unterschiedliche Funktion (hie Exempel, dort Schwank) und die erheblichen Abweichungen sprechen für eine (oder mehrere) mündliche oder schriftliche Vorlage(n).

48 Text im EM-Archiv (mit num.): Apophthegmata 1705 (3635) mit dem Titel: „Der alte Hertzog von Lothringen thut in einem Tag mehr Miracul, als alle Geistlichen in Niederland gethan haben". — Betrügerische Simulanten stellen u. a. auch die anonym erschienen Sammlungen: Der alten und neuen Spitzbuben und Betrieger bößhafften und gewissenlosen Practiquen [..] ander Theil. s. l. 1700 und Schau-Platz der Betrieger. Hamburg/Frankfurt 1687 vor.

Gewöhnlich handeln die meisten Fassungen[49] allgemein von Kranken und Siechen, die ein ärztlicher Scharlatan aus dem Krankenhaus vertreibt. Er droht ihnen an, die Heilung könne nur gelingen, wenn der krümmste von ihnen getötet und seine Asche über die anderen verstreut werde. (Variante: Für die Heilung sei eine aus dem menschlichen Körper gewonnene Salbe erforderlich, für deren Herstellung einer aus der Runde sein Leben lassen müsse.) Eilig suchen alle das Weite.

Hatte schon Luther nach städtischer Kontrolle des Bettlerwesens verlangt (dann „were solcher buberey balde gesteuret vnd gewehret"[50]), verstärkt sich der Ruf nach obrigkeitsstaatlicher Kontrolle — verbunden mit der Forderung, die Bettler zur Arbeit zu zwingen —, je weiter die wirtschaftliche Entwicklung im 17./18. Jahrhundert voranschreitet. So urteilt z. B. Abraham a Sancta Clara in den *Centi-Folium Stultorum* (Artikel *Bettler-Narr*) — auf dem dazugehörigen Kupferstich bettelt ein einbeiniger Simulant (deutlich sichtbar durch die aufgesetzte Prothese und das nach hinten gestreckte Bein) — über diese: „[...] Weil viel zu Tag sich presthafft neñen, Und doch zu Nacht braf dantzen köñen. Dergleichen Narrn solt man führen, Zur Arbeit, und mit Stöß curiren"[51]. Oder der Jurist Georg Paul Hönn (1662-1747) führt in seinem mehrfach aufgelegten *Betrugs-Lexicon* (Coburg 1721, 1724, 1753 u. ö.)[52] 18 Betrugsarten von Bettlern — die „den Leuten das Geld gleichsam aus dem Beutel stehlen" — auf, darunter vier (num. 10, 14, 15, 18), die sich mit simulierenden Bettlern im Gewande von Körperbehinderten befassen[53]. Abschließend fordert Hönn auf, „Daß/wo Bettler und Krippel verdåchtig/man solchen unverschåmten Leuten/um desto besser hinter die Warheit zu kommen/recht auf den Zahn fühle/und sie durch gewisse dazu bestellte Personen fleißig examiniren lasse/mithin auf Befinden des Betrugs selbige ernstlich bestraffe"[54], unterbreitet aber zugleich Vorschläge zur Integration der Bettler und Krüppel (Versorgung der „blessirten Soldaten", der „Land- und Hauß-Armen" durch Abgabe öffentlicher Ländereien, Einrichtung von Manufakturen, Institutionalisierung von besonderen „Almosen-Cassen" etc.)[55].

---

49 Über 35 Belege und Nachweise im EM-Archiv. Die Erzählung rechnet zu Mot. K 1785 und K 1955.1 (Tubach, num. 1323; Krzyżanowski, num. 1635 B; György, num. 41) und gehört zu dem Erzählbereich der ärztlichen Scharlatane (z. B. AaTh 660: Die drei Doktoren; AaTh 1641: Doktor Allwissend mit Subtypen), wie sie vor allem im Schwank vorkommen: cf. Hand, Wayland D.: Arzt. In: EM 1 (1977) 849-853, hier 851 sq.

50 Zitiert nach der Ausgabe Wittenberg 1528 (wie not. 38).

51 Abraham a Sancta Clara (wie Kap. 3, not. 45) [69-73], Zitat [71].

52 Vollständiger Titel: Betrugs-Lexicon, worinnen die meiste Betrügereyen in allen Ständen nebst dem darwider guten Theils dienenden Mitteln entdecket von Georg Paul Hönn. Coburg ^{2}1721. Zu Hönn und seinem für die damalige Zeit „gewagten" Betrugs-Lexicon, das in alphabetischer Reihung 350 Stände mit ca 5000 Betrügereien behandelt, cf. Kramer, Karl-S.: Marginalien zu Georg Paul Hönns Betrugs-Lexicon. In: Schweizerisches Archiv für Volkskunde 68/69 (1972-73) 299-307 und die Nachbemerkung von Henri Herbedé in dem 1977 erschienenen Nachdruck (München, p. [215-221]; weitere Nachdrucke kamen u. a. in Feldafing 1958 und Hamburg [1970] heraus).

53 Num. 15 (Ausgabe Coburg ^{2}1721) prangert Bettler an, die als stumme Simulanten mit einem Glöckchen das Almosen suchen, num. 18 verurteilt Bettler, welche sich als einarmige oder einbeinige Soldatenkrüppel ausgeben.

54 Zitiert nach der Ausgabe Coburg ^{2}1721 (wie not. 52) 56.

55 ibid., 56.

Das weitgehend negative Bild des Bettlers steht im Einklang mit der sozialen Wirklichkeit, in der das Bettelwesen durch den Erlaß kommunaler Spenden- und Aufenthaltsverbote wie durch die Einrichtung von Arbeitshäusern eingedämmt werden sollte, und spiegelt zugleich die wirtschaftlichen Interessen des Bürgertums im Zeitalter beginnender Produktionssteigerungen wider[56]. Doch verdient, an dieser Stelle festgehalten zu werden, daß nicht der behinderte Bettler Ziel des Angriffs der weithin bürgerlichen Literatur war, sondern der arbeitsscheue Müßiggänger in seinen mannigfachen Rollen, der als simulierender Krüppel seine Bettelei betrieb. Ob aber eine solche Unterscheidung in populären Erzähltraditionen 'komischen' Inhalts wahrzunehmen ist, erscheint fraglich. Eher ist zu vermuten, daß gerade die Behinderten angesichts der vielen Negativismen in den Sog eines solchen Zerrbildes hineingeraten.

4.1.2. Blinder und Blindenführer

Unter diesem Aspekt ist die Figurenkombination Blinder/Blindenführer von besonderer Bedeutung. Von dem nicht ganz unproblematischen Verhältnis der beiden zueinander, das vor allem in romanischen geistlichen und weltlichen Spielen des 15. und 16. Jahrhunderts eine feste Tradition besitzt[57], handelt bereits die altfranzösische Farce *Le Garcon et l'aveugle*[58]. Sie ist ungefähr zwischen 1266 und 1288 entstanden und kennzeichnend für die oben angedeutete Einschätzung.

Das sehr kurze Stück (265 Verse)[59] beschreibt eingangs die Situation eines blinden, Almosen heischenden Bettlers, der einen Jungen mit der Aussicht auf künftigen Reichtum anwirbt und ihm seine Tricks zeigt. Beide singen und beten beim Nahen eines Passanten auf mitleiderregende Weise, doch ihr Mühen bleibt erfolglos. Der Blinde gesteht dem jungen Jehannet, daß er bereits über genügend Geld verfüge. Auch hält er sich eine Geliebte. Sie planen ein großes Fest und ereifern sich darüber in Derbheiten und Obszönitäten. Für einen Augenblick verläßt Jehannet seinen Herrn, wettert — mit verstellter Stimme — als zufälliger Passant über dessen obszöne Reden und ohrfeigt ihn. Zurückgekehrt, spielt Jehannet den Fürsorglichen und weiß auch ein Rezept zur Schmerzlinderung. Vertrauensselig stellt es der Blinde in Jehannets Belieben, für den Einkauf zum Fest soviel Geld, wie er benötigt, mitzunehmen. Obendrein gibt er ihm seine Kleidung zum Ausbessern mit. Der junge Blindenführer aber entweicht stattdessen mit der Kleidung und dem gesamten Bettelertrag. Der Blinde ist am Ende der Düpierte, den Jehannet vor dem Publikum als Tölpel hinstellt und verspottet (Vers 232-265).

Die Sympathie von Autor und Publikum gehört eindeutig dem Jungen, der den Blinden schädigt, ohne daß er bei diesem etwas auszustehen gehabt hätte. Zu-

---

56 Ähnlich Schenda (wie not. 31) 253 sq.: ,,Die negative Schilderung des Bettlers wächst mit der ökonomisch geforderten Zunahme von Arbeitsamkeit und Produktivität''.

57 cf. Heß (wie not. 7); Schoell, Konrad: Das komische Theater des französischen Mittelalters. Wirklichkeit und Spiel. München 1975.

58 Von Paul Meyer 1865 erstmals ediert; Text auch bei Roques, Mario (ed.): Le Garçon et l'aveugle. Jeu du XIIIe siècle. Paris ^{2}1921 (Nachdruck 1969).

59 Von Schoell (wie not. 57) wegen seiner Kürze als Sketch bezeichnet (p. 72).

dem vermittelt die Farce das 'Vorurteil', die Bettelei sei eine einträgliche Einnahmequelle, die unter Vorspiegelung einer Notsituation durch die Freigebigkeit der Mitmenschen zu Reichtum und dem Erwerb von Statussymbolen (Geliebte) führe. Das Herr/Diener-Verhältnis ist durch ein Schlau/Dummen-Verhältnis überlagert — wie es auch oft im Schwank begegnet (cf. AaTh 1568* sqq.) —, und überdies ist ein Behinderter das Opfer der List. Dieses ,,entscheidende Motiv''[60] ist charakteristisch für eine weitere Anzahl solcher 'Spiele' mit Blindem und Blindenführer, etwa für die *Passion d'Arras* (15. Jh.), *das Mystère de la Résurrection* (1456) oder das *Mystère de la Valenciennes* (1547). In allen Fällen ist der Blindenführer der wahre Held, der seinen Herrn an krimineller Energie weit übertrifft, sich etwa vor dem Blinden als ein anderer ausgibt oder ihn dadurch erpreßt, daß er androht, ihn zu verlassen. Aber diese ,,freie Burleskkomik'' stand keineswegs im Zentrum des dramatischen geistlichen Schauspiels, wie Rainer Heß gezeigt hat, sondern hatte eine pädagogisch-didaktische Begleitfunktion und sollte die Aufmerksamkeit der Zuschauer am gleichzeitig dargebotenen religiösen Geschehen wachhalten[61]. Andererseits ist nicht zu verkennen, daß die über die Komik vermittelten Einstellungen über behinderte Bettler zumeist negativ ausfielen, auch wenn in einigen geistlichen Spielen der Schluß gemildert wurde, indem das *Mystère de Saint Laurent* (1499) z. B. mit einem gemeinsamen Schmaus des Blinden (als Betrogenen) und des Blindenführers (als Betrügers) endete[62].

So nimmt das geistliche Schauspiel des 15./16. Jahrhunderts nicht selten ,,Züge einer profanen Komödie wie einer religiösen Komödie'' an[63]. Ein Beispiel für eine zunehmend negative Tendenz gegenüber behinderten Bettlern bietet, als Ausgangspunkt, das 112. Exempel des Jacques de Vitry[64].

> Dort erzählt er die Geschichte eines blinden und eines lahmen Bettlers, die befürchten, durch eine Prozession des hl. Martin von ihren Gebrechen geheilt zu werden, was zur Folge hätte, daß sie statt durch Almosen mit eigener Hände Arbeit ihren Lebensunterhalt verdienen müßten. Kurz entschlossen nimmt der Blinde den Lahmen auf die Schulter. Bei ihrer Flucht geraten sie jedoch in die Prozession und werden gegen ihren Willen geheilt.

Der Stoff ist weit verbreitet[65] und hat als Bestandteil der Martinslegende sowohl Eingang in die *Legenda aurea*[66] als auch in die umfangreichste deutschsprachige Prosalegenden-Sammlung *Leben der Heiligen* (ca 1391-1400)[67] gefunden. Steht in

---

60 ibid., 77-79.
61 Heß (wie not. 7) 153-162, 180.
62 cf. Frenzel, Elisabeth: Motive der Weltliteratur. Stuttgart 1976, 54-56.
63 Heß (wie not. 7) 8; cf. auch Schoell (wie not. 57).
64 Jacques de Vitry (wie Kap. 2, not. 143) num. 112; zu dessen möglicher Vorlage (,,De Reversione beati Martini a Burgundia Tractatus'' [11./12. Jh.] des Pseudo-Odon oder das ,,Martinsleben'' des Péan Gatineau [12. Jh.]) cf. Cohen, Gustave: Le Théme de l'aveugle et du paralytique dans la littérature française. In: Mélanges offerts à M. Émile Picot. Paris 1913, t. 1, 393-404, hier 396-399.
65 Mot. X 531; Tubach, num. 699 (die dortigen Hinweise auf die ,,Gesta Romanorum'' und Chauvin entbehren jeder Grundlage); cf. auch György, num. 240.
66 Kap. 166: De sancto Martino episcopo.
67 Die ,,Heilung wider Willen'' findet sich gegen Schluß des ,,Winterteils'' in der Martinslegende (11. Nov.), in dem Exemplar der Göttinger Staats- und Universitätsbiblio-

Exempel und Legende noch die Wunderheilung der gegen ihren Willen Geheilten im Vordergrund und heißt es eher beiläufig bei Jacques de Vitry einleitend: „Licet autem paupertas et alie tribulationes bone sint quidam tamen illis abutuntur"[68] oder in der Auslegung der Martinslegende: „et quia Deus multa praestat invitis, ambo contra eorum voluntatem continuo sunt curati, licet de hoc plurimum tristarentur"[69], so sind in dem Schauspiel *Le Moralité de l'aveugle et du boiteux* (1496) des André de la Vigne[70] 100 Jahre später ganz andere Gewichtungen erkennbar.

Die beliebte Motivkombination Blinder/Lahmer[71] ist von Anfang an vorhanden: Der Lahme sitzt auf den Schultern des Blinden und gibt den Weg an. Den Vorschlag des Blinden, beim in der Nähe weilenden hl. Martin Heilung von ihren Defekten zu suchen, weist der Lahme entrüstet zurück, ein solches Vorhaben beende ihre Partnerschaft und das gemeinsame Almosenbetteln[72]. Der Blinde läßt sich überzeugen, und beide beschließen, in der nächsten Wirtschaft einzukehren. Doch zuvor begegnen sie unversehens der Prozession, und durch die Wunderkraft des Heiligen verlieren sie ihre Gebrechen. Während der Blinde sein bisheriges Verhalten bereut, verflucht der Lahme den Heiligen, der ihn nun durch die Gesundung zur Arbeit zwingt. Aber er beschließt, weiterhin als Bettler seinen Lebensunterhalt zu verdienen.

Hier erscheinen die Vorurteile gegenüber den behinderten Bettlern gebündelt[73]: (1) Die Partnerschaft des Blinden mit dem Lahmen als Führer zielt auf doppelte Mitleiderregung. — (2) Gutgläubig gespendete Almosen, von der Kirche als gute Tat sanktioniert, werden in Kneipen verpraßt. — (3) Eine Notlage besteht nur scheinbar, Ursache der Bettelei sind Arbeitsscheu und Müßiggang.

Solche Charakteristika sind auch typisch für die im 16./17. Jahrhundert sich entwickelnden spanischen Schelmenromane[74], die häufig unter Bettlern spielen bzw. in denen der Held eine Zeitlang in der Gemeinschaft von Bettlern verbringt und die

---

thek (Signatur: Inc. H.E.S. 18/56): Augsburg [nicht nach 1485 = Hain 9978], XCVIII^r-CIV^r. — Zum „Heiligenleben" (von 1471-1521 78 Drucke nachweisbar) cf. Rosenfeld, Hellmut: Legende. Stuttgart ^{3}1972, 62 sq.

68 Crane (wie Kap. 2, not. 143) num. 112.

69 Legenda aurea, Kap. 166.

70 Fournier, Édouard (ed.): Le Théâtre français avant la renaissance, 1450-1550. Mystères, moralités et farces. Paris [1872], 155-161.

71 cf. Kap. 5.3.

72 Ängste und Nöte eines Blindenführers schildert eine aus England überlieferte Erzählung: Ein Blinder hofft auf Heilung durch St. Edmund. Der Blindenführer hingegen wünscht, daß jenem nicht geholfen werde, weil er sonst seine Tätigkeit aufgeben müßte (Tubach, num. 693).

73 Nach Heß' (wie not. 7) Urteil erscheint die Defektenkomik besonders in Frankreich „geweitet zum sadistischen Genießen der ausgefallensten Abscheulichkeiten, zum grauenvollen Spiel mit dem leidenden Menschen" (p. 88).

74 Hierzu v. vor allem Parker, Alexander A.: Los pícaros en la literatura. La novela picaresca en España y Europa (1599-1753). Madrid 1971 (englisch: Edinburgh 1967) und Stoll, Andreas: Wege zu einer Soziologie des pikaresken Romans. In: Spanische Literatur im Goldenen Zeitalter. Fritz Schalk zum 70. Geburtstag. Frankfurt 1973, 461-518; cf. auch Arendt, Dieter: Der Schelm als Widerspruch und Selbstkritik des Bürgertums. Vorarbeiten zu einer literatur-soziologischen Analyse der Schelmenliteratur. Stuttgart 1974 (v. die kritische Rezension Hans Gerd Rötzers in Fabula 16 [1975] 340 sq. [Vorwurf der Ahistorizität]); Bjornson, Richard: The Picaresque Hero in European Fiction. Madison 1977.

auch im geistlichen Schauspiel ihre Spuren hinterlassen haben[75]. Als ,,das große Vorbild der Blindenkomik''[76] gilt der 1554 anonym erschienene *Lazarillo de Tormes*[77], der, 1559 auf den Index gesetzt[78], dennoch seinen Weg ins Abendland fand und in englischen und deutschen Übersetzungen auf dem Kontinent verbreitet wurde[79]. Der *Lazarillo* ist insofern bedeutsam, weil die Abenteuer des trickreichen Helden Lázaro im Dienst verschiedener Herren ihren Anfang bei einem blinden Bettler nehmen (1. Kap.)[80].

Dieser weist alle nur erdenkbaren negativen Eigenschaften auf: Ein frömmelnder und geschäftstüchtiger Bettler, der die abgefeimtesten Bettelmethoden beherrschte, ,,in seinem Berufe war er ein Adler''[81], er hatte ,,tausend andere Mittel und Wege, um den Leuten das Geld aus der Tasche zu locken'', wußte Abhilfe gegen alle Krankheiten und ,,verdiente mehr in einem Monat als tausend Bettler in einem Jahre''. Durch seinen übergroßen Geiz und seine Brutalitäten zieht er sich aber, ohne es zu merken, in Lázaro den größten Feind heran. Jener leidet oft Hungers und überlebt nur dank seiner Pfiffigkeit und Schläue, indem er den Blinden betrügt und bestiehlt (cf. Childers 1977, Mot. K 333). Doch der Blinde läßt sich nicht übervorteilen, und stets hat der Junge das Nachsehen. Im Streite mit dem Blinden trägt er körperliche Blessuren davon. Als er z. B. in seiner Hungersnot dem Blinden eine Wurst stiehlt, stattdessen eine Rübe in den Topf legt und der Blinde an Lázaros Mundgeruch wahrnimmt, daß dieser ihm den 'Streich' gespielt hat, entgeht er nur knapp dem Tode, weil Passanten ihn von dem zornigen und prügelnden Blinden losreißen. Durch die dauernde Diffamierung und Demütigung veranlaßt, denkt Lázaro an seinen Weggang und beschließt, sich für alle erduldeten Quälereien am Blinden zu rä-

---

75 Heß (wie not. 7) 85-89.

76 ibid., 85.

77 Ausgaben 1554 in Burgos, Antwerpen und Alcalá de Henares. cf. Caso González, Jose M.: La primera edición dels Lazarillo de Tormes y su relación con los textos de 1554. In: Studia hispanica in honorem Rafael Lapesa. t. 1. Madrid 1972, 189-206; Tiemann, Hermann: Leben vnd Wandel Lazaril von Tormes. Verdeutzscht 1614. Nach der Handschrift herausgegeben und mit Nachwort, Bibliographie und Glossar versehen von —. Hamburg 1951, 113, 143-151.

78 Kap. 2, 4 und 6 verbringt er bei einem Kleriker, einem barmherzigen Bruder und einem Kaplan, deren Privatleben und Einstellungen in krassem Gegensatz zu ihrer nach außen vorgebrachten Frömmigkeit stehen; cf. auch Schneider, Adam: Spaniens Anteil an der deutschen Literatur des 16. und 17. Jahrhunderts. Straßburg 1898, 210-217.

79 Französische Ausgabe Lyon 1560, englische Ausgabe London 1586. Die erste Verdeutschung eines spanischen Schelmenromans erfolgte 1614 (Handschrift der Breslauer Dombibliothek), die erste Druckausgabe (eines anderen Übersetzers) Augsburg 1617. Weitere Drucke: [Leipzig] 1624, Nürnberg 1656, Ulm 1769, Wien 1790 etc.: v. Tiemann 1951 (wie Kap. 77) 143-151.

80 Unter Bettlern spielt auch teilweise der zweite bedeutsame Schelmenroman, Mateo Alemáns ,,Guzmán de Alfarache'' (1599 erstmalig erschienen; bis 1605 allein 23 Auflagen; englische, französische, italienische und deutsche Übersetzungen; cf. Schenda, Rudolf: Alemán, Mateo. In: EM 1 [1977] 268-272). Guzmán erlernt im Dienste eines bettelnden ,,römischen Bürschleins, das die Verhältnisse kannte'' (1. Teil, 3. Buch, 2. Kap.), alle Bettlerkniffe und verdiente sich — u. a. in der Rolle eines simulierenden blinden und verkrüppelten Bettlers — ,,ein Kapital, mit dem ein Ehrenmann die Füße vom Boden erhoben hätte und keineswegs auf Dreck getreten wäre'' (1, 3, 4). Zitiert nach der Übertragung von Rainer Specht: Alemán, Mateo: Das Leben des Guzmán von Alfarache. In: Spanische Schelmenromane 1. ed. Horst Baader. München 1964, 65-845.

81 Zitiert nach: Romanische Schelmennovellen. Deutsch von Jakob Ulrich (Romanische Meistererzähler 2). Leipzig 1905, 173 sq.

chen. Die Gelegenheit ergibt sich, als auf dem Weg zu einem Gasthaus (es regnet in Strömen) rasch ein Bach überquert werden muß. Lázaro gibt an, den richtigen Übergang gefunden zu haben, hat aber in Wirklichkeit vor einen steinernen Pfosten Halt gemacht. Er folgt der Aufforderung des Blinden und springt als erster über den vermeintlichen Graben. Der Blinde, „in Bewegung wie ein Ziegenbock", folgt, „nimmt mit aller Kraft einen Anlauf", prallt gegen die Säule und fällt „hinterrücks wie halb tot mit offenem Schädel hin"[82]. Ohne sich weiter um den Zustand des Blinden zu kümmern, zieht Lázaro allein weiter. Nur im Rückblick bereut er seine „unangenehmen Streiche" und entschuldigt sich, diese seien nur eine Reaktion auf das Verhalten des blinden Bettlers gewesen[83].

Ohne sozialkritische Bemerkungen gegen den Bettlerstand und ohne aggressive Blindenkomik begegnet unsere Erzählung, herausgelöst aus dem Schelmenroman, in der lehrhaften wie unterhaltenden Konsumliteratur des 17./18. Jahrhunderts. So erzählt z. B. der italienische Jesuit Carlo Casalicchio, der den *Lazarillo* durch die Schriften Baltasar Graciáns (1601-58) kannte[84], die Geschichte im Hinblick auf die aus körperlichen Schäden erwachsenden Benachteiligungen. Die Akzente haben sich verschoben, der Blindenführer gerät in die Rolle des Boshaften: Er ißt eine erbettelte Pastete allein auf. Der Blinde vernimmt Kaugeräusche, kommt dem „boßhafften" auf die Schliche und schlägt ihn „auf den Kopf und wo er inn hintraffe"[85]. Es folgt die bekannte Episode mit dem Sprung über das vermeintliche Hindernis. Vom Blinden zur Rede gestellt, entschuldigt sich der Blindenführer, er habe angenommen, der Blinde würde ebenso wie die Pastete auch diesen Pfeiler „geschmeckt und gerochen haben"[86]. Ist hier die Blindenkomik schon deutlich gemildert, entfällt sie gänzlich in Abraham a Sancta Claras kürzerer Fassung, die schon in der Einleitung Mitgefühl für den Blinden zu erwecken sucht: „Ein armer Mann/so von Mutter-Leib stockblind/liesse sich von seinem kleinen Vattern am Stecken fůhren/das Almosen da und dort zu suchen [...]"[87]. Abraham benutzt die Geschichte zur Demonstrierung dessen, daß „Rachgierigkeit" verderblich und „wider alle Christliche Regel" sei[88]. Noch geraffter erscheint die „Geschicht" in Wilibalt Kobolts *Schertz und Ernst*, wo der Fehlsprung des Blinden herhalten muß, die in jenen Zeiten gottlose Gefährlichkeit des Tanzes zu veranschaulichen: „es gibt vil grobe Fehl-Sprůng bey den besten Tantzern"[89].

Doch damit ist die Variationsbreite längst nicht erschöpft; in mündliche Überlieferungen ist das Thema ebenso eingegangen und auf die wesentlichen Handlungszüge verkürzt. Die Herkunft vom *Lazarillo* ist nicht zu leugnen. So führt der

82 ibid., 184.
83 ibid., 182. Zu den einzelnen Motiven cf. den 1977 erschienenen Index von Childers, s. v. Lazarillo de Tormes, cf. auch Krzyżanowski, num. 2054.
84 cf. EM 2 (1979) 1174 (Elfriede Moser-Rath).
85 Text im EM-Archiv (mit num.): Casalicchio 1702 (3080).
86 ibid.
87 Text im EM-Archiv (mit num.): Abraham a Sancta Clara, Huy und Pfuy 1707 (4477).
88 ibid.
89 Text im EM-Archiv (mit num.): Kobolt, Schertz und Ernst 1747 (4616). — Zu der Auffassung von der Frevelhaftigkeit des Tanze(n)s v. Peuckert, Will-Erich: Die große Wende 1-2. Hamburg 1948 (Nachdruck Darmstadt 1966), hier t. 1, 92-94.

Blindenführer in einer Dialekt-Aufzeichnung um die Jahrhundertwende den Blinden vor eine Weide (Requisitverschiebung) — nachdem jener den Geruch der verzehrten Wurst wahrgenommen hatte —, läßt ihn gegen den Baum springen und doziert: „wenn he dat rüken künn, dat ik Wurst eet, denn müßt he dat doch ok rüken koenen, dat hier de Boom stünn"[90]. Die mecklenburgische Fassung macht zugleich das Vereinfachungsraster mündlicher Volkserzählungen deutlich. Die Charakterisierungen des Blinden und des Blindenführers sind weggefallen, ebenso die Motivierung der Handlung. Warum der Junge den Blinden zum Sprung über den Graben animiert, resultiert nicht aus einem Rachegefühl für erlittene Pein oder aus Boshaftigkeit, sondern der Zuhörer/Leser erfährt aus der Pointe, daß selbst ein überentwickelter Geruchssinn n i c h t den Sehsinn ersetzen kann. Die aggressive Komik[91] geht eindeutig zu Lasten des Defekts[92], was auch für finnische Volkserzählungen gilt, in denen allerdings der Blinde die Wurst aus der Tasche seines Führers gestohlen hat und dafür zum Fehlsprung aufgefordert wird[93].

4.1.3. Die getäuschten Blinden

Unter dieser Überschrift faßte Hartmut Breitkreuz Erzählungen der Typen 1577 und 1577* zusammen, die er nach fünf Gruppen unterschied[94]. Dabei ist zu überlegen, ob die Textgruppen 4 und 5 tatsächlich AaTh 1577 bzw. AaTh 1577* zuzuordnen sind, was die Folgerungen[95] von Breitkreuz in Frage stellt[96]. Gleichwohl erkannte der Heidelberger Anglist richtig, daß das Thema der getäuschten Blinden

---

[90] Wossidlo, Richard: Aus dem Lande Fritz Reuters. Humor in Sprache und Volkstum Mecklenburgs. Leipzig 1910, 75 sq. — In einer maltesischen Version prahlt der geizige Blinde mit seinem Geruchssinn: Der Junge läßt ihn aus Rache gegen einen Laternenpfahl laufen, cf. Ilg. B[ertha]: Maltesische Märchen und Schwänke. Zwei Teile. Leipzig 1906, hier 2, num. 103.

[91] Dies könnte auch ein Grund dafür sein, daß in den nach 1945 erschienenen repräsentativen Ausgaben mit Wossidlo-Texten (z. B. durch Gottfried Henßen [1957] oder Siegfried Neumann [1963]) die Geschichte mit der rüden Behindertenkomik weggelassen wurde.

[92] Im amerikanischen Comic „Little Aubrey" (1948, 1951) bringt die boshafte und zynische Enkelin ihren blinden Großvater um, indem sie ihn unter einem Vorwand von einem Turm in einen ausgetrockneten Teich springen heißt. Aus dieser Handlungssequenz folgert Borew (wie not. 14) überspitzt: So erziehe „die reaktionäre bürgerliche Kunst die heranwachsende Generation zu Grausamkeit, Menschenhaß und Sadismus" (p. 170). — Solche und ähnliche aggressive Erzählungen sind allerdings auch zahlreich aus China bekannt (Nai-tung Ting 1577 A: Blind Man Falls into water; 1577 B: Blind Man Beaten by People).

[93] cf. Rausmaa, 29 (13 Varianten; eingereiht unter der Überschrift: Other anecdotes about a clever man [!]).

[94] Breitkreuz, Hartmut: Blinde: Die getäuschten B. n. In: EM 2 (1979) 462-467.

[95] ibid., 462.

[96] Gruppe 4 behandelt die Erzählung vom Schweinekampf der Blinden (v. unten). Die einleitende Feststellung, der Schwank von den getäuschten Blinden wolle „auch den Blick für die Durchsetzungsprobleme der B[linde]n schärfen", ist eine wohl überzogene Interpretation, auch die allgemeine Verbreitung in der Schwankliteratur des 17. Jahrhunderts ist nicht nachweisbar. Das von Breitkreuz angeführte „Musterbeispiel" stammt erst aus dem 18. Jahrhundert (dabei handelt es sich um eine Variante zu AaTh 1526 A: Zechpreller [nach der wahrscheinlichen Vorlage von Pauli/Bolte, num. 646]).

infolge der zum Teil jahrhundertelangen Überlieferung eine „enorme Schwankungsbreite" aufweist[97] und außer dem afro-indischen Raum überall in den verschiedensten Ausprägungen verbreitet ist. Es lassen sich vier Arten[98] von Erzählungen unterscheiden:

(1) Ein Betrüger täuscht blinden Bettlern vor, Geld gegeben zu haben. Die Blinden geraten in Streit, weil jeder von ihnen glaubt, der andere habe das Almosen in Empfang genommen. Die Zahl der Blinden kann wechseln (meist 2, 3, 4). Der Schwank endet stets mit dem — oftmals blutigen — Streit der Düpierten, die sich selbst nicht über den Weg trauen und als wahre Dummköpfe hingestellt werden. Diese Beschreibung trifft auf Mot. K 1081.1 bzw. AaTh 1577 zu. Der Schwank ist insbesondere aus oraler Tradition süd- und mitteleuropäischer Länder bekannt[99], findet sich aber auch bereits u. a. in der lateinischen Anekdotensammlung des Augsburger Schulmeisters Konrad Derrer (ca Mitte des 14. Jh.s niedergeschrieben)[100] wie auch bei Franco Sacchetti, Girolamo Sozzini und im Schelmenzyklus des ferraresischen Hofnarren Gonnella[101]. Ein ähnliches Motiv ist aus italienischer, afrikanischer und nordamerikanischer Überlieferung bekannt (Mot. K 1081.2). Hier stiehlt der Trickster Fleisch von Blinden, die daraufhin einander des Diebstahls bezichtigen. Überhaupt sind Blinde als Diebe verschrien (Mot. K 333), die auch vor gegenseitigem Diebstahl nicht zurückschrecken[102].

— Typ 5 entspricht in Wirklichkeit AaTh 1317 (Irrige Identität): Blinde erfühlen (ertasten) die Gestalt eines Tieres und meinen, statt Bein, Schwanz, Ohr etc. eines Elefanten einen Gegenstand (Klotz, Seil, Schaufel oder ähnliches) vor sich zu haben. Jeder ist davon überzeugt, etwas Richtiges ertastet zu haben, keiner kann das Ganze erfassen. Die ürsprünglich aus dem buddhistischen Legendenkranz Udāna (Bestandteil des Tripiṭaka; seit 2. Jh. vor unserer Zeitrechnung zusammengestellt) stammende, über den islamischen Kulturkreis (Muḥammad al-Ġhazzālī, Sanā'i) weiter vermittelte erbauliche Geschichte erklärt anschaulich am Beispiel der Blinden die Unzulänglichkeit menschlicher Ratio im System der göttlichen Ordnung (cf. Meier, Fritz: Das Problem der Natur im esoterischen Monismus des Islams. In: Eranos-Jahrbuch 14 [1946] 149-227, hier Exkurs: Zur Geschichte der Legende von den Blinden und dem Elefanten [174-180] und Ziesenіß, Alexander: Studien zur Geschichte des Śivaismus. Die Śaiva-Systematik des Vṛhaspatitattva. Neu Delhi 1958, 20-25). Als Kinderbuch und ohne tiefsinnige Ausdeutung ist die Geschichte vor allem im anglo-amerikanischen Raum verbreitet, z. B. Saxe, John Godfrey: The Blind Men and the Elephant. New York/Toronto/London 41963. Nur vordergründig handelt es sich demnach um eine „Blindentäuschung". Die von Breitkreuz dazu herangezogenen Beispiele aus dem südostchinesischen Erzählgut sind außerdem Varianten zu AaTh 1586 bzw. 1586 A (Fliege auf des Richters Nase).

97 ibid., 462; cf. auch bes. Kap. 4.1.-4.2. der vorliegenden Arbeit.

98 Die Bezeichnung Typus ist hier weniger als relativ stabiler Erzählkern zu verstehen. Angesichts der Verstreutheit einzelner Erzählungen erscheint es sinnvoll, die Materie lediglich nach ihren Hauptcharakteristika zu behandeln.

99 Außer den Angaben bei AaTh cf. noch: Cirese/Serafini; Rausmaa; Arājs/Medne; Robe; Jason, Types; Nai-tung Ting; SUS.

100 cf. Rehermann, Ernst Heinrich: Derrer, Konrad: In: EM 3, 2-3 (1980) 427 sq., der den kulturhistorischen Wert (Stoffvermittlung über die Schule) der Sammlung betont (num. 13 = Mot. K 1081.1).

101 Zusammenstellung der Quellen mit kurzen Beschreibungen bei Rhaue, Hans: Über das Fabliau „Des Trois Aveugles de Compiègne" und Verwandte Erzählungen. (Diss. Königsberg) Braunsberg 1914; cf. auch Wesselski, Albert: Die Begebenheiten der beiden Gonnella. Weimar 1920, 126-130 (not. zu num. 21).

102 Eberhard/Boratav, num. 345.

(2) Deutliche Parallelen zu Typ 1 zeigt der erste Teil des Fabliaus *Les Trois aveugles de Compiègne* (1. Viertel 13. Jh.) eines gewissen Cortebarbe[103]. Es gehört zu dem großen Kreis der Zechpreller-Geschichten[104], verbunden mit dem Motiv des betrogenen Gläubigers, wie sie seit dem Mittelalter — vermutlich orientalischer Herkunft — im Umlauf sind[105]. Die Akzente scheinen weniger negativ zu Lasten der blinden Bettler gesetzt als in Typ 1, weil der Spender des vermeintlichen Geldgeschenks (ein clerc) sich der Blinden erbarmt, seinen Streich bereut und sie aus ihrer Misere befreit.

Als die Blinden nämlich ihre Zeche nicht bezahlen können, der Wirt ihnen Prügel angedroht und einen bereits geohrfeigt hat, verbürgt sich der Geistliche für den ausstehenden Betrag (Mot. K 455.4) und erzählt dem Wirt, der örtliche Pfarrer werde dafür aufkommen. Diesem jedoch berichtet er unter einem Vorwand, der Wirt sei von einer heimtückischen Krankheit befallen, die ihm den Verstand raube. Daher möge der Pfarrer ihm ein Evangelium lesen. Aus dieser gegensätzlichen Information heraus entstehen Mißverständnisse. Am Ende steht der Wirt als Betrogener da (Mot. K 455.5).

Mit diesem Inhalt ist der Schwank in mehreren Bearbeitungen bekannt geworden[106] und auch in die Schelmengeschichten eines Eulenspiegel und Clement Marot eingegangen[107]. Gerade die älteren Bearbeitungen, etwa Eulenspiegels 71. Historie, Johannes Paulis 646. Schimpff *Zwo̊lf Blinden verzarten zwo̊lf Guldin*[108] oder das Fastnachtspiel des Hans Sachs *Der Ewlenspiegel mit den blinden* (1553), lassen über die Situationskomik hinaus deutlich Mitleid für die notleidenden blinden Bettler erkennen. So ist bei Johannes Pauli die aus der gegenseitigen Verdächtigung sich ergebende Rauferei der Blinden, wie sie im Fabliau beschrieben ist und auch schon in den vor Pauli existierenden italienischen Novellenfassungen (Typ 1) begegnet, ausgespart. Die Blinden werden als arme Teufel geschildert, die bei kaltem, stürmischem Wetter in der Gegend von Nürnberg, enttäuscht vom hartherzigen Verhalten

103 In seiner Dissertation hat Rhaue (wie not. 101) ausführlich die verwandten Stoffe und abhängigen Fassungen kommentiert (Inhaltswiedergabe des Fabliau p. 7-11); cf. außerdem Bédier, Joseph: Les Fabliaux. Paris (1893) [5]1925, 447 sq. und Erzählungen aus dem zwölften und dreizehnten Jahrhundert mit historischen und kritischen Anmerkungen. Aus dem Französischen des Le Grand. 3. Theil. Halle/Leipzig 1796, 44 sq.

104 cf. Mot. K 455: Deception into giving false credit; Mot.-Index s. v. Host, Innkeeper; EM-Archiv s. v. Zechpreller.

105 Die in Orient und Okzident wohl bekannteste Zechpreller-Erzählung dürfte der Schwank vom Bettler als Pfand (AaTh 1526) sein. Zur Überlieferung cf. Ranke, Kurt: Bettler als Pfand In: EM 2 (1979) 263-268.

106 Stith Thompson hat zwar sinnvollerweise die Erzählung als AaTh 1526 A: Supper Won by a Trick: another person to pay eingereiht (Mot. K 455.1 und 455.2 sollten dort besser nicht als Hinweise genannt werden), aber nicht erkannt, daß die von ihm aufgeführten Motive K 455.4 und 455.5 nur in Verbindung mit dem auch selbständig vorkommenden Mot. K 1081.1 (unser Typ 1) auftreten. Insofern erscheint die Klassifizierung des Mot. K 1081.1 als AaTh 1577 nicht ganz verständlich. Auch ist zu bedenken, daß AaTh 1526 A nicht unbedingt ein Subtyp sein muß: Das Fabliau ist ungefähr zur gleichen Zeit entstanden wie die älteste Fassung des AaTh 1526, des Strickers (ed. Kamihara [wie not. 47]) 11. Erzählung vom Pfaffen Amis (Vers 1547-2042). Auch dessen letzte (12.) Erzählung handelt von einem düpierten Gläubiger: „Der Juwelenhändler" (Vers 2043-2472).

107 cf. Nachweise bei Rhaue (wie not. 101) bes. 20-26 und György, num. 89.

108 Pauli/Bolte, num. 646.

der Städter („[wir] hetten gemeint, man tet unß anders gehalten")[109], umherirren, und die scheinbar edle Gabe des Fremden (hier ein Ritter) versetzt sie in den Stand, einmal richtig zu speisen und sich auszuruhen. Die wenigen Einschübe über die soziale Lage der blinden Bettler sind in den späteren Versionen, etwa im *Clement Marot*, in den *Serées* des Guillaume Bouchet[110] oder im *Antihypochondriakus*[111], nicht mehr vorhanden. Die Figur des Wirts erfährt dagegen eine stärker ins Negative gehende Konturierung, die schon im Fabliau angelegt war[112].

(3) Das Motiv der Düpierung Blinder (und die sich aus ihrem Argwohn ergebenden Streitereien) ist oftmals letzter Bestandteil der vornehmlich im mediterranen Raum beheimateten Erzählung AaTh 1577*: *Blind Robber Paid Back*[113].

> Ein blinder Bettler gibt ihm anvertrautes Geld als sein Eigentum aus (oder bringt Geld mit Gewalt an sich) und bezichtigt zudem den Eigentümer des versuchten Diebstahls. Der Betrogene folgt dem Blinden heimlich und erfährt durch Belauschen von dessen gehorteten Reichtümern, als sich der Blinde mit seinen Gefährten über die zusammengebettelten und gestohlenen Schätze unterhält. Durch unbemerkten Zugriff sichert sich der Bestohlene sein Eigentum wieder (stiehlt nun seinerseits den Schatz des Blinden und/oder die Geldvorräte der anderen) und weidet sich aus der Ferne an dem Gezänk der Blinden, von denen jeder den anderen des Diebstahls bezichtigt[114].

Die nur aus neuzeitlichen Fassungen nachweisbare Täuschungsgeschichte stellt zugleich ein Gegenbild zu der bereits behandelten Geschichte vom *Schatz des Blinden* dar[115]. Die in Typ 1 und 2 ansatzweise erkennbare Diskriminierung blinder Bettler erscheint hier noch erheblich gesteigert. Der Blinde wird als gemeiner Dieb, ungetreuer Aufbewahrer und als Lügner vorgestellt. Die Figur des gierigen und reichen Bettlers suggeriert einen Überdruß am Almosengeben, und die attestierte Streitsüchtigkeit wie das Mißtrauen gegenüber dem(n) Gefährten, Lebens- und Wohngenossen tragen zur Negativierung der Figur bei. Bestimmendes Merkmal der Typen 1-3 ist das Auftreten eines Betrügers[116], der die komische Handlung in Gang setzt. Bewußt ist auch der Typ 3 einbezogen, weil ja der zunächst Unterlegene sich behaupten und dem räuberischen Blinden das Gestohlene wieder abnehmen kann. Seine Aktionen bestimmen den weiteren Handlungsverlauf, eindeutig ist die Sympathie des Erzählers auf seiner Seite.

---

109 ibid.

110 v. Rhaue (wie not. 101) 43; Wesselski (wie not. 101) 128.

111 [Keyser] (wie Kap. 3, not. 77) num. 133.

112 Folgerichtig heißt auch die Überschrift im Historien-Schreiber 1729 (Text im EM-Archiv: num. 15.537) „Der betrogene Wirth" (vermutlich nach Pauli/Bolte, num. 646).

113 AaTh verzeichnet nur estnische, slovenische und türkische Belege. Zu ergänzen sind israelische (Jason), lettische (Arājs/Medne) und italienische (Cirese/Serafini) Fassungen. Im EM-Archiv befinden sich außerdem russische, polnische, georgische und indische Texte (sub AaTh 1577*).

114 Die Analyse beruht auf den im EM-Archiv befindlichen Texten.

115 cf. Kap. 3.1.1.

116 Im Schwank ist der Betrüger die sympathische Hauptfigur, seine Aktionen bestimmen den Gang der Handlung, cf. Moser-Rath, Elfriede: Betrüger. In: EM 2 (1979) 230-238, hier 232 et passim.

(4) Typ 4 ist dadurch charakterisiert, daß die Blinden in einer lächerlichen Situation allein agieren. Genauer geht es um den sogenannten Schweinekampf der Blinden, der zum Teil als Fastnachtbrauch nach den Angaben verschiedener Chronisten z. B. in Lübeck 1386, Stralsund 1415, Paris 1425, Köln 1498 und Augsburg 1510 stattgefunden haben soll[117].

> Danach[118] wurden Blinde am ,,vastelauende'' auf den Marktplatz in ein Karree geführt, mit Stöcken ausgerüstet und mußten nun versuchen, ein Schwein zu töten. Sie schlugen dabei mehr sich selbst als das Schwein, und lange nicht mehr habe man ,,solck ein lachendes vastelauent nicht geseen''[119]. Die Lübecker Chronik des Hermann Korner[120] berichtet noch ausführlicher: So habe man 12 kräftige Blinde erst durch Speis und Trank gestärk, dann mit Harnischen und Panzern ausgerüstet und ihnen die Helme verkehrt herum aufgesetzt, damit auch mögliche Simulanten nichts mehr sehen konnten. In dem entstehenden Getümmel sei manch einer der Blinden umgestürzt und von seinen Gefährten verletzt worden. Schließlich sei das Schwein, mehr durch Hetze als durch Hiebe ermüdet, von den Blinden hingestreckt und getötet worden[121].

Dieser lokalisierte Bericht eines ,,eigenthümlichen Fastnachtsscherzes''[122] ist höchstwahrscheinlich eine Fiktion[123] und ein Beispiel dafür, wie in die Chronikliteratur auch ,,narratio fabulosa'' eingeflossen ist[124]. Denn die Geschichte vom Schweinekampf der Blinden ist weit älter und wurde zum erstenmal in den *Sermones vulgares* des Jacques de Vitry[125] und in den *Parabolae* des englischen Magisters Odo (of Cheriton)[126] literarisch fixiert, beide Male als Exemplum und keineswegs mit derart verletzender Komik wie in den Berichten aus der Chronikliteratur: Bei Jacques de Vitry stehen die um sich schlagenden und gegenseitig sich verwundenden

---

117 cf. z. B. Deecke, Ernst: Lübische Geschichten und Sagen. Mit Quellen und Literaturnachweisen versehen von Heinrich Wohlert. Lübeck [6]1925, 172 sq., num. 84; Johann Berckmanns Stralsundische Chronik und die noch vorhandenen Auszüge aus alten verloren gegangenen Stralsundischen Chroniken [. .]. ed. G[ottlieb] C[hristian] F[riedrich] Mohnike/E[rnst] H[einrich] Zober. Stralsund 1833, 8. Wolfgang Büt(t)ner (Epitome historiarum. 2. Auflage durch Georg Steinhard. Leipzig 1596, fol. 5[v]) berichtet die dem Cuntz von der Rosen, dem Schelm Kaiser Maximilians, zugeschriebene ,,schertzhafftige historia'' nach den ,,Collectanea Manlii Latine'' (1565, p. 450), die wiederum Sebastian Francks ,,Chronica'' als Quelle anführen. — Zum Schweinestechen cf. auch Schultz, Alwin: Deutsches Leben im XIV. und XV. Jahrhundert. Große Ausgabe. Prag/Wien/Leipzig 1892, 409 sq. und Wanecek (wie Kap. 1, not. 83) 529.

118 v. Berckmann (wie not. 117).

119 ibid.

120 Die Chronica novella des Hermann Korner. ed. Jakob Schwalm. Göttingen 1895, 83, 324 sq.

121 cf. auch Deecke (wie not. 117).

122 So bezeichnen die Herausgeber Mohnike/Zober den Schweinekampf der Blinden, cf. Berckmann (wie not. 117) 333.

123 Stith Thompson führt den Schweinekampf unter Mot. N 388 und X 125 auf, ohne die irrtümliche Doppelung festgestellt zu haben.

124 Brückner, Wolfgang: Chronikliteratur. In: EM 3, 1 (1979) 1-15, hier 10.

125 Crane (wie Kap. 2, not. 143) num. 43.

126 Hervieux, Léopold: Les Fabulistes latins 1-5. Paris 1893-1899 (Nachdruck Hildesheim/New York 1970), hier t. 4 (1896) 310, num. 118. Crane (wie Kap. 2, not. 143) vermerkt in seinen Anmerkungen zu num. 43 (p. 152), daß die Idee des Schweinekampfes vermutlich aus England ,,importiert'' wurde, ohne sich ausdrücklich auf Odo of Cheriton zu beziehen.

Blinden symbolisch für jene „doctores qui avaricia et muneribus excecantur"[127], Odo vergleicht die tapsigen Schweinetöter mit den Sündern[128]; und außerdem findet sich der Schweinekampf u. a. in der spanischen Exempelkompilation *Libro de los e(n)xemplos*[129]. In etwa dieser geographischen Breite war der Schweinekampf der Blinden heimisch. Und es verwundert nicht, daß die Chronikliteratur angesichts der beschriebenen teilweise negativen Einstellung des 14.-17. Jahrhunderts gegenüber Behinderten das Schweinekampf-Motiv aufgreift, der Glaubwürdigkeit halber lokalisiert und zugleich seines Beispielcharakters beraubt, so daß die Hilflosigkeit und Tolpatschigkeit der Behinderten um so stärker zutagetreten[130]. Im Zuge der Wiederbeschäftigung mit populären Überlieferungen gerät die jeglicher christlicher Barmherzigkeitsdoktrin zuwiderlaufende und Behinderte diskriminierende Geschichte, von Lokalhistorikern und Sammlern als „geglaubte Realität" empfunden, in die Spezialliteratur des 19./20. Jahrhunderts[131].

4.2. Eheleute

Ein zweiter Komplex schwankartiger Erzählungen mit behinderten Handlungsträgern dreht sich um Eheleute, von denen mindestens ein Partner eine Behinderung aufweist. Wichtiger als eine zeitliche Eingrenzung (Zeit vor der Ehe, Jungvermählte, schon länger Verheiratete) erscheint eine thematische: Denn in zwei der fünf feststellbaren Erzähltypen geht es um Ehebruch auf Kosten des behinderten Ehegefährten (AaTh 1419 C; 1423), in den übrigen drei basiert die Komik auf der Entdeckung verborgener körperlicher Defekte (AaTh 1379*; 1456, 1456*; Rotunda J 1545.10*).

So macht in dem in zwei unterschiedlichen Redaktionen vorliegenden Schwank *Der verzauberte Birnbaum* (AaTh 1423)[132] die Frau ihrem blinden Manne weis, sie möchte sich gern Birnen (Äpfel) von einem Baum pflücken. Zuvor hat sie ihren Liebhaber verständigt (durch briefliche Mitteilung, mit Hilfe eines langen Rohres etc.), daß er bereits auf den Baum klettern solle. In seiner großen Eifersucht umklammert der Blinde den Baum, während die listenreiche Frau sich über ihm vergnügt. Als der überaus mißtrauische Mann auf inständiges

---

127 Crane (wie Kap. 2, not. 143) num. 43.

128 Hervieux (wie not. 126): „Sic peccatores huiusmodi, cum porcum, id est peccatum, deberent interficere, se ipsos verbis et uulneribus ad inuicem afficiunt".

129 Tubach, num. 698 (die Hinweise auf Mot. K 1081 und L 211 sind unsinnig).

130 Auch die bildende Kunst hat sich des Motivs angenommen, z. B. Hieronymus Bosch („komisch gemeint"), cf. Eberlein, Kurt Karl: Bettler. In: RDK 2 (1948) 444-448, hier 444 sq.

131 z. B. bei Schultheis (wie Kap. 1, not. 7) 36 sq.; Kretschmer (wie Kap. 1, not. 7) 65 sq.; Wanecek (wie Kap. 1, not. 83) 529 und Schultz (wie not. 117) 409 sq. — Daß dabei unfreiwillig neue „narratio fabulosa" entstehen kann, zeigt der EM-Artikel von Hartmut Breitkreuz (wie not. 94) hier 465. Er hat versehentlich die beiden von Ernst Deecke (wie not. 117) unter num. 84 zusammengefaßten Berichte als einen angesehen und knüpft daran seine überzogene Interpretation an, indem er die in beiden Berichten genannten Jahreszahlen vergleicht und daraus eine Kontinuität von fast zweihundert Jahren für den lübischen Brauch des Schweinekampfes ableitet.

132 cf. James T. Bratchers gleichnamigen Beitrag in EM 2 (1979) 417-421.

Bitten durch Gott (eine andere Gottheit) sein Augenlicht wiedererlangt, das ehebrecherische Treiben seiner Frau wahrnimmt und beklagt, erwidert sie schlagfertig, den Ehebruch nur ihm zuliebe begangen zu haben. Im Traum (auf Rat eines Gottes) sei ihr der Seitensprung als das beste Heilmittel zur Erlangung seiner Sehkraft empfohlen worden. Mit dieser Antwort gibt sich der dumme Gatte zufrieden.

Der Ehebruchschwank ist in Westeuropa seit dem 13./14. Jahrhundert belegt und sowohl bei Boccaccio, Chaucer als auch in späteren Ausgaben der *Disciplina clericalis* (aus dem 14. Jahrhundert) nachweisbar[133]. Neben dem Motiv des Ehebruchs als Heilmittel der Blindheit ist noch eine andere, allgemein für älter angesehene Redaktion verbreitet, die stattdessen das Motiv der Sinnestäuschung enthält.

Dort wird dem betrogenen Ehemann von einer Kupplerin (oder seiner Ehefrau) eingeredet, der von ihm entdeckte Ehebruch habe überhaupt nicht stattgefunden: Sie grüßt den Mann und einen fiktiven Gesellen. Auf die erstaunte Frage des Mannes, warum sie zwei Personen grüße, wo er doch allein sei, antwortet sie, jetzt sei die Stunde des Tages, in der man eine Person für doppelt ansehe. Als der Ehemann zu seiner Frau zurückkehrt und sie allein sieht, bedenkt er das Gehörte, meint sich getäuscht zu haben, als er seine Frau in flagranti entdeckte, und bittet sie um Verzeihung.

So und ähnlich begegnet der Schwank bei Jacques de Vitry[134], Georg Wickram, La Fontaine u. a., ist in Westeuropa ebenso im Umlauf wie die Heilmittel-Redaktion[135] und dürfte auf direkte orientalische Einflüsse zurückgehen, zumal solche Sinnestäuschungen des Ehemannes in der arabischen und indischen Literatur eine reiche Tradition haben und die Themen 'Frauenlist' und 'gehörnter Ehemann' zu den bevorzugtesten Schwankthemen des Spätmittelalters zählen[136]. Daß aber auch die Heilmittel-Redaktion orientalischen Ursprungs ist, wie von der Forschung allgemein angenommen, gilt keineswegs sicher, solange für die Heilmittel-Redaktion in ihrer Motivfolge die ältesten Belege bei Boccaccio (7,9) und Chaucer *(Merchant's Tale)* zu finden sind[137]. Die Komposition traditioneller Motive könnte ebensogut auf europäischen Boden entstanden sein.

Es ist für diesen Erzähltyp bezeichnend — der in einer deutschen Verserzählung aus dem 15. Jahrhundert mit dem Motiv der Erdenwanderung der Götter auch als Mirakelschwank angesehen werden kann —[138], daß die literarische Tradition

---

133 Nachweise bei Wesselski (wie Kap. 2, not. 80) num. 23 und Basset, René: Mille et un contes. Recits et légendes arabes 1-3. Paris 1924/1926, hier t. 2 (1926) num. 68; v. auch Schwarzbaum (wie Kap. 3, not. 39) 340-342, Tubach, num. 3265 sowie Dvořák, num. 3265.

134 Crane (wie Kap. 2, not. 143) num. 251.

135 cf. Angaben zu not. 133.

136 BP 3, 203-205; cf. auch Suchomski (wie not. 4) 129 und 158-211.

137 cf. Angaben zu not. 132, 133. Frauke Frosch [— Freiburg] (Schwankmären und Fabliaux. Ein Stoff- und Motivvergleich. Göppingen 1971 [Diss. Tübingen 1972]) vermutet, daß die einzelnen Motive für Fabliau und Märe mündlicher Überlieferung entstammen und daß wegen ihrer additiven Reihung Kontaminationen mit anderen Stoffen ermöglicht wurden (p. 193-198).

138 Von Hanns Fischer als „Buhlschaft auf dem Baume" bezeichnet, cf. id . (ed.): Die deutsche Märendichtung des 15. Jahrhunderts. München 1966, A 7 und A 8 (Text p.

über eine Fülle von Motiven verfügt und die Frauenlist mehrfach aufzeigt, während die mündlich aufgezeichneten Fassungen des 19./20. Jahrhunderts — wie so oft — aus einem verkürzten Handlungs- und Motivgerüst bestehen[139]. Symptomatisch für diesen Trend ist überdies, daß die aus der Blindheit des Ehemannes resultierenden Frauenlisten entfallen sind[140]. In der mündlichen Überlieferung geschieht die Düpierung des (nicht mehr blinden) Ehemannes durch Sinnestäuschung (cf. auch AaTh 987: *Augenverblendung*), die Heilmittel-Redaktion hat sich nicht durchsetzen können.

Vom Listenreichtum der ehebrecherischen Frau kündet außerdem der Schwank AaTh 1419 C *(Der einäugige Ehemann)*, der — wie AaTh 1423 — in zwei Redaktionen[141] verbreitet ist und über eine reiche literarische Tradition verfügt.

> Ein Mann kommt unerwartet heim, seiner Ehefrau gelingt es gerade noch, den Liebhaber im Schrank (unter dem Bett etc.) zu verstecken. Typus A: Die Mutter breitet mit ihrer Tochter ein Laken (eine Decke) so aus, daß dem Ehemann für einen Augenblick die Sicht genommen ist und der Liebhaber sich davonstehlen kann. Typus B: Der Mann ist einäugig, die Frau bedeckt das gesunde Auge unter einem Vorwand (Kuß, Heilungsversuch)[142]. Der Liebhaber entweicht unbemerkt.

Der Stoff dieses Ehebruchschwanks dürfte auf orientalische Vorbilder zurückgehen[143]. Auf europäischem Boden tauchen beide Variationen zum erstenmal in der *Disciplina clericalis* (num. 9, 10) des Petrus Alphonsi auf. Interessant ist dabei, daß — zur Begründung der Glaubwürdigkeit — das Laken-Motiv aus Typus A schon Aristophanes in seinen *Thesmophoriazousai* (Die Frauen beim Thesmophorienfest)[144] verarbeitet, während die Einäugigkeit des Ehemannes als bestimmendes Motiv erstmalig in der Fassung des Petrus Alphonsi begegnet. Möglicherweise han-

---

485-495). Nach Jürgen Meier (Verflex. 1 [²1978] 1113 sq.) ist das Gedicht „im Grenzbereich zwischen Märe und geistlicher Erzählung anzusiedeln", weil Petrus über die Erkenntnis von den unergründlichen Listen der Frauen hinaus von Gott belehrt wird, auch „dem sünder sol man vil vertragen" (Vers 244).

139 Das bezeugen die im EM-Archiv eingesehenen Varianten zu AaTh 1423; cf. auch die Angaben zu AaTh 1423 sowie die seither erschienenen Kataloge mit Fassungen dieses Typs: Ó Súilleabháin/Christiansen; Nowak, num. 358 sq.; Robe; Cirese/Serafini; Baughman; Rausmaa; SUS.

140 Nur eine russische Version aus dem 19. Jahrhundert basiert noch auf dem Motiv der Blindheit: [Afanas'ev, Aleksandr Nikolaevič:] Contes secrets traduits du Russe. In: Kryptádia 1 (1883) num. 28 (= Hoffmann 1423 A*); v. die Anmerkungen [von Giuseppe Pitrè] in Kryptádia 4 (1888) 198 sq.

141 Die zwei Stoffzweige wurden von Werner Söderhjelm (Oculus-Linteus. Zwei Geschichten von Weiberlist. In: Neuphilologische Mitteilungen 14 [1912] 57-67) mit Oculus (hier: Form B) und Linteus (hier: Form A) bezeichnet.

142 Als häufigstes Argument führt die Frau an, sie habe geträumt, er sei auf beiden Augen wieder sehend geworden, cf. z. B. die Fassung in den Cent nouvelles nouvelles (übersetzt von Alfred Semerau. München 1965, num. 16) oder die in der Porretane (num. 2) des Giovanni Sabadino degli Arienti (wie Kap. 3, not. 56).

143 cf. Schwarzbaum (wie Kap. 3, not. 39) 18-20 und 23 (1963) 58 und Heller, Bernhard: Arabische Motive in deutschen Märchen und Märchendichtungen. In: HDM 1 (1930/33) 93-108, hier 94.

144 Aristophanis Thesmophoriazusae. ed. Adolphus von Velsen. Leipzig 1883, 498 sqq.: Die Frau breitet vor den Augen ihres Mannes einen Mantel aus, lenkt so seine Aufmerksamkeit ab und läßt den Liebhaber entkommen.

delt es sich in beiden Fällen (oder nur in Typus B) um eine Neuschöpfung des Petrus Alphonsi, der traditionelle Motive (unerwartete Heimkehr des Ehemannes, Rettung des Liebhabers durch Frauenlist) kombinierte[145]. Andere wichtige mittelalterliche Kompilationen, z. B. die *Gesta Romanorum* (Kap. 112, 113) und der *Libro de los e(n)xemplos* (num. 90, 91), enthalten ebenfalls beide Fassungen — nach dem Vorbild der *Disciplina clericalis*. Damit waren zugleich die Voraussetzungen für eine große Rezeption gegeben[146]. Doch bleibt das Verbreitungsgebiet auf West- und Südeuropa beschränkt, die meisten Varianten datieren aus dem 16./17. Jahrhundert. Über die italienische und französische Novellistik gelangt der Ehebruchschwank schließlich in die deutschsprachige Schwankliteratur des 16.-18. Jahrhunderts[147]. Auffällig ist dabei, daß außer ein paar Versuchen, den Stoff zu lokalisieren — in Form einer historischen Anekdote —[148], die Motivfolge relativ konstant bleibt. Meistens wird die Vorlage mit geringen Änderungen übernommen[149], durchgesetzt hat sich Typus B. In den wenigen mündlichen Versionen der neueren Zeit hingegen begegnet lediglich Typus A mit dem Motiv der übergestülpten Decke (Sack, Trog)[150], nur eine asturische Fassung greift das Laken-Motiv auf[151]. Der Defekt des Ehemannes ist wie in den neuzeitlichen Versionen von AaTh 1423 'eliminiert', die Behinderung demnach keine zwingende Voraussetzung für den Gang der Handlung, allenfalls eine originelle Beigabe zum Thema Frauenlist[152]. Beiden Fassungen des Ehebruchschwanks liegt das Motiv des Frauentadels (Hang zur Misogynie) zugrunde[153]. Die Hilflosigkeit der Ehemänner gegenüber der findigen, listenreichen Ehefrau ist also nicht auf den Kreis der Behinderten beschränkt, sondern meint alle Ehemänner.

---

145 In der Fabliau- und Märentradition des 13./14. Jahrhunderts hat sich ein dritter Typus herausgebildet, der zwar Typus A entspricht, aber durch Nebenmotive und vor allem in der Überlistung des Ehemannes außer dem Laken- (Decken-) Motiv noch weitere „List"-Motive kennt, so daß eine Abhängigkeit von Petrus Alphonsi unwahrscheinlich sein dürfte, cf. Frosch[-Freiburg] (wie not. 137) 129-136. Diese Tatsache könnte für das Vorliegen einer gemeinsamen Stoffquelle sprechen. — Ein Meisterlied (cf. Roth [wie not. 18] 40 [D 9]) setzt die Märentradition fort.

146 cf. die Angaben zu AaTh 1419 C; ferner Schwarzbaum (wie Kap. 3, not. 39), Gesta Romanorum, 731 sq. und Österley, Hermann (ed.): Wendunmuth von Hans Wilhelm Kirchhof. 1-7. Tübingen 1866-1869, hier t. 5 (1869) 102 sowie György, num. 243 und Tubach, num. 4319 (der Hinweis auf AaTh 1419 C ist bei Tubach nicht verzeichnet).

147 Texte im EM-Archiv (mit num.): Joco-Seria 1631 (7965); Apophthegmata 1705 (3650); Historien-Schreiber 1729 (15.362); Polyhistor 1729 (9413); Bienenkorb 1771 (12.400); Vademecum 1786 (5004); [Keyser] (wie Kap. 3, not. 77) num. 106; cf. auch Mot. K 1516 - K 1516.9.

148 z. B. Cent nouvelles nouvelles (wie not. 142): In der Grafschaft Artois soll sich das Ganze ereignet haben.

149 Das gilt insbesondere für die deutschen Fassungen des 18. Jahrhunderts (cf. not. 146).

150 Bîrlea, Ovidiu: Antologie de proză populară epică 1-3. Bukarest 1966, hier t. 3, 113-116, 486 sq.; Anthropophyteia t. 6 (1909) 191, num. 2; cf. auch Cirese/Serafini. Der Hinweis bei Tubach (num. 5287) auf AaTh 1419 C ist falsch.

151 Espinosa (wie Kap. 3, not. 111) hier t. 1, num. 49 und 2, 247 sq. (not.).

152 cf. Mot. K 1510-1549. 8: Adulteress outwits husband und die entsprechenden Angaben bei Rotunda.

153 Das Motiv des „Weibertadels" ist ein Topos der Literaturen aller Völker, cf. die Einleitung von Eberhard Hermes (hier 22-24) zu seiner Übertragung von: Petrus Alfonsi: Die Kunst, vernünftig zu leben (Disciplina clericalis). Dargestellt und aus dem Lateinischen übertragen von —. Zürich/Stuttgart 1970.

Eine weitere Erzählung aus dem Umfeld der Mann-Frau-Beziehungen handelt von der Schlagfertigkeit der Frauen, welche der blinde Mann nur schlecht zu parieren weiß. In mehreren Handschriften aus dem Donaugebiet (Ende des 14. Jh.s — zweite Hälfte des 15. Jh.s) findet sich ein Märe eines unbekannten Verfassers in 86 (bzw. 72-103) Versen[154]:

> Die schöne Tochter eines in Armut geratenen Ritters wird die Frau eines gutsituierten Blinden. In der Hochzeitsnacht muß der Blinde feststellen, daß sie — entgegen vorheriger Versicherung — keine Jungfrau mehr ist. Auf seine Klagen entgegnet sie, daß der Verlust beider Augen ein noch größerer Mangel sei. Diesen Vorwurf weist der Blinde mit dem Einwand zurück, daß Feinde ihm diesen Schaden zugefügt hätten. Auch hierauf hat die junge Ehefrau die passende Antwort parat: Um so weniger dürfe er ihr etwas vorwerfen, denn ihr Schaden sei von Freunden verursacht worden.

Das Märe schließt mit der Ermahnung, wer selbst Anlaß zum Tadel gebe, solle nicht eines anderen Verfehlung maßregeln. Zwar ist diese Verserzählung als der bislang älteste schriftlich fixierte Beleg anzusehen, doch sollte die Erzählung erst in der Bearbeitung Heinrich Bebels[155] jahrhundertelang in der deutschen, italienischen, französischen und niederländischen Schwankliteratur nachwirken[156]. Bebel formuliert knapper, hebt ganz auf den Wortwitz Freund/Feind ab, läßt das Epimythion weg und macht aus dem Blinden einen Einäugigen. Den Schwank aus den Bebelschen *Facetiae*[157] übernahmen u. a. Johannes Gastius, Jakob Frey und Hans Wilhelm Kirchhof, die sich überhaupt Anregungen für viele ihrer Schwänke bei dem belesenen Humanisten holten[158]. Aus den 1543 in Basel erschienenen *Convivales sermones* des Johannes Gastius übersetzte Lodovico Domenichi[159] einen Teil ins Italienische (darunter auch die Freund/Feind-Geschichte), und über andere italienische und französische Novellisten[160] als Zwischenstationen gelangte der Schwank vom betrogenen Einäugigen wieder in das deutsche Sprachgebiet[161], einer der selteneren Fälle, in denen ein lateinisch-deutscher Schwank zur Vorlage für italienische und

---

154 cf. Heger, Hedwig: Der betrogene Blinde. In: Verflex. 1 (²1978) 837 sq.

155 Wesselski, Albert (ed.): Heinrich Bebels Schwänke 1-2. München/Leipzig 1907, num. 6.

156 Rotunda J 1545.10*. Trotz der bei Rotunda vorhandenen zahlreichen Nachweise hat Stith Thompson, wie öfter zu beobachten, auch dieses Motiv 'purgiert' und nicht in den internationalen „Motif-Index" (Mot.) übernommen. — Die von Gershon Legman (wie Kap. 3, not. 35) vermutete Affinität des Motivs zu AaTh 60 (Fuchs und Kranich) und AaTh 76 (Wolf und Kranich) erscheint zu weit hergesucht (p. 637).

157 Straßburg 1508, 1512 in lateinischer Sprache, 1558 erschien die erste deutsche Übersetzung; zahlreiche weitere Ausgaben im 16./17. Jahrhundert.

158 cf. Moser-Rath, Elfriede: Bebel, Heinrich. In: EM 2 (1979) 6-15, hier 8.

159 Von den 85 Fazetien des 2. Teils seiner „Facezie" stammen allein 77 von Gastius, cf. den biographischen Beitrag Rudolf Schendas in EM 3, 2-3 (1980) 747-753.

160 Außer Rotunda J 1545.10* cf. die Belege bei Bolte, Johannes (ed.): Jakob Freys Gartengesellschaft (1556). Tübingen 1896, 233 sq. (zu Kap. 50) und ibid., 264 (zu Kap. 131) sowie Kirchhof (wie not. 146) 5(1869) 58 (zu t. 1, 340).

161 Ergänzend zu den not. 160 genannten Angaben v. Texte im EM-Archiv (mit num.): Clement Marot 1660 (6441); Fasciculus facetiarum 1670 (14.552); Scheer-Geiger 1673 (8863); Kurtzweiliger Zeitvertreiber 1685 (7111); Talmuth 1696 (8134); Historien-Schreiber 1729 (15.549); Bienenkorb 1772 (12.720).

französische Novellisten diente. Die durchweg literarische Überlieferung trug überdies zu einer Stabilisierung des Erzählkerns bei, die einzelnen Fassungen unterscheiden sich nur geringfügig. Im Unterschied zu vielen anderen Schwänken aus der Bebelschen Sammlung ist dieser im 19./20. Jahrhundert kaum aus mündlicher Überlieferung geläufig[162].

Letzteres gilt dagegen für eine in anglo-amerikanischer Erzähltradition weit verbreitete Zote, die gleichfalls von kaschierten körperlichen Defekten handelt und dem Themenkreis 'Frau als Vagina' zuzurechnen ist[163].

> In der Hochzeitsnacht erlebt ein Mann böse Überraschungen, als seine junge Frau sich auszieht. Sie entpuppt sich als Schwerstbehinderte, die mit Prothesen, Perücke und Make-up ihre Defekte sorgsam verhüllt hat[164].

Die verborgenen Defekte sind austauschbar: In zwei kubanischen Fassungen[165] hat sie falsche Brüste und Zähne sowie ein Glasauge. Fassungslos ruft ihr der Mann schließlich zu: "Throw me a buttock for a pillow". Die Aufdeckung der kunstvoll verborgenen Deformitäten durch den enttäuschten (und betrogenen) Ehemann muß nicht unbedingt in der Hochzeitsnacht geschehen. Auch als Voyeur oder einer Einladung zu einem Schäferstündchen folgend, wird der Mann Zeuge des seltsamen Entkleidungsprozesses und lehnt dankend weitere Intimitäten ab oder sucht fluchtartig das Weite[166]. Ob man, wie Legman, das Entstehen solcher Witze mit dem Aufkommen „falscher Verschönerungsbehelfe" verbindet[167], mag dahingestellt bleiben. Auf jeden Fall zielt der Witz eindeutig auf die Diskriminierung der Frau ab[168] und zeigt einmal mehr die Frauenfeindlichkeit der Textsorte[169].

---

162 Eine Dialektfassung mündlicher Provenienz veröffentlichte Merkens, Heinrich: Was sich das Volk erzählt 1-3. Deutscher Volkshumor. Jena 1892-[1900], hier t. 3, num. 148. Eine ukrainische Variante verzeichnet Volodymyr Hnatjuk (Das Geschlechtleben des ukrainischen Bauernvolkes 1-2. Leipzig 1909/1912, hier t. 1, num. 119): Ein Einbeiniger gesteht in der Hochzeitsnacht den bislang verborgenen körperlichen Defekt ein (Verwundung durch den Feind). Seine Frau toleriert die Behinderung. Die Feststellung der fehlenden Jungfrauenschaft erfolgt wie bei Bebel, doch hat der Erzähler noch eine Belehrung angehängt — wie in den ältesten Texten: Beide waren Krüppel, „und es hatte das eine dem andern nichts vorzuwerfen".

163 Legman, Gershon: Der unanständige Witz. Hamburg 1970 (englische Ausgabe: New York 1968) 396 sq.

164 Beispiele ibid. Auch die englische Liedtradition kennt mehrere Variationen des Themas, cf. Wehse, Rainer: Schwanklied und Flugblatt in Großbritannien. Frankfurt/Bern/Las Vegas 1979, num. 197, 239, 499, 500.

165 Hansen** 1379, von Stith Thompson als AaTh 1379* übernommen: False members (Thompson nennt irrtümlich nur einen Beleg).

166 cf. Beispiele bei Legman und Wehse (wie not. 163, 164).

167 Legman (wie not. 163) 396.

168 Eine duplizierte Diskriminierung (nur ein Blinder kann Liebhaber der Ehefrau sein) liegt auch dem im „Stern" abgedruckten „Witz der Woche" (num. 31 vom 27.7.1978 p. 107) zugrunde: „Was würdest du tun, wenn du mich mit einem fremden Mann im Bett erwischt?" — „Das Fenster aufmachen, den Kerl rausschmeißen und dann den weißen Stock?" — „Den weißen Stock?" — Na ja, das kann doch nur ein Blinder gewesen sein!"

169 Legman (wie not. 163) 337-416 et passim. — Freud (wie Kap. 3, not. 78) führt als Beispiel eines tendenziösen Witzes u. a. eine Heiratsvermittlergeschichte an: Der Bewerber bemängelt, daß die Braut hinkt. Der Schadchen widerspricht, weist wortreich auf die Gefahren, die einer „noch" Gesunden drohten, und schließt: „Wenn Sie aber

Die Vertuschung körperlicher Gebrechen ist auch in einigen Schwänken thematisiert, die die Zeit vor der Ehe umfassen und von der Brautschau und der Wahl des Freiers handeln. Bezeichnenderweise müssen nicht die männlichen Partner ihre Eigenschaften und Fähigkeiten unter Beweis stellen, sondern die Frauen[170]. Daß außerdem in vergangenen Zeiten der Heiratskontrakt oftmals mehr von ökonomischem Nutzen für die Familie als von persönlicher Neigung der beiden Partner zueinander bestimmt war, spiegeln jene Volkserzählungen anschaulich wider[171]. Es gilt dabei — im wahrsten Sinne des Wortes —, die Frau an den Mann zu bringen. Mit welchem Einfallsreichtum vorgegangen wird und welche unliebsamen Überraschungen bei dem Versuch der Überlistung des Freiers auftreten können, zeigt die 89. Erzählung des *Historien-Schreibers* (1729) unter der Überschrift *Die ůbelsehende Jungfer:*

> Ein häßliches halbblindes Mädchen hat einen Bräutigam gefunden. Um dem Freier den Augenfehler zu verbergen, verabredet die Mutter mit ihrer Tochter, eine Nähnadel in die Wand zu stecken, die sie dann überraschend finden solle. Der Ablauf wird mehrmals geprobt. Als der Bräutigam nun endlich zu Besuch kommt, gelingt der listige Plan aber nur teilweise, weil die Tochter — noch weit entfernt von der Wand — vernehmlich äußert, sie habe dahinten eine Nadel entdeckt: Der Bräutigam wundert sich über die außerordentliche Sehfähigkeit seiner Zukünftigen. Als dann bei Tisch die Braut eine Butterschüssel für eine weiße Katze hält und vom Tische stößt, vermeint der Bräutigam, das gehe nicht mit rechten Dingen zu, „stund derohalben auf, und gieng davon"[172].

Der relativ frühe und einzige Beleg[173] ist deshalb von Bedeutung, weil die zeitlich nächsten bis heute bekannten Fassungen von der „ůbelsehenden" Braut wesentlich später, erst aus der zweiten Hälfte des 19. Jahrhunderts, datieren[174]. Nach den im EM-Archiv vorhandenen Belegen liegt der Schwerpunkt der Varianten in Norddeutschland und Skandinavien[175], daneben sind auch u. a. niederländische, slovenische, ungarische, serbokroatische, polnische, russische und — aus neuerer Zeit — amerikanische Versionen bekannt geworden[176].

---

die nehmen, so kann Ihnen das nicht passieren; da haben Sie eine fertige Sach'" (p. 66-69, Zitat p. 66). Der „automatische Denkfehler" liegt darin, ein mögliches Unglück noch schlimmer herauszustellen als ein bereits eingetretenes. So kann der Vermittler etwas Verbotenes gegen den Defekt der Frau (Tendenz: Aggression) sagen: Der Vermittler ist nur vorgeschoben, um etwas Bedeutsames zu treffen (cf. auch p. 115-117, 231).

170 Nach Elfriede Moser-Rath (Brautproben. In: EM 2 [1979] 745-753) ein Indiz für eine patriarchalisch orientierte Gesellschaft (747).

171 AaTh 1451-1461, 1463 innerhalb der Gruppe: Looking for a Wife.

172 Text im EM-Archiv (mit num.): Historien-Schreiber 1729 (15.350).

173 Der Erzähltyp ist im internationalen Typenverzeichnis als AaTh 1456: The Blind Fiancée klassifiziert.

174 Der Schwank findet sich mehrfach bei dem Dänen Evald Tang Kristensen, aber auch bei Wilhelm Wisser und Richard Wossidlo, den beiden bekanntesten deutschen Sammlern um die Jahrhundertwende.

175 20 (von 30) Belegen stammen aus diesem Gebiet.

176 cf. auch die Angaben bei AaTh 1456. Ergänzend: Ó Súilleabháin/Christiansen; Arājs/Medne; Krzyżanowski; Baughman; Rausmaa; SUS.

In manchen Varianten[177] ist die Braut ganz blind oder halbblind (statt kurzsichtig), mitunter wird auch betont, daß sie des Defektes wegen schon lange vergeblich auf einen Freier gewartet hat. Meistens stammt die Idee mit der Nähnadel von der Mutter, seltener ergreift die Tochter die Initiative. Nicht immer kommt der Bräutigam ahnungslos zur Braut: manchmal hat er schon Gerüchte über die schlechte Sehfähigkeit der Zukünftigen vernommen. Bisweilen wird die Braut als Kind reicher Eltern beschrieben. Gerade der zu erwartende Reichtum lockt so manchen Freier herbei, doch die Aufdeckung der schlechten Sehfähigkeit läßt jeden Kandidaten von einer Heirat wieder Abstand nehmen. Verschiedene finnische und südosteuropäische Varianten haben den Schwank um einen obszönen Anhang erweitert[178], so daß der Defekt um so grotesker wirkt. In diesen Fassungen ist die Weiße-Katze-Episode weggefallen. Der Bräutigam merkt gleich bei der 'Nadelprobe', daß er getäuscht werden soll, und nimmt auf seine Weise Rache[179]. Beim Hinausgehen bittet er die 'blinde' Braut scheinheilig um einen Abschiedskuß oder um die Entfernung eines Staubkorns von seinem Auge und streckt ihr den entblößten Hintern hin.

Die Tendenz zur Abwertung der 'unvollkommenen' Frau, die in den obszönen Fassungen von AaTh 1456 noch deutlicher zum Ausdruck kommt, ist jedenfalls auch für diese Brautschau-Schwänke charakteristisch[180]. Dabei ist festzuhalten, daß Behinderungen der Bräute[181] wie mangelnde Sehfähigkeit, Sprachfehler (AaTh 1457: *The Lisping Maiden*)[182] etc. ebenso negativ zu Buche schlagen wie das Fehlen allgemein geforderter und akzeptierter Eigenschaften und Fähigkeiten (z. B. Ordnung, Sauberkeit, Sparsamkeit). Darüber hinaus vermitteln diese Schwänke ein weiteres: Der nicht zustande gekommene Heiratskontrakt drängt die abgelehnte Braut automatisch in die Rolle der Alten Jungfer, die, ledig und kinderlos, seit alters zu den Außenseitern gehört und im Schwank stereotyp dem Hohn und Spott ausgesetzt ist (cf. AaTh 1475-1499*)[183].

177 Die Analyse basiert auf den im EM-Archiv (sub AaTh 1456) befindlichen Texten sowie den Angaben der regionalen Typenkataloge.

178 Rausmaa notiert allein 29 von 152 Varianten mit dieser Tendenz; weitere Fassungen bei Hnatjuk (wie not. 162), hier t. 2., num. 63 und Anthropophyteia 6 (Leipzig 1909) 277 sq., num. 2.

179 In AaTh 1456* (= Cirese/Serafini, Rausmaa und SUS) führt der Bräutigam die von ihm als blind Erkannte aus dem Zimmer, um sich ungestört an ihrem Eigentum zu bereichern.

180 Obwohl es sich bei der Brautschau um ein interkulturelles Phänomen handelt, erscheinen mögliche polygenetische Prozesse angesichts der Chronologie der Belege und der späten Fixierung unwahrscheinlich.

181 Lediglich eine neuere jüdische Volkserzählung hat einen Rollentausch vorgenommen: Die Braut entdeckt die Blindheit des Zukünftigen an seinem merkwürdigen Arbeitsverhalten, cf. Schwarzbaum (wie Kap. 3, not. 39) 305.

182 Der Schwank ist in ganz Europa, Kleinasien, Nord- und Südamerika verbreitet, cf. die Angaben bei AaTh 1457, BP 3, 257 sowie den seither erschienenen Katalogen mit Belegen dieses Typs: Jason; Jason, Types; Robe; Arājs/Medne; Cirese/Serafini; Rausmaa; SUS. Danach verläuft die Handlung in ihren Hauptzügen etwa so: Um ihre Tochter unter die Haube zu bringen, erlegt die Mutter ihren lispelnden drei Töchtern Schweigen beim Besuch des Freiers auf, was in einer nicht vorhersehbaren Situation (Faden am Spinnrad reißt, eines der Mädchen erblickt eine Spinne etc.) gebrochen wird, wo dann der Sprachfehler nun gerade die Mädchen der Lächerlichkeit preisgibt.

183 cf. Moser-Rath, Elfriede: Alte Jungfer. In: EM 1 (1977) 365-369.

4.3. Vorgetäuschte Defekte Nichtbehinderter

Die Vorstellung von der Ungleichwertigkeit Behinderter in den Augen Nichtbehinderter hat einige international verbreitete schwankhafte Erzählungen beeinflußt. Dort agiert der Typus des Schlauen in der Figur eines Behinderten. Die Gegenseite vermutet das Vorliegen eines körperlichen Handicaps und ist am Schluß düpiert. Diese lapidare Beschreibung paßt z. B. zu dem Ehebruchschwank *Blindfüttern* (AaTh 1380), den Manfred Reinartz ausführlich untersucht hat[184]. Der Schwank kann folgende Elemente enthalten[185]:

> Eine verheiratete Frau will ungestört ihren Liebschaften nachgehen und trachtet danach, ihren Mann aus dem Wege zu räumen. Sie setzt ihm — auf Anraten — Speisen vor, die angeblich Blindheit bewirken (zum Tod führen sollen). Der hinter einem Baum (einer Statue etc.) verborgene Ratgeber ist, was die Frau nicht ahnt, ihr eigener Mann. Sie kocht die empfohlenen, durchaus wohlschmeckenden Speisen, der Mann stellt sich blind (oder erhält weiter seine Lieblingsspeise, die zum Erstaunen der Frau statt zum Tode zu steter Kräftigung des Mannes führt). Die Frau glaubt sich am Ziel ihrer Wünsche, holt den Liebhaber ins Haus, und beide werden von dem jetzt wieder sehenden Ehemann bestraft. (Der Ehemann läßt seine Frau absichtlich in einen Fluß fallen [stürzt sie in einen Brunnen] und ruft ihr zu, wegen seiner Blindheit könne er ihr nicht zu Hilfe kommen.)

Als Ergebnis seiner Untersuchung nimmt Reinartz für die Entstehung der Erzählungen Polygenese in Anspruch, was er mit der ,,intertypischen Mobilität'' (nach Lutz Röhrich) der zentralen Motive, vor allem des Motivs vom gefoppten Beter (cf. auch AaTh 1324*, 1349 M*, 1380 A*, 1388, 1476, 1476 A*, 1575**)[186], begründet, und stellt die von der Forschung (Arthur Ludwig Stiefel, Johannes Bolte, Leopold Schmidt u. a.) allgemein angenommene indische Herkunft des Schwanks in Frage. Doch ist seine Beweisführung nicht aussagekräftig genug[187], allein die Chronologie und die Stringenz der einzelnen Motive rechtfertigen eine andere Deutung. Tatsächlich stammt der ältere nachweisbare Beleg von AaTh 1380 aus Indien *(Pañcatantra* 3, 17: *Der butterblinde Brahmane),* und die ersten europäischen Zeugnisse datieren, wesentlich später, aus dem 15. Jahrhundert[188]. Die strukturelle Ähnlichkeit der *Pañcatantra*-Fassung mit den frühesten europäischen Versionen verblüfft und läßt auf orale oder literarische Vermittlung schließen. Erst s p ä t e r e literarische Versionen wie auch neuere orale Aufzeichnungen weichen deutlich[189] von

---

[184] Reinartz, Manfred: Genese, Struktur und Variabilität eines sogenannten Ehebruchschwanks (Blindfüttern aus Untreue. AT 1380). (Diss. Freiburg 1969) Mainz 1970.

[185] Die Schwankungsbreite der Motive ist enorm, die von Reinartz gegebene Folge des ,,Geschehens'' (id.: Blindfüttern. In: EM 2 [1979] 471-474, hier 471) wurde behutsam korrigiert.

[186] cf. Bratcher, James T.: Beter: Der gefoppte B. In: EM 2 (1979) 226-230.

[187] Die Untersuchungsergebnisse der von Reinartz vorgelegten Dissertation wurden auch schon von Elfriede Moser-Rath in ihrer Rezension (in: Fabula 13[1972] 184 sq.) erheblich angezweifelt. In seinem EM-Artikel (wie not. 185) hat der Verfasser diese Einwände nicht aufgegriffen.

[188] BP 3, 124-127.

[189] Dagegen Reinartz: Der 'Typus' (ohne Variante) variiere unverhältnismäßig wenig und widerstehe einer Modifizierung, einem Zwange, so erfolgreich, cf. id. (wie not. 185) 473.

den früheren Fassungen ab[190]: Sie bestechen vielfach durch ihre Kürze[191]. Oftmals ist das Ratgeber-Motiv entfallen, der Wunsch der Frau nach Schädigung ihres Mannes resultiert aus Ehestreitigkeiten oder wird nicht motiviert. Statt des *Blindfütterns* soll der Tod des Mannes herbeigeführt werden; die 'Rache' des 'Blinden' an seiner Frau (Tod durch Ertränken, Ertrinken) ist ebenso niederträchtig wie ihr Versuch, den Ehemann zu beseitigen. Außerdem ist es keineswegs das Anliegen des Schwanks, „die 'Unnormalen', d. h. die von der sozialen Norm Abweichenden (die 'Dummen'), auf den Boden der gültigen Ordnung zurückzuführen" („Kern und Motor des Geschehens")[192]: Wohl schwerlich läßt sich der vom betrogenen Ehemann gewollte Tod der Ehefrau mit dem Wiederherstellen sozialer Normen begründen. Vielmehr beziehen die meisten Ehebruchschwänke (cf. AaTh 1380-1404) ihre Komik durch die Umkehrung mehrheitlich gültiger Wertmaßstäbe und lassen die Frau über den Mann obsiegen[193]: Denn auf dem Gebiet der ehebrecherischen Liebe ist „der Ideenreichtum der Frauen unerschöpflich"[194]; seltener kann der Ehemann seine Frau zur „Räson" bringen, oder sie vertraut sich ihm an. Gerade im Schwank vom *Blindfüttern* verfängt die Listigkeit der Frau nicht[195]. Zum einen redet der Mann als versteckter Ratgeber (durch Selbstgespräche oder im Gespräch mit seiner Frau) seiner Frau ein, der Genuß einer bestimmten Speise (in Wahrheit: seiner Lieblingsspeise) mache ihn blind (töte ihn). Zum anderen verweigert er unter Berufung auf seine Behinderung jegliche Hilfe, als seine Frau im Wasser zu ertrinken droht, wie es z. B. in einer neueren Aufzeichnung aus dem Rheinland abschließend heißt[196]: Die Frau: „Hölep! Hölep! Leeve Mann treck mich erus! — Ich kann net seen, säht dä Mann, on de Frau es versoffe". Auf zweifache Weise nutzt also der Ehemann den vermeintlichen körperlichen Defekt zu seinem Vorteil.

Dieses Moment zeichnet auch eine Gruppe von Erzählungen aus, die unter dem Titel *Der verstellte Narr*[197] bekannt geworden sind: In Verkleidung eines taubstummen (blöden) Narren gewinnt ein Mann die Gunst einer (mehrerer) Frau(en).

---

190 Außer den von Reinartz (wie not. 184, 207-434) zitierten Erzählungen beruht die Analyse auf den Texten im EM-Archiv (sub AaTh 1380).

191 Die Tendenz zur Kürze und der damit verbundenen Motiveinschränkung geht auch aus den Inhaltsangaben der nach AaTh (1961) erschienenen regionalen Kataloge hervor: de Meyer, Conte; Ó Súilleabháin/Christiansen; Jason; Robe; Arājs/Medne; Cirese/Serafini (und app.); Baughman; Rausmaa; Hoffmann; SUS.

192 Reinartz (wie not. 185) 473.

193 Zu der dahinterstehenden misogynen Auffassung cf. Wetzel, Hermann H.: Cent nouvelles nouvelles. In: EM 2(1979) 1182-1189; cf. auch Roth (wie not. 18) über die Schwankballade. Zum Thema allg.: Olsen, Michel: Les Transformations du triangle erotique. Kopenhagen 1976.

194 Wetzel (wie not. 193) 1185.

195 Singulär steht eine österreichische Fassung aus dem Nachlaß Adalbert Depinys, in der ein Geizhals seiner Frau wenig zu essen gibt, in der Hoffnung, sie werde bald sterben. Als die listige Frau singt, „dicke Brot wär mein Tod", ändert der Ehemann seine Taktik und verhilft ungewollt seiner Frau zu strotzender Gesundheit, cf. Haiding, Karl: Märchen und Schwänke aus Oberösterreich. Berlin 1969, num. 154.

196 Dietz, Josef: Lachende Heimat. Schwänke und Schnurren aus dem Bonner Land. Bonn 1951, 19, num. 40.

197 cf. Liebrecht, Felix: Der verstellte Narr [1862, 1864]. In: id.: Zur Volkskunde. Alte und neue Aufsätze. Heilbronn 1879, 141-153.

Wie Kurt Ranke gezeigt hat[198], sind vom hohen Mittelalter bis in die Neuzeit die Erzählungen durch drei in der Anordnung variable Strukturelemente charakterisiert: (1) Der tölpelhafte Galan. — (2) Der verstellte Narr. — (3) Verhöhnung und Replik[199]. Insbesondere das Eingangsmotiv ist austauschbar. Die älteste bekannte deutschsprachige Version findet sich in der fälschlicherweise[200] Konrad von Würzburg (1220/30-1287) zugeschriebenen mittelhochdeutschen Verserzählung *Die halbe Birne*[201]:

Hier wird im Verlauf eines Turniers ein Ritter wegen seiner Unhöflichkeit bei Tisch von der neben ihm sitzenden Prinzessin verspottet: Er hatte eine ungeschälte Birne in zwei Hälften geteilt, die eine hinuntergeschlungen und erst danach die andere Hälfte der Prinzessin angeboten. Er beschließt, sich zu rächen, erscheint auf Anraten seines Knappen als taubstummer Narr bei Hofe und wird in den Palast gebeten. Der Anblick seines „Minnedorns" („der eilfte vinger") — er ist unten unbekleidet — erweckt die sexuelle Neugier der Prinzessin. Sie schickt alle Kammerfrauen bis auf die verschwiegene Irmengart fort. Diese bringt den 'Taubstummen' zu ihrer Herrin ins Bett und trägt auf deren Anweisung zum Gelingen des Koitus bei, indem sie den Unbeweglichen durch Rutenschläge auf die Posteriora anstachelt. Zum Fortgang des Turniers erscheint der Ritter wieder in ritterliche Aufmachung und pariert die erneute Verspottung der Prinzessin mit den Worten, die diese ihrer Kammerfrau in der Nacht zuvor zugerufen hatte. Der Prinzessin bleibt nur die Wahl der Ehe mit dem Ritter. Moral: Männer und Frauen sollen stets Anstand und Sitte wahren.

Nach der Motivfolge läßt sich der deftige Schwank in dem von Hermann Bausinger vorgeschlagenen Klassifikationssystem als „Ausgleichstyp Revanche" einordnen[202]. Ein anderer Eingang charakterisiert eine deutsche Verserzählung aus dem späten 15. Jahrhundert (um 1488), *Der arme Bäcker*[203]:

Dort wird ein Holz stehlender Bäcker von der Frau des Burgherrn — in dessen Aufmachung — genötigt, ihr den Hintern zu küssen[204], um ungestraft auszu-

---

198 Ranke, Kurt: Birne: Die halbe B. In: EM 2 (1979) 421-425.

199 ibid., 422.

200 Laudan, Hans: Die „halbe bir" nicht von Konrad von Würzburg. In: Zeitschrift für deutsches Altertum 50 (1908) 158-166. Nach neueren textkritischen Untersuchungen (Bauforme[l]n, Groß- und Kleingliederung) wird die Verfasserschaft Konrads nicht mehr so abwegig erachtet, v. Hufeland, Klaus: Die deutsche Schwankdichtung des Spätmittelalters. Beiträge zur Erschließung und Wertung der Bauformen mittelhochdeutscher Verserzählungen. Diss. Basel 1966, 79-85, 126 sq., 129, 118 sq.

201 Zusammenfassung nach Hagen, Friedrich Heinrich von der: Gesammtabenteuer. Hundert altdeutsche Erzählungen 1-3. Stuttgart/Tübingen 1850 (Nachdruck Darmstadt 1961) hier t. 1, 211-224, num. 10; cf. auch Wolff, Georg Arnold (ed.): Diu halbe Bir. Ein Schwank Konrads von Würzburg. Diss. Erlangen 1893, Text p. 3-62; Fischer, Hanns: Studien zur deutschen Märendichtung. Tübingen 1968, 164, 336 sq., 435 (Handschriften, Literaturnachweise, Regest). — Zu der internationalen Mobilität und Variabilität des Stoffes cf. Ranke (wie not. 198).

202 Bausinger (wie not. 12) 126-131.

203 Fragmentarisch überliefert; als Verfasser gilt Hans Folz, cf. Fischer (wie not. 201) 310, 398 sq.

204 Zeile 33 sqq.: „Der pek must sich zu hin smocken/Und kussen hinten für die locken/Und indem als si ir auf laucht/Do het in ie einß zwei bedaucht/Der locher weren mer dan einß/Doch sweig er stil und melt ir keinß [. . .]. In freiwilliger Selbstzensur hatte Adelbert von Keller 1853 bei der Erstveröffentlichung der Handschrift auf den

gehen. Der Bäcker ahnt, daß die Burgherrin ihm diesen Streich gespielt hat, verkleidet sich als taubstummer Narr, wird in Abwesenheit des Edelmannes freundlich auf der Burg empfangen und vergnügt sich mit der Edelfrau.

Dann bricht die Erzählung ab. Es ist jedoch zu vermuten, daß die Handlung ähnlich verläuft wie in der Verserzählung *Die halbe Birne*. Der 'Kuß auf den Hintern' ist auch die Forderung einer jungen Witwe in der 64. Novelle der *Nouvelles récréations et joyeux devis* (Lyon 1558 und öfter) des Bonaventure Des Périers als Preis für zu erwartende Liebesfreuden. Doch selbst nach Ausführung des demütigenden Wunsches verweigert sich die hochmütige Dame dem Anbeter. Die Strukturelemente (2) und (3) folgen, und Des Périers schließt mit der Ermahnung, die allzu spottlustigen wie auch die zurückhaltenden Frauen sollten sich dieses Beispiel merken, „denn just sie sind es, die sich am häufigsten zu ihrer nicht geringen Schande erwischt sehen"[205]. Der erzwungene Kuß, die in der Narrenrolle genossenen sexuellen Freuden, die erneute Verspottung und die schlagfertige Antwort sind als Motive für eine Reihe neuerer derber Schwänke symptomatisch, die in den wenigen Sammlungen erotischer Volkserzählungen nachgewiesen werden können[206]. Abhängigkeiten lassen sich nicht feststellen, Figuren und Requisiten sind variabel. Auf jeden Fall weisen alle jene Erzählungen, wie schon Johannes Bolte für *Die halbe Birne* erkannte[207], Parallelen zu AaTh 900: *König Drosselbart* auf[208].

Das Motiv des taubstummen Narren hat auch Boccaccio (1313-1375) in der 1. Novelle des 3. Tages aufgegriffen (Mot. K 1323), die als Vorlage u. a. für weitere italienische (Luigi Alamanni, Giovanni Sercambi), französische (Nicolas de Troyes, La Fontaine) und deutsche Autoren (Martin Montanus, Hans Sachs, Dietrich Mahrold) diente[209].

Abdruck der Zeilen 33-87 verzichtet. Erst Felix Liebrecht (wie not. 197) teilte den ganzen Text mit (p. 147-149).

205 Zitiert nach der Übertragung von Hanns Floerke (1905). Neudruck unter dem Titel: Bonaventure Des Periers: Die neuen Schwänke und lustigen Unterhaltungen. Erotische Geschichten aus dem alten Frankreich. München 1969, hier p. 176. — Weder in dem Nachwort von Felix Karlinger noch an anderer Stelle findet sich ein Hinweis darauf, daß die deutsche Übertragung von Hanns Floerke bereits 1905 in Leipzig unter anderem Titel erschienen ist und dort auch — im Gegensatz zu dieser Ausgabe — weitere Novellen — fälschlich Des Périers zugeschrieben — abgedruckt sind. Zu Des Périers cf. auch den gleichnamigen Artikel von Rudolf Schenda in: EM 3, 2-3 (1980) 432-438.

206 z. B. Hnatjuk (wie not. 162), hier t. 2, num. 339, 340; Polsterer, Josef: Schwänke und Bauernerzählungen aus Nieder-Österreich (Futilitates 2). Wien 1908, num. 43. — Der Kuß auf das Hinterteil zur Verhöhnung begegnet öfter in Fabliaux und Mären und ist auch aus dem mongolischen „Siddhi Kûr" bekannt, cf. Frosch [- Freiburg] (wie not. 137) 62-68: Beringer (cf. auch p. 271, Literatur).

207 BP 1, 446, not. 1.

208 Das bestätigt eine Umdichtung des Grimmschen Märchens (KHM 52), die erstmalig in [Wien] 1909 mit dem Titel „König Eierbretzel" in den „Erotischen Märchen" (anonym) erschien (Neudrucke u. a. 1972, 1975; unter dem Pseudonym Johann Christoph Spielnagel [!] [München] 1979, num. 6).

209 Nachweise bei Liebrecht (wie not. 197); ergänzend Montanus, Martin: Schwankbücher (1557-1566). ed. Johannes Bolte. Tübingen 1899 (Nachdruck Hildesheim/New York 1972), 573 sq., 624 und Ranke (wie not. 198). — Eine in der „Anthropophyteia" t. 1 (1904) 365 sq. abgedruckte Kurzfassung beruht auf Boccaccio. Der Sammler Friedrich S. Krauss (zugleich Herausgeber der „Anthropophyteia") notiert dazu: Der

Hier schlüpft Masetto von Lamporecchio freiwillig in die Rolle eines Taubstummen. Als solcher wird ihm der vakante Posten eines Gärtners in einem Nonnenkloster übertragen, obwohl ihn der Vorgänger vor den teuflischen Weibsbildern gewarnt hatte: „ché non si può far cosa niuna al por modo"[210]. Die Nonnen sagen ihm die deftigsten Obszönitäten ins Gesicht, in dem Glauben, er könne es nicht hören. Und endlich kommen zwei überein, den dummen Tölpel, der länger als sein Verstand ist („un cotal giovanaccio sciocco, cresciuto innanzi al senno")[211] zum Koitus zu animieren. Masetto muß zuletzt allen acht Nonnen zu Diensten sein, selbst die Äbtissin verzichtet nicht auf seine Fähigkeiten. Schließlich ist Masetto der Strapazen überdrüssig und beklagt sich bei letzterer über die abgeforderte Leistung. Er erklärt der erstaunten Klostervorsteherin die Wiedergewinnung der Sprache mit einer überstandenen Krankheit, und Nonnen und Äbtissin kommen überein, den 'Taubstummen' ziehen zu lassen, nicht ohne den Anwohnern zu erklären, Gebet und Gnade der Heiligen hätten das Wunder der Sprach- und Hörfähigkeit bewirkt. Reich beschenkt kehrt Masetto heim.

In einigen wenigen nordeuropäischen Varianten des Erzähltyps 1544 *(Der schlaue Gast im Nachtquartier)*[212] basiert die Komik auf absichtlichem Mißverstehen[213]. So heißt es z. B. in einer von Evald Tang Kristensen aufgezeichneten jütländischen Fassung[214]:

Auf dem Weg zu seinem Bruder begegnet ein Mann einem vermeintlich Schwerhörigen, der unfreundlich auf die Frage nach dem Weg zu des Bruders Hof reagiert. Dort angekommen, erfährt der Mann von seinem Bruder, daß der brummige Alte ein großer Geizhals sei. Die Brüder verabreden, dem Mann einen Denkzettel zu verpassen. Der Neuankömmling fährt zu dem Hof des geizigen Bauern zurück, sucht um ein Nachtquartier nach, wird abschlägig beschieden und pariert die vorgebliche Schwerhörigkeit des Alten mit dem gleichen Defekt: Er tut so, als habe er die Zurückweisung nicht verstanden und bedankt sich für die entgegenkommende Aufnahme. Speise und Logis verschafft er sich auf gleiche Weise und treibt mit dem Alten und dessen Frau seinen Schabernack[215].

Ähnlich reagiert in einer karelischen Version[216] ein Soldat auf die Zurückweisung durch ein geiziges Ehepaar, als sie ihm eine Übernachtung in ihrem Haus verweigern. Er erscheint zum zweiten Male bei ihnen, täuscht Nichtverstehen vor und richtet sich alles nach seinen Wünschen ein.

Schwank ist „unter den Katholiken in Chrowotien und Dalmatien ungemein beliebt und tritt meist lokalisiert auf" (p. 366).

210 Boccaccio, Giovanni: Il Decameron 1-2. ed. Charles S. Singleton. Bari 1955, 3/1 (Zitat t. 1, p. 187).

211 ibid., 189.

212 Die von Stith Thompson unter 1544 subsumierten Erzählungen nahezu ausschließlich mündlicher Provenienz lassen sich auf ein gemeinsames Handlungselement zurückführen: Durch Listigkeit erzwungene Bereitstellung eines Nachtquartiers und damit verbundener Gastlichkeiten. Die Ausfüllung einzelner Episoden differenziert erheblich, Anzahl und Art der Motive variieren. Die Aufnahme dieses 'Typus' in den internationalen Typenkatalog erscheint unter diesen Umständen verfehlt.

213 Mot. K 1981.1: The rascal feigns deafness and eats the best food. He accepts the hospitality before it is offered.

214 Kristensen, Evald Tang: Æventyr fra Jylland 1. Kopenhagen 1881, num. 47.

215 ibid. (Kontamination mit AaTh 1029: Frau als unbekanntes Tier).

216 Konkka, U[nelma] S[emenovna] (ed.): Karel'ski narodnye skazki. Petrozavodsk 1959, 186 sq.

Insgesamt erfüllen vorgetäuschte Defekte in schwankartigen Erzählungen eine wichtige Funktion: Der Typus des Schlauen verschafft sich zumeist[217] Vorteile, indem er den Defekt als bloße List (Mot. K 1323; K 1981.1) oder als Gegenlist für eine beabsichtigte Schädigung (AaTh 1380) oder für eine vorangegangene Demütigung *(Die halbe Birne)* einsetzt. Diese Zielgerichtetheit der Erzählungen dürfte ein Grund dafür sein, daß der Defekt in der Regel[218] ohne herabsetzende Äußerungen über derart Behinderte als wesentliches Handlungselement eingebracht wird. Erzählungen nach dem Muster der *Halben Birne* hingegen suggerieren, daß Behindertsein mit Tölpelhaftigkeit gleichzusetzen ist.

4.4. Mißverständnisse und Absurditäten

Bei Schwerhörigen, Taubstummen, Stotterern etc., also auf irgendeine Weise Sprach- oder Hörgeschädigten, sind die Möglichkeiten der Behindertenkomik durch den Defekt begrenzt. Sie beruht daher im Unterschied zu dem weiten Feld der Blinden- und Simulantenkomik allein auf den durch die Behinderung entstehenden Hör- (Sprach-)mißverständnissen bzw. bei den sogenannten Taubstummenwitzen auf den unterschiedlich aufgefaßten Gebärden.

In einer seiner großangelegten Monographien hat Antti Aarne[219] die *Schwänke über schwerhörige Menschen* zusammengestellt[220] und erstmalig in einer vergleichenden Untersuchung eine Typologie herauszuarbeiten versucht. Auf der Basis von 160 Texten stellte er 25 Typen vor. Soweit er nicht einzelne (oder auf einen ethnischen Bereich beschränkte) Erzählungen schilderte[221], bildeten seine Typologien die Grundlage für die von Stith Thompson klassifizierten internationalen Erzähltypen 1698 A-K, welche jener als Subtypen von AaTh 1698 *Deaf Persons and their Foolish Answers* verstanden wissen wollte. Die gewählte Überschrift ist allerdings mißverständlich und zugleich ein Beispiel für die — von Behinderten oftmals beklagten — falschen Vorstellungen der Öffentlichkeit über einzelne Behinderungsarten. Denn *Deaf Persons* sind nur zu einem geringen Teil in den Schwänken als Figuren vertreten, meistens geht es um Schwerhörige. Auch Aarne hat die einzelnen Behinderungsarten nicht genügend differenziert und spricht öfter — wie auch in den

---

217 Es gibt aber auch Beispiele, in denen die Vortäuschung zu Ungunsten des Simulanten endet. In einem in den USA verbreiteten Witz wird der angeblich halbblinde Rekrut dadurch entlarvt, daß die Krankenschwester auf einen Wink des Arztes die Bluse auszieht. „Was sehen Sie", fragt der Arzt. „Nichts — „nur etwas ganz Verschwommenes". Der Arzt: „Ihre Augen mögen nicht viel taugen, aber Ihre Nudel zeigt schnurstracks bis nach Fort Dix" (zitiert nach Legman [wie not. 163] 169). Wanecek (wie Kap. 1, not. 83) 644 sq. berichtet Jahrzehnte früher aus der gleichen Region eine ähnliche Geschichte von einem angeblich blinden Bettler, der entlarvt wurde, als er einem geschlitzten Damenrock lange hinterherblickte.

218 Nur in Boccaccios Novelle (3/1) wie in den davon abhängigen Fassungen verbreiten sich die Nonnen über die angenommene Inferiorität des Taubstummen.

219 cf. Rausmaa, Pirkko-Liisa: Aarne, Antti Amatus. In: EM 1 (1977) 1-4.

220 Aarne, Antti: Schwänke über schwerhörige Menschen. Eine vergleichende Untersuchung (FFC 20). Hamina 1914.

221 Bes. Typ 13-25.

Texten selbst zu lesen — von Tauben, meint aber schwer Hörende. Seine Beobachtungen zur Typologie sind bis heute grundlegend geblieben und haben nur in einigem (v. unten) Ergänzungen gefunden.

Es ist hier nicht der Ort, alle von Aarne notierten und auch bis heute bekannt gewordenen Schwänke über Mißverständnisse ausführlich zu diskutieren[222], andererseits scheint es zum Verständnis des Folgenden notwendig, die am weitesten verbreiteten Typen kurz vorzustellen[223]:

1698 A: Ein Schwerhöriger (A) sucht ein verlorengegangenes Tier und trifft auf einen anderen Schwerhörigen (B). Keiner weiß von der Behinderung des anderen. Auf die Frage des A nach dem Verbleib des Tieres macht B eine richtungweisende Gebärde — in anderer nicht erläuterter Absicht. A geht in die gezeigte Richtung, findet das Tier und bietet B aus Dankbarkeit eines seiner verletzten (deformierten) Tiere (Schwanz, Hörner oder anderes fehlen) zur Belohnung an. B glaubt, A werfe ihm die Verstümmelung (Verletzung) des Tieres vor. Daraus entspinnt sich ein Streit. A und B ziehen vor einen Richter (C). C ist auch schwerhörig, was A und B unbekannt ist. Er fällt eine absurde Entscheidung.

1698 B: Bei der Frage nach dem Weg versteht ein Schwerhöriger, der Reisende wolle für einen bestimmten Preis seinen Ochsen kaufen. Die Wiederholung der Frage faßt er als erneutes Angebot auf und lehnt ab. Seine schwerhörige Mutter bringt das Essen. Er erzählt ihr von dem vermeintlichen Kaufangebot, und sie denkt, er beschwere sich über das von der Schwiegertochter versalzene Mahl. Die Schwiegertochter wiederum versteht die Vorhaltungen ihrer Schwiegermutter über das versalzene Essen nicht etc. Alle Familienmitglieder sind schwerhörig, jeder redet etwas anderes.

1698 C: Ein Schelm redet unabhängig voneinander zwei Personen (oft Frauen) ein, jeweils der andere sei schwerhörig, man müsse daher besonders laut reden. Jeder glaubt, der andere sei verrückt. Nach einer Weile klärt der Schelm das Ganze auf.

1698 D: Ein Junker trifft einen schwerhörigen Bauern und fragt nach dem Preis des mitgeführten Viehs. Der Bauer meint, der Junker erkundige sich nach der Hochzeit seiner Tochter und antwortet dementsprechend. Der Junker fragt, ob er kommen solle; der Bauer nennt als Antwort einen Preis für das Vieh. Die abschließende Bemerkung des Junkers, der Bauer sei wohl nicht ganz richtig im Kopf, versteht jener als Glückwunsch und wünscht dem Edelmann das Gleiche[224].

1698 G: Auf die Frage eines Edelmannes, ob „Frauenzimmer" vorbeigefahren seien, antwortet ein Bauer, „Zimmerleute" seien noch nicht vorbeigekommen.

---

222 Wegen ihrer regionalen und zahlenmäßig kaum ins Gewicht fallenden Verbreitung wurden die von Aarne (wie not. 220) beschriebenen Typen 13-25 (p. 69-81) nicht berücksichtigt. Gleiches gilt für einige andere von Stith Thompson aufgenommene Typen (AaTh 1673*, 1698 L sqq.) wie auch für verschiedene im EM-Archiv befindliche Texte (zu AaTh 1698 gestellt).

223 Die Angaben stützen sich auf die im EM-Archiv sub 1698 sqq. klassifizierten Erzählungen sowie auf Aarnes (wie not. 220) Einzelanalysen.

224 Ähnlich AaTh 1698 E: The Old Man on the Bridge: Lord: Good day, Caspar. — Caspar: I am making a reel. — L.: Good day, Caspar. — C.: It is worth four pence. — L.: Good day, Caspar. — C.: Yes, my Lord, wherever you wish.

Der Edelmann wiederholt die Frage, der Bauer antwortet korrekt. Nun schilt der Edelmann ihn einen groben Kerl. Jener versteht statt grob groß und zeigt auf seinen Bruder. Dieser liegt faul im Graben und reagiert auf den Zuruf, zum Edelmann zu kommen, mit dem Götz von Berlichingen-Zitat.

1698 H: Auf die Frage eines Reisenden nach dem Weg redet ein im Baum sitzender Schwerhöriger stattdessen von seinen gefangenen Vögeln bzw. den gepflückten Äpfeln.

AaTh 1698 I: Ein Tauber (Schwerhöriger) macht einen Krankenbesuch, will sein Gebrechen verbergen und denkt sich vorher Fragen aus, auf die er bestimmte Antworten erwartet. Der Dialog verläuft absurd: Wie geht's? — Ich sterbe. — Gott sei Dank! Was hast Du gegessen? — Ich glaube, Gift. — Wohl bekomm's.

AaTh 1698 J: Ähnlich wie AaTh 1698 I ist J strukturiert. Ein tauber Holzfäller (Arbeiter etc.) denkt sich im voraus Antworten aus, die seine Arbeit betreffen. Darüber gibt er Vorbeikommenden Auskunft, obwohl diese ihn nach anderen Dingen fragen.

AaTh 1698 K: Gestörter Dialog zwischen Käufer(in) und Verkäufer(in). Einer der beiden ist schwerhörig, was der andere nicht weiß.

Die meisten Erzählungen sind aus mündlichen Aufzeichnungen des 19./20. Jahrhunderts geläufig; die Verbreitung ist recht unterschiedlich[225]. Im deutschsprachigen Gebiet sind besonders AaTh 1698 C, H, J und K bekannt. Viele Geschichten dürften auf literarische Quellen zurückgehen[226]. Wahrscheinlich hat vor der schriftlichen Fixierung zum Teil eine mündliche Überlieferung bestanden, doch bleibt dies eine bloße Annahme[227].

Schon aus den kurzen Inhaltsangaben werden einige Grundmuster deutlich. Als Figuren agieren ausschließlich Behinderte (AaTh 1698 A), scheinbar Behinderte (AaTh 1698 C) oder — als größte Gruppe — Behinderte(r) und Nichtbehinderte(r). Es treffen sich Bekannte (AaTh 1698 E), ein Fremder fragt einen Einheimischen nach dem richtigen Weg (AaTh 1698 B, H), stellt andere Fragen (AaTh 1698 D), oder es findet ein Verkaufsgespräch statt (AaTh 1698 D, K). Vorher ausgedachte Fragen (AaTh 1698 I) oder Antworten (AaTh 1698 J) führen zu kuriosen Ergebnissen, weil der nichtbehinderte Dialogpartner anders als erwartet reagiert[228]. Charak-

225 Die bekannteste Erzählung ist offensichtlich die „Suche nach dem verlorengegangenen Tier" (AaTh 1698 A), es folgen AaTh 1698 C und G.

226 Das gilt für AaTh 1698 A — I.

227 Gemäß der damals vorherrschenden Auffassung vom Primat der mündlichen Überlieferung glaubte Aarne (wie not. 220), grundsätzlich eine orale Tradition voraussetzen zu müssen (bes. p. 89 sq.), gestand aber selbst ein, daß gerade die literarische Fixierung (etwa bei 1698 C, D, H = Typ 3, 4, 8) großen Einfluß auf die Tradierung gehabt habe. — Wie bedeutsam die literarische Überlieferung für AaTh 1698 A ist, konnte Otto Weinreich (wie not. 2) anhand zahlreicher älterer Quellen aufzeigen (p. 692-704). Zwar hatte auch Aarne als ältesten Beleg dieser „volkstümlichen Geschichte" ein Epigramm des Nikarchos (1. Jahrhundert p. Chr. n.) ausfindig gemacht, vermochte aber nicht, die Vermittlungswege und Verzweigungen im Mittelalter und Spätmittelalter (Anthologien des Kephalas [10. Jh.] und des Planudes [14. Jh.] und deren Rezeption) nachzuweisen. Auch Weinreich mißt der literarischen Tradition im Verhältnis zur mündlichen Überlieferung eine größere Bedeutung zu.

228 Solche Mißverständnisse sind ein beliebtes Schwankthema zur Darstellung von Sprachbarrieren (AaTh 1696, 1697, 1699, 1700) oder zur Karikierung soldatischen Drills (AaTh 1699 B).

teristisch für alle Erzählungen ist die eminente Bedeutung des Dialogs für die Handlung. Eigentlich ist es gar kein Zwiegespräch, sondern eher ein Aneinandervorbeireden, wie es z. B. in AaTh 1698 B, D, H, K zum Ausdruck kommt. Zu Recht bezeichnet Max Lüthi das 'Zwiegespräch' in unserem Kontext "als Modell der Unmöglichkeit einer wirklichen Kommunikation, als Demonstration des Aneinandervorbeiredens, des mißlingenden Dialogs, des Null-Dialogs"[229]. Frage und Antwort sind mitunter gereimt (AaTh 1698 H, K).

Zur Entstehung und Verbreitung solcher Volkserzählungen hat gewiß beigetragen, daß die dort auftretenden Mißverständnisse real vorstellbar sind[230]. So demonstriert AaTh 1698 B etwa eindrücklich, wie eine Information über verschiedene Kanäle einen völlig anderen Sinn bekommen kann. Anders formuliert, könnte man auch von einer Unterbrechung des Kommunikationsprozesses sprechen, die durch Nichtverstehenwollen hervorgerufen wird. Die Mitwirkung mehrerer schwerhöriger Familienmitglieder trägt überdies zur Komiksteigerung bei. AaTh 1698 C liegt die Tatsache zugrunde, daß die eingeschränkte Hörmöglichkeit des einen lautes Sprechen des anderen bedingt, um ein Gespräch führen zu können. Diesen Gemeinplatz nutzt der Schelm — u. a. Gonnella, Hans Clawert, Clement Marot — zu seinem Vorteil und amüsiert sich über das laute Schreien der nichtsahnenden Dialogpartner[231]. Die verminderte Hörleistung spielt auch eine Rolle in AaTh 1698 G, wo ein undeutlich gesprochenes Wort mit einem ähnlich lautenden anderer Bedeutung verwechselt wird, so daß eine komische Situation entsteht[232]. In AaTh 1698 H und K beruht die Komik darauf, daß der eine den Defekt des anderen nicht kennt und der andere meint, die an ihn gerichtete Frage verstanden zu haben. Dahinter steht die Annahme, daß Behinderte aus Angst vor möglichem Spott dazu neigen, ihre Gebrechen zu verbergen. Diese Einstellung vermitteln auch AaTh 1698 I und J dadurch, daß der Schwerhörige/Taube sich seine Fragen vorher ausdenkt (AaTh 1698 I) und der Arbeiter auf die erwarteten Fragen der Vorbeikommenden vorprogrammierte Antworten bereithält (AaTh 1698 J).

Insgesamt wird das Lachen über das M i ß v e r s t ä n d n i s erzeugt. Der Schwerhörige selbst scheint keinen Anlaß zum Spott zu bieten, aber insbesondere AaTh 1698 H-K liegen negativ sanktionierte Einstellungen über das Verbergen von Defekten zugrunde[233].

---

229 Lüthi, Max: Dialog. In: EM 3, 2-3 (1980) 585-601, hier 598.

230 Denkbar wäre auch eine zum Teil selbständige, unabhängige Entstehung (cf. auch Aarne [wie not. 220] 81-90 und Weinreich [wie not. 2] 722). Ein Indiz dafür ist die Ähnlichkeit der Erzählungsstrukturen bei einer im Vergleich zu anderen Erzähltypen enormen Variation.

231 Öfter begegnet in der Figur des Schelms ein Lehrling, der seinen Meister und einen Kunden auf diese Weise düpiert, z. B. Joh. Peter de Memel 1656 (5833), Burger-Lust 1663 (13.761), Hanß-Wurst 1712 (7838) (Texte im EM-Archiv [mit num.]).

232 Dieser vor allem in der Schwankliteratur des 17./18. Jahrhunderts umlaufende Schwank ist zugleich ein Stück Ständekritik und zeigt — im Gegensatz zu den Schwanksammlungen des 16. Jahrhunderts — den selbstbewußten Bauern, der dem Edelmann Paroli bietet. Zur Bewertung des Bauern cf. auch Kramer, Karl-S.: Bauer. In: EM 1 (1977) 1327-1338.

233 Diese Tendenz hat Röhrich (wie Kap. 1, not. 53) in seinem Abschnitt über Gebrestenkomik (hier p. 175 sq.) übersehen.

Der Taubstumme als komische Figur begegnet seltener, weil der Anlaß zu Mißverständnissen, wie er sich z. B. bei den Schwerhörigen durch verminderte Hörmöglichkeiten bietet, nicht gegeben ist und die Erzähltechnik bzw. die Entwicklung der Handlung nur auf (zum Teil mehrdeutigen) Gebärden beruhen kann. So sind etwa der Gebärdendisput und die unterschiedlich gedeuteten Zeichen zwar bestimmende Merkmale für AaTh 924 A, B *(Zeichendisput)*, aber die Figuren sind kaum jemals Taubstumme[234]. Und unter den zahllosen neueren Gerichtssaal-Witzen mit begriffsstutzigen, trotteligen Zeugen befinden sich nur einige wenige, die den Taubstummen[235] (oder Schwerhörigen[236]) in dieser Rolle sehen.

Ablehnende Einstellungen gegenüber Behinderten vermitteln auch populäre Erzählungen über Stotterer, die jedoch nicht im entferntesten an die Verbreitung und Variation der Schwerhörigenschwänke heranreichen. Lediglich die Geschichte vom ***Besuch beim stotternden Barbier*** hat eine Zeitlang Eingang in die Schwank- und Anekdotenliteratur des 17./18. Jahrhunderts gefunden[237]:

> Ein Stotterer geht zum Barbier, weiß aber nicht, daß jener auch einen Sprachfehler hat. Der Barbier fühlt sich verspottet, als der Kunde zu stottern anfängt, gerät in Zorn, und zwischen beiden entsteht eine handfeste Prügelei.

Die Situationskomik durch die Begegnung zweier Stotterer trägt deutliche Anzeichen einer Diskriminierung. Gezeigt wird eine angeblich vorhandene, mimosenhafte Empfindlichkeit des Behinderten in der Reaktion auf die von ihm vermutete Imitation der Sprachstörung. Der Defekt dient in übler Weise als Verspottungsmittel. Die Geschichte geriet trotz der temporär begrenzten literarischen Tradition offenbar nicht in die mündliche Überlieferung, doch sind aus neuerer Zeit durchaus Erzählungen nach demselben Muster (Stotterer denkt, der andere imitiere ihn) bekannt[238]. Das mag einerseits damit zusammenhängen, daß das Hauptaugenmerk der Sammler mündlichen Erzählguts im beginnenden 19. und 20. Jahrhundert bekanntlich auf die Aufzeichnung von Märchen und Sage, weniger auf Schwank, Witz etc. gerichtet war. Denkbar ist auch eine freiwillige Selbstzensur der Sammler und Herausgeber von Volkserzählungen[239], die solche verletzenden, dem Mitleidscha-

---

234 cf. AaTh 924, 924 A und B sowie die seither erschienenen Kataloge mit Nachweisen zu diesen Erzähltypen: Ikeda; Cirese/Serafini; Baughman; Jason; Jason, Types; Arājs/Medne; Nai-tung Ting. — Die zweideutige Gebärde ist allerdings für einige Witze über Taubstumme charakteristisch, cf. Legman (wie not. 163) 243 sq., 248.

235 ibid., 167.

236 AaTh 1673*: The Blind, the Lame, and the Deaf as Witnesses in Court.

237 AaTh 1702: Anecdotes about Stutterers. Im EM-Archiv sind allein 12 Nachweise aus der Schwank- und Anekdotenliteratur des 17./18. Jahrhunderts (Zeitraum: 1656-1768) registriert.

238 cf. Ó Súilleabháin/Christiansen; Jason; Arājs/Medne; Cirese/Serafini; Nai-tung Ting; SUS. — Lutz Röhrich (wie Kap. 1, not. 53, 176-178) unterscheidet drei Eigenarten der durch Stotterer hervorgerufenen Situationskomik (Witzbeispiele ibid.): (1) Durch das Stottern entsteht ein anderer Sinn der sprachlichen Äußerung. (2) Plötzlicher Übergang vom Stottern zu normalem Sprechen. (3) Durch den langsamen Sprechakt des Stotterns wird eine eilige Sache unnötig lange verzögert.

239 So ist z. B. bekannt, daß Wilhelm Wisser seine Märchen für die gedruckte Ausgabe schönte (von den Sammlern des 19. Jahrhunderts gar nicht zu reden!) und Derbheiten wie Obszönitäten etc. ausließ (cf. Bracchetti, Agnes: Studien zur Lebensform des deut-

rakter zuwiderlaufenden Erzählungen über Behinderte nicht in ihre Sammlungen aufnahmen und nur solche veröffentlichten, in denen der Defekt in einer für Behinderte abstrakten Weise zur Erzeugung des Lachens diente. Dafür spricht etwa die interkulturelle Tradierung von AaTh 1698 A[240], aber auch die Verbreitung von Lügengeschichten (Thema: *Verkehrte Welt*), in denen u. a. behinderte Handlungsträger agieren:

> Da ist ein Blinder zusammen mit einem Lahmen und einem Nackten beim Hasenfang zu beobachten: Der Blinde schießt mit dem Gewehr auf den Hasen, der Lahme fängt ihn, und der Nackte steckt ihn in die Tasche (AaTh 1930: *Schlaraffenland*[241]; AaTh 1965: *Die schadhaften Gesellen*[242]).

Solche seit der Antike beliebten und tradierten Adynata tauchen besonders reichhaltig seit dem Spätmittelalter in der Volksliteratur auf[243] und finden sich u. a. in den *Kinder- und Hausmärchen* der Brüder Grimm[244]. Hier wie dort beruht die Komik auf der absurden Handlung, wie denn überhaupt im Schwank das Unsinnige, von der Norm Abweichende belacht wird[245]. Es überrascht daher nicht, daß Verstümmelungen und Selbstschädigungen zur Parodie geraten, wenn z. B. im Schwankmärchen *Die drei Doktoren* (AaTh 660)[246] sich einer der drei (zwei) Ärzte zum Beweis seiner ärztlichen Kunst beide Augen herausoperiert und am nächsten Tag Katzenaugen einsetzt, weil die Augen während der Nacht abhanden gekommen waren[247]: Nun sieht er besonders gut in der Nacht und schaut ständig nach Mäusen. In AaTh 1006 *(Augenwerfen)* mißversteht ein Mann die bildlich gemeinte sprichwörtliche Redensart, ,,einem anderen freundliche Augen zuwerfen'', und bewirft ihn stattdessen mit ausgestochenen Kälberaugen[248]. Oder in AaTh 1169 *(Köpfe ver-*

---

schen Volksmärchens. [Diss. Frankfurt] Bühl [Baden] 1935, 6 sq.), und diese Art Bearbeitung (= Selbstzensur) erstreckt sich aus ideologischen Gründen, unter pädagogischen Gesichtspunkten etc. auch auf andere Bereiche (Politik, Religion etc.); cf. allg. Moser, Dietz-Rüdiger: Bearbeitung. In: EM 2 (1979) 1-6.

240 cf. not. 225.

241 BP 3, 244-258.

242 BP 3, 115-119; Boratav, Pertev Naili: ,,Les trois Compagnons infirmes''. In: Fabula 2 (1959) 231-253; Spies, Otto: Die orientalische Herkunft des Stoffes ,,Knoist un sine dre Sühne''. In: Rheinisches Jahrbuch für Volkskunde 12 (1961) 47-52.

243 Kenner, Hedwig: Das Phänomen der verkehrten Welt in der griechisch-römischen Antike. Klagenfurt 1970; Cocchiara, Giuseppe: Il mondo alla rovescia. Torino 1963, bes. 149-151.

244 KHM 138: Knoist un sine dre Sühne; KHM 158: Das Märchen vom Schlaraffenland; KHM 159: Das Ditmarsische Lügenmärchen.

245 Lüthi, Max: Absurdität. In: EM 1 (1977) 36-40.

246 BP 2, 552-555; Thompson, Lawrence S.: Die drei Doktoren. In: EM3, 2-3 (1980) 742-747; Lacourcière, Luc: Les Transplantations fabuleuses: Conte Type 660. In: Cahiers d'Histoire 22 (1970) 194-204.

247 Zu weiteren Beispielen ,,fataler Anatomie'' cf. den gleichnamigen Beitrag Kurt Rankes in EM 1 (1977) 489 sq. — Grotesk wirkt in diesem Zusammenhang ein ,,alter Schwank'' aus dem Rheinland (Merkens [wie not. 162] hier t. 1, num 231): Zwei Reisende (einer mit Glasauge) übernachten in einem Gasthaus, der Einäugige legt das Glasauge in die gemeinsame Waschschüssel. Der andere (unwissend), mit großem Nachtdurst, trinkt die ganze Schüssel leer und klagt über Bauchschmerzen. Ein Arzt kommt, ein Klistier zu verabreichen, sieht das Auge im Enddarm und läuft in der Meinung, es schaue einer hervor, entsetzt davon.

248 Lixfeld, Hannjost: Augenwerfen. In: EM 1 (1977) 1006-1010.

tauscht) enthauptet der eine seinen Gefährten, um die Heilwirkung eines Krauts zu erproben (seine Kunst zu zeigen), und setzt, ohne es zu merken, den Kopf verkehrt herum auf, der schnell wieder anwächst: Die Augen sind dem Rücken zugekehrt[249].

Eine Vorliebe für Absurditäten hat darüber hinaus der aggressive Witz der Neuzeit entwickelt[250]. Und in diesem Bereich nehmen sich die Witze über Behinderte, so absurd sie auch sein mögen, gar nicht mehr 'komisch' oder 'lustig' aus. Ein Beispiel:

> Ein Mann ist Vater geworden. Der Arzt erzählt ihm, es sei nicht alles wunschgemäß verlaufen. Der Vater will sein Kind sehen, der Arzt führt ihn durch mehrere Stationen, in denen Kinder mit körperlichen Defekten liegen. Die Gebrechen wachsen von Station zu Station. Schließlich erreichen beide das letzte Bett, in dem nur ein Auge liegt. Arzt: „Das ist Ihr Kind". Der Vater gibt sich einen Ruck, beugt sich über das Bettchen, winkt und ruft: „Tralalalala". „Das ist sinnlos", sagt der Arzt, „Ihr Kind ist blind"[251].

Anton C. Zijderveld führt dieses Witzbeispiel an und verweist auf Durchstoßung mehrerer Tabus, die dieser Witz verletze[252]. Und in der Tat ist hier im Zusammenhang mit der Geburt die Angst des Vaters, allgemein der Eltern, vor dem Aussehen des Neugeborenen ebenso manifestiert wie die Ablehnung jedes mit körperlichen Defekten behafteten Wesens. Der Hang zum Makabren, die totale Absurdität des Witzes wirft zugleich ein bezeichnendes Licht auf den Erzähler, und Zijderveld charakterisiert mit Recht — moralisch wertend — den Witz als „unmenschlich"[253], ohne dem Erzähler (oder dem Produzenten) des Witzes die gleiche Eigenschaft zusprechen zu wollen. Hier hat der Witz nicht nur diskriminierenden Charakter für eine Minorität, sondern ist außerdem ein „Indikator soziokultureller Verhältnisse"[254], denn durch die Diskrepanz bestehender Beziehungsgefüge[255], in dem Zusammentreffen oder Durchbrechen von Normbereichen[256] werden allgemein tabuierte Zonen offengelegt und negativ sanktionierte Einstellungsmechanismen gegenüber Behinderten sichtbar.

Bildliche Darstellungen suggerieren eine Vererbbarkeit von Defekten — eine weiterhin verbreitete Vorstellung[257]. So zeigt auf einer kolorierten Lithographie (Bilderbogen) aus der Mitte des 19. Jahrhunderts eine Hebamme dem frischgebackenen

---

249 Wesselski (wie not. 2, Kap. 80) 240 sq. (nach Johannes Gastius sowie der „Compilatio singularis exemplorum"). — Im „Faulheitswettbewerb" (AaTh 1950) büßt einer der drei Gefährten ein Auge ein, weil er, unter einer Traufe liegend, zu träge ist, seinen Schlafplatz zu wechseln (Mot. W 111.1.3).

250 Die ausführlichste Untersuchung zu Figuren, Formen und Funktionen des Witzes — neben Gershon Legmans Spezialstudien zum „dirty joke" (wie not. 163 und Kap. 2, not. 35) — legte Lutz Röhrich (wie Kap. 1, not. 53) vor.

251 Zitiert (inhaltlich gekürzt) nach Zijderveld, Anton C.: Humor und Gesellschaft. Eine Soziologie des Humors und des Lachens. Graz/Wien/Köln 1976 (niederländisch: 1971), 32 sq.

252 ibid.

253 ibid., 33.

254 Lixfeld (wie not. 10) hier 3.

255 Zijderveld (wie not. 251) 41.

256 cf. Bausinger, Hermann: Formen der „Volkspoesie". Berlin 1968, 132 sq., 139 sq., 150 sq. (erw. Ausg. B. ²1980).

257 v. Pfister, Friedrich: Erblichkeit. In: HDA 2 (1929/30) 869-874, bes. Kap. 4.

Vater den neugeborenen Sohn, der alle körperlichen Gebrechen der Eltern (Holzbein, Einarmigkeit, Gurkennase) aufweist[258]. Oder auf Flugblättern des 19. Jahrhunderts ist dargestellt, wie ein Ehemann seine Frau beim Ehebruch mit dem Pfarrer, der ein Holzbein hat, ertappt. Nach neun Monaten bringt sie ein Kind mit einem Holzbein zur Welt: Der Mann hängt sich auf[259].

Im (zum Teil betexteten) Bildwitz, vor allem als fester Bestandteil von Illustrierten und sogenannten Männermagazinen, hat sich der Behinderte (besonders der Blinde) neben Figuren wie Ehebrecher(in), Gehörnter Ehemann, Sexbombe, Geistlicher, omnipotenter Liebhaber einen 'Stammplatz' erworben, wie eine — allerdings nicht systematisch vorgenommene — Sichtung einschlägiger Magazine und Illustrierten aus den letzten drei Jahren ergibt.

> Da ertastet ein Blinder (anachronistisch: mit einem Jungen als Führer) mit seinem Stock den Weg in die Damentoilette[260], sammelt Almosen mit umgehängtem Schild „Blind durch pausenloses Onanieren"[261] oder sitzt am Steuer eines Autos[262], und der nebenher laufende Blindenhund mit dem Blindenstock im After gibt die Richtung an[263]. Ein Galgen mit Holzpodest und Treppe hat auch eine Auffahrt für Behinderte (daneben das international bekannte Behinderten-Piktogramm von Otl Aicher) vorgesehen[264]. Im zeitbedingten Witz (Lehrergewerkschaft fordert Senkung der seit Jahren unverändert gebliebenen Stundenzahl) führt ein blinder Lehrer Aufsicht bei einer Mathearbeit. Alle Schüler schreiben voneinander ab. Kommentar eines Schülers: „Ich finde die Kampfmaßnahmen der Lehrergewerkschaft echt stark — vor allem bei einer Mathearbeit!"[265].

Die Beispiele sind beliebig vermehrbar, doch schon allein die kleine Blütenlese aus bundesdeutschen Zeitschriften läßt erkennen, daß mit den Behindertenwitzen offenbar eine 'Marktlücke' aufgetan wurde — wie sonst ließen sich die absurden, Behinderte veralbernden Witze erklären. Möglicherweise ist davon auszugehen, daß die irrealen Behindertenwitze noch weiter verbreitet wären, wenn nicht bereits im Vorfeld der massenhaften Veröffentlichung Kontrollmechanismen der Medien eingesetzt hätten, die die Diffusion derartiger Witze zu verhindern suchten. Daß Eingriffe der Literaturproduzenten nicht gänzlich auszuschließen sind, macht Hannjost Lixfeld deutlich, wenn er davon spricht, daß vor kurzem „der verantwortliche Lektor eines angesehenen westdeutschen Verlages [i. e. Reclam] [. . .] mit Nachdruck eine Reihe von Witzbeispielen über gebrechliche, kranke Menschen, über soziale Gruppen" wegen ihrer Geschmacklosigkeit (Verletzung des „guten Geschmacks der präsumptiven Leser") beanstandete und ihre Auswechselung verfügte[266]. Mit die-

---

258 Bilderwelt der kleinen Leute. Bilderbogen des 18. und 19. Jahrhunderts [Katalog]. ed. Landschaftsverband Westfalen-Lippe. Westfälisches Landesmuseum für Kunst und Kulturgeschichte [Münster 1976], num. 28.

259 Wehse (wie not. 164) 421, num. 351: The Wooden Leg'd Parson.

260 Lui 2 (Februar 1978) 115.

261 Playboy (deutsche Ausgabe September 1979) 178.

262 Zum Autowitz und seinen Themen cf. Sanderson, Stewart: The Folklore of the Motorcar. In: Folklore 80 (1969) 241-252.

263 Lui 1 (Januar 1978) 119.

264 Penthouse (September 1979) 206.

265 Stern 14 (29.3.1979) 267.

266 Lixfeld (wie not. 10) 2 sq.

sem Verdikt bewegt sich der Lektor auf der gleichen Ebene wie die überwiegende Zahl der Literaturtheoretiker, die aus moralischen Gründen jegliche Behindertenkomik verwerfen[267]. Aber auch sie haben mit ihren Appellen die Witze über Behinderte ebenso wenig eindämmen können, wie es eine freiwillige oder erzwungene Zensur zu tun vermochte.

[267] cf. p. 66 sq. und Zijderveld (wie not. 251).

5. Behinderte als Leitbilder

5.1. Behinderung und Heilung

Behinderung und Heilung gehören zu den zentralen Themen des Märchens, sie entsprechen der Gesamtstruktur: Aufgabe und Lösung. Heilungen von Behinderten sind aber ebenso in Legenden und Exempeln, wie überhaupt in mirakulösen Berichten, thematisiert. Wunderbare Heilungen sind im Brauchtums- und Glaubensgut vieler Völker verbreitet und als Ausdruck der Barmherzigkeit von den Religionsstiftern Buddha[1], Christus[2] und Mohammed[3] überliefert; auch das antike Rom und Griechenland kannten solche, Gottheiten an bestimmten Orten zugeschriebenen Thaumasia[4]. Es ist im folgenden zu untersuchen, welche Vorstellungen und Traditionen von Wunderheilungen sich in populären Erzählungen niedergeschlagen haben und welche funktionalen Unterschiede feststellbar sind.

5.1.1. Behinderung und Heilung im Märchen

Im Märchen ist nach Max Lüthi Behinderung als Bedürftigkeit („wirkliche oder scheinbare Hilflosigkeit des Helden oder der Heldin"[5]) eine Voraussetzung für die Hilfe. Daher begegnen dort häufiger behinderte Handlungsträger, ohne daß, dem stereotypen Charakter des Genres entsprechend, die Ursache des Defekts (der Mangel selbst) erklärt wird. Anders als der Bartlose oder der Rothaarige ist im Rahmen des Genres der Behinderte kaum je tückisch. Lüthis phänomenologischer Ansatz[6] deckt sich in diesem Punkt mit der von Vladimir Jakovlevič Propp[7] anhand

---

1 Grönbold, Günter: Buddha. In: EM 2 (1979) 987-998, hier Kap. 3 und 4.

2 Moser, Dietz-Rüdiger: Christus. In: EM 2 (1979) 1412-1431.

3 Bülow, Gabriele von: Ḥadithe über Wunder des Propheten Muḥammad, insbesondere in der Traditionssammlung des Buḫāri. Diss. Bonn 1964, 75-78, 138 sq., 142.

4 Herzog (wie Kap. 2, not. 80) weist z. B. auf das Heiligtum des Asklepios im Gebiet der peloponnesischen Stadt Epidauros hin, wo ein religiöser Kult einem „Kurort zweiten Ranges" „durch zielbewußte Propaganda" zu internationaler Berühmtheit verhilft (p. 1). Von 80 notierten Wundern (p. 95-105) entfallen 24 auf: Augenleiden (= 12), Sprachstörungen (= 3) und Lähmungen (= 9); cf. auch Esser (wie Kap. 1, not. 7) 170 sq.

5 Lüthi (wie Kap. 1, not. 88); an anderer Stelle heißt es: „Der Held, die Heldin sind fast immer irgendwie Benachteiligte" (p. 56).

6 cf. bes. Lüthi (wie Kap. 3, not. 1) und id.: Das Volksmärchen als Dichtung. Ästhetik und Anthropologie. Düsseldorf/Köln 1975; v. auch Hermann Bausinger in seinem Grußwort: Max Lüthi zum 70. Geburtstag. In: Fabula 20 (1979) 1-7.

7 Propp, Vladimir [Jakovlevič]: Morphologie des Märchens. ed. Karl Eimermacher (Suhrkamp Taschenbuch Wissenschaft 131). [Frankfurt am Main] 1975 (erstmals Leningrad 1928, auch ital., engl. und frz. Übersetzungen).

russischer Zaubermärchen entwickelten strukturalistischen Methode[8]. Propp, der seine Analysen „auf der Basis der handelnden Personen" aufbaut[9], betrachtet die Funktionen VII (Der böse Gegenspieler fügt einem Familienmitglied einen Schaden oder Verlust zu [= Schädigung])[10] bzw. VIIIa (Einem Familienmitglied fehlt irgend etwas, es möchte etwas haben [= Mangelsituation])[11] und XIX (Das anfängliche Unglück wird gutgemacht bzw. der Mangel behoben [= Aufhebung des Unglücks oder Mangels])[12] als ein Paar, womit die Erzählung ihren Höhepunkt erreicht.

Im Bereich des Märchens lassen sich hierbei d r e i Grundformen unterscheiden.

(1) E i n k r a n k e r, b l i n d e r K ö n i g b e k o m m t d u r c h e i n e r e t t e n d e S u b s t a n z s e i n e S e h k r a f t z u r ü c k. Zwar erscheint zu Beginn vieler Märchen ein alter, kranker König in einer Notsituation, seltener aber ist dieser Mangel durch Blindheit konkretisiert. Dieses Charakteristikum gilt lediglich für die meisten neuzeitlichen Fassungen des Erzähltyps AaTh 551: *Wasser des Lebens,* weniger für den verwandten und oftmals vermischten Typ AaTh 550: *Vogel, Pferd und Königstochter*[13]. Hier ziehen die Söhne des Königs aus, um ihrem Vater das fehlende Heilmittel (gewöhnlich Lebenswasser, -kraut, eine Blume oder Frucht) zu beschaffen. Nach den im EM-Archiv befindlichen Texten (rund 150) ergibt sich folgendes Bild:

Ältere Texte, wie etwa die Version des Dominikanermönchs Johannes Gobii Junior aus der ersten Hälfte des 14. Jahrhunderts[14], sprechen nur allgemein von einer Mangelsituation (Krankheit etc.), die behoben werden kann. Erst in Aufzeichnungen und Fassungen des 19. Jahrhunderts ist von der Blindheit des Königs die Rede, die offenkundig den Defekt konkretisieren sollte: Der König wurde im Alter

---

8 Propps Methode ist umstritten, cf. den Artikel von Claude Lévi-Strauss, Propps Erwiderung sowie den Beitrag von Eleasar Meletinskij: ibid., 181 sqq. Gleichwohl hat die strukturalistische Erforschung von Erzählungen wie kaum eine andere Richtung der letzten Jahrzehnte die Erzählforschung bereichert (cf. die Bibliographie mit über 700 Titeln von Bengt Holbek: Formal and Structural Studies of Oral Narrative. A Bibliography. In: Unifol, Arsberetning 1977 [1978] 149-194) und wird heute z. T. mit Computern durchgeführt, v. Voigt, Vilmos: Computertechnik und -analyse. In: EM 3, 1 (1979) 111-123.

9 Propp (wie not. 7) 26.

10 ibid., 36-39.

11 ibid., 39 sq.

12 ibid., 55-57.

13 cf. AaTh 550, 551. — Die Verwandtschaft beider Typen betont auch Johannes Bolte (BP 1, 510); Espinosa (wie Kap. 3, not. 111) 3 (1947) 43-51, Ranke (wie Kap. 2, not. 79) 191, und Delarue, Paul/Tenèze, Marie-Louise: Le Conte populaire français 2. Paris 1964, 363 sq. verweisen in ihren Analysen auf die vielen Gemeinsamkeiten. — Die kleine strukturelle Skizze zu AaTh 550 von Vladislav Stanovský (Das formale Prinzip als wichtiger Faktor in der Katalogisierung der Märchenstoffe. In: Fabula 9 [1967] 105-110) (Zerlegung des Stoffes in „Kompositionseinzelheiten") hat keine neuen Ergebnisse gebracht, zumal die Textbasis im unklaren bleibt (Stanovský nennt nur zwei russ. Texte) und „man die vorgelegte Methode nötigenfalls weiter durcharbeiten müßte" (p. 106).

14 Hier lautet der Eingang: Item fuit quidam infirmatus infirmitate incurabili a medicis cognitionem habuit quod nunquam curari potuit quosque habuisset de aqua fontis viventis, quae erat medicina omnis languoris (Ulm 1480, fol. 99^{v}), zitiert nach Crane, J[ohn] J[ay]: Two Mediaeval Folk-Tales. In: Germania 30 (1885) 203-205, hier 203 sq.

blind[15], er erblindet durch vom Himmel fallenden Kot[16], ein nicht näher bezeichnetes Unglück führt zum Verlust des Augenlichts[17], der König flieht das ihn jäh schmerzende Tageslicht[18] etc.

Der Schluß des Märchens hat seinen Schwerpunkt nicht etwa in der ausführlichen Darstellung des Heilungsprozesses, sondern der Endpunkt der Erzählung ist die Heirat des erfolgreichen Königssohnes mit einer Prinzessin, die er auf seiner abenteuerlichen Reise traf (die ihn beriet oder den König heilte), oder die Einsetzung als Nachfolger des Vaters.

In der Vorstellung der Naturvölker und früherer Kulturen gilt der König als Repräsentant des ganzen Volkes und häufig als Gott zugleich. Ein blinder und/oder durch Krankheit an der Macht gehinderter König symbolisiert nach der tiefenpsychologischen Deutung Hedwig von Beits „die beginnende Unzulänglichkeit des bisherigen Bewußtseins", die nur durch die Taten eines Helfers des Königs oder aber eines Helden, der die Königstochter ehelicht und dem das Königreich als Erbe übertragen wird, wieder behoben werden kann[19]. Gegen diese Betrachtungsweise spricht zum einen, daß die überwiegende Zahl der Belege von AaTh 551 aus Europa stammt[20], bei Naturvölkern gar nicht nachweisbar ist und fraglich bleibt, ob bei Aufzeichnungen der Neuzeit ex silentio auf solche Archaismen[21] zu schließen ist. Zum anderen ist, wie oben dargelegt, ein bestehender Mangel oftmals Ausgangspunkt, und in der Regel bildet ein Happy-End den Abschluß vieler Märchen. Die meisten Zaubermärchen sind darüber hinaus Brautwerbungsmärchen und enden, wie in AaTh 551, mit der Hochzeit des Helden (der Heldin)[22]. Wiewohl der Hand-

---

15 Karlinger, Felix/Mykytiuk, Bohdan (edd.): Legendenmärchen aus Europa. Düsseldorf/Köln 1967, num. 16; Cammann, Alfred (ed.): Westpreußische Märchen. Berlin 1961, 102-109 ausführlicher: „Auf einmal wurde der König krank und bekam schlimme Augen. Er verlor das ganze Sehen und wurde stockblind, konnt rein nuscht sehne!"

16 Karlinger, Felix/Ehrgott, Ulrike (edd.): Märchen aus Mallorca. Düsseldorf/Köln 1968, num. 30. Zum Tobiasmotiv v. unten.

17 Haiding, Karl: Österreichs Märchenschatz. Ein Hausbuch für Jung und Alt. Wien 1953, 33-37.

18 Jech, Jaromír (ed.): Tschechische Volksmärchen. Berlin 1961, num. 24.

19 Beit, Hedwig von: Symbolik des Märchens. 1: Versuch einer Deutung. Bern (1952) [5]1975, 343 sq.

20 cf. die Nachweise bei AaTh.

21 Dabei soll nicht verkannt werden, daß viele Forscher 'archaische Züge' im Märchen wiederzuerkennen glauben: z. B. Initiationsriten älterer Kulturstufen im Motiv von der im Turm eingeschlossenen Jungfrau (AaTh 310), altjägerische Vorstellungen, wonach sich Mensch und Tier aus sorgfältig aufbewahrten Knochen von selbst wiederbeleben (AaTh 311, 312: Mädchenmörder; AaTh 780: Singender Knochen) oder archaisch-magische Wirklichkeitsauffassungen von Blut und Haar als pars pro toto. Zum ganzen Komplex cf. den Artikel: „Archaische Züge im Märchen" von Hermann Bausinger und Kurt Ranke in EM 1 (1977) 733-743.

22 cf. Ranke, Kurt: Braut, Bräutigam. In EM 2 (1979) 700-726, bes. Kap. 5: Gewinnung des Partners (häufigstes Motiv: Princess offered as prize [Mot. T 68]). — In bestimmten neuzeitlichen Fassungen von AaTh 945: Glück und Verstand bringt der Held gegen das Versprechen der Heirat (Freierprobe!) die stumme Prinzessin zum Reden, indem er ihr Fragen stellt, diese zugleich selber falsch beantwortet und sie zur richtigen Antwort provoziert o. ä. Er heiratet die Prinzessin: cf. BP 3, 53-56. Dazu: Ó Súilleabháin/Christiansen; Nowak, num. 119, 269; Arājs/Medne; Jason; Jason, Types; SUS.

lungsablauf unterschiedlich ausgefüllt sein kann, bedeuten Blindheit und Heilung als die beiden Pole der Erzählung in dieser Hinsicht nur eine thematische Konkretisierung des allgemein beschriebenen Krankheitszustandes und der Wiederherstellung der Gesundheit (v. oben).

Auch der erst seit dem 19. Jahrhundert belegte und vor allem in Osteuropa verbreitete Märchentyp *Augen der Blinden zurückgebracht* (AaTh 321)[23] ist der ersten Grundform zuzurechnen: Ein junger Mann verdingt sich bei einem (mehreren) Blinden, dem (denen) von einem (mehreren) Unhold(en) die Augen gestohlen worden sind. Im Kampf mit dem Unhold verschafft sich der Jüngling die Augen wieder oder erhält ein Mittel zur Heilung der Blindheit[24].

Im ganzen ist der Erblindete in der ersten Grundform nur Objekt von Hilfe, die er als Preis für eine versprochene Gegenleistung (AaTh 550, 551) oder ohne Begründung (AaTh 321) erfährt. In keinem Fall übernimmt er im Handlungsgeschehen eine aktive Rolle; diese kommt ihm bedingt erst in der zweiten Grundform zu.

(2) Der Defekt wird beseitigt als Belohnung für uneigennützige Hilfe. Dazu rechnet die bereits angesprochende Erzählung *Gaben des kleinen Volkes* (AaTh 503)[25], in der Jenseitige den Buckel eines Musikanten wegzaubern, weil er ihnen, ohne eine Gegengabe zu fordern, zum Tanz aufgespielt hatte. Die Blindenheilung eines Herrschers begegnet als gleichsam zweiter Teil der alten Rechtserzählung *Glocke der Gerechtigkeit* (AaTh 207 C), wobei die mirakulöse Heilung nur Bestandteil älterer abendländischer Fassungen (z. B. Jansen Enikels *Weltchronik*, Z. 26383-26532; *Gesta Romanorum*, Kap. 105) ist. Hier der Inhalt nach der Version des Johannes Pauli[26]:

> Als die Glocke der Gerechtigkeit läutet und der vom König eingesetzte und urteilende Richter nachsieht, kann er niemand erblicken. Erst beim zweiten Läuten wird er gewahr, daß in der Nähe der Glocke eine Kröte einer Schlange das Nest weggenommen hat und die beiden miteinander ,,pfysten" (zischten). Der König urteilt, die Kröte zu töten und die Schlange unbehelligt zu lassen. Jahre später erblindet der König, und die Schlange kann ihren Dank abstatten, indem sie mit einem Stein die Augen des Königs bestreicht, worauf er sein Augenlicht wiedererlangt.

Die vermutlich älteste Erzählung von der Gerechtigkeitsglocke findet sich in der *Mahāvamsa* (21, 16),dem in Pāli abgefaßten historischen Epos der Ceylonesen aus dem 6. Jahrhundert. Die Institution einer Glocke als Verbindungsglied zwischen isoliert lebendem Herrscher und seinem Volk wird schon in chinesischen Annalen

[23] Stith Thompson hat dieses Märchen als eigenständigen Typus (AaTh 321) ausgeworfen, was insofern nicht gerechtfertigt erscheint, als der Typ nur in Kontamination (z. B. AaTh 301, AaTh 1159) begegnet, cf. die Analyse von Ákos Dömötör und Ágnes Kovács: Augen der Blinden zurückgebracht. In: EM 1 (1977) 998-1002.

[24] Dazu paßt auch der erste Teil einer singulär überlieferten Erzählung aus der Dominikanischen Republik, die Hansen zu AaTh 533 gestellt und Thompson mit der Typennummer 541* versehen hat: Vom König mit einem Zauberpferd ausgestattet, zieht der junge Held aus, die Augen des blinden Königs wiederzugewinnen: Andrade, Manuel J.: The Folk-Lore of the Dominican Republic. New York 1930, 241 sq.

[25] Kap. 2.1.2.

[26] Pauli/Bolte, num 548: Die Schlang macht den Künig gesehen.

(220 v. u. Z.) erwähnt, in Reiseberichten von Diodor und Strabon beschrieben und dürfte auch in Indien und Arabien bekannt gewesen sein[27]. Mit Recht vermutet Albert Wesselski, daß die Einrichtung einer Gerechtigkeitsglocke später anzusetzen ist als jene historischen Sagen[28]. Während die ältere Überlieferung noch zwei Motiv-Schwerpunkte (Wiederherstellung der Gerechtigkeit und Dank für erwiesene Gefälligkeiten) aufweist[29], ist das Motiv der dankbaren Tiere, wie es häufig insbesondere in orientalischen und indischen Erzählungen vorkommt[30], in den meisten nachmittelalterlichen Fassungen entfallen und das Motiv der Gerechtigkeitsfindung modifiziert[31]. Ein Beispiel hierfür bietet die frühe Version in den *Cento novelle antiche* (Ende 13. Jh.)[32]:

> Danach zieht ein altes, klapprig gewordenes Pferd[33] auf der Suche nach Eßbarem an einer Weinrebe, die an Stelle der durch häufigen Gebrauch gerissenen Gerechtigkeitsglocke nachgewachsen ist. Die Richter forschen nach dem ehemaligen Besitzer des Pferdes und erlegen ihm auf, das ihm einst hilfreiche Pferd bis ans Lebensende mit Futter zu versorgen.

Hier steht eindeutig die Hilfe für das altersschwache Tier im Vordergrund[34], das sich durch jahrelange Leistung einen Versorgungsanspruch erworben hat, den der Besitzer erfüllen muß: „Denn es ja die natürliche Billigkeit erfordere/daß man dem jenigen/der seine beste Kräfften mit arbeiten außgebüsset/seinen gebührlichen Lohn ertheile", wie es z. B. belehrend - ermahnend nach der Vorlage des Philipp Camerarius (1537-1624)[35] in Johannes Mollers Exempel- und Historiensammlung *Allegoriae Profano-sacrae* (Jena ³1655) heißt[36]. Übertragen auf den Menschen handelt es sich um einen Appell zur Altersversorgung, zur Einbindung Alter und Gebrechlicher in das soziale Gefüge. Auf didaktische Weise sucht die Erzählung von

---

27 Wesselski (wie Kap. 2, not. 100) 20 sq.

28 ibid. In der abendländischen Überlieferung (z. B. Jansen Enikels Weltchronik, Chronik von Weihenstephan) ist die Klageglocke mit der Person Karls des Großen verbunden (cf. auch Grimm DS 453), v. Heller, Bernhard: Glocke der Gerechtigkeit. In: HDM 2 (1934/40) 636-638.

29 In den Gesta Romanorum (Kap. 105) z. B. ließ die Schlange einen Stein auf die Augen des blinden Theodosius fallen, der ihr, als sie die Klageglocke zog, gegen die Kröte geholfen hatte: Theodosius erhält sein Augenlicht wieder; cf. auch Dvořák, num. 4255 und Tubach, num. 4255.

30 cf. Mot. B 350-399: Grateful animals und allg. AaTh 530-559: Animals as Helper; cf. auch Lindahl, Carl: Dankbare (hilfreiche) Tiere. In: EM 3, 1-3 (1979/80) 287-299.

31 Nachweise bei Pauli/Bolte, num. 648; cf. auch Heller (wie not. 28) und Krzyżanowski, num. 1662.

32 Die hundert alten Erzählungen. Deutsch von Jacob Ulrich. Leipzig 1905, num. 52.

33 In orientalischen Versionen ein Esel: Lidzbarski, Mark: Geschichten und Lieder aus den neuaramäischen Handschriften der Königlichen Bibliothek zu Berlin. Weimar 1896, 153 sq.: eine neuere iranische Fassung bei Baharav, Zalman: Sixty Folktales. Collected from Narrators in Ashkelon. ed. Dov Noy. Haifa 1964, 121 sq.

34 Bezeichnenderweise hat Lidzbarski (wie not. 33) seiner Erzählung die Überschrift „Altersversorgung" gegeben.

35 Zu Philipp Camerarius und der Wirkungsgeschichte seiner Sammlung „Operae horarum succisivarum sive meditationes historicae" (Altdorf 1591 u. ö.) cf. den biographischen Artikel von Ernst Heinrich Rehermann in EM 2 (1979) 1158-1160.

36 Zitiert nach Rehermann (wie Kap. 3, not. 27) 309 sq., num. 62 (= p. 270 sq. der Ausgabe Jena ³1655). Weitere Fassungen nach Camerarius ibid., 134.

der Gerechtigkeitsglocke den Vorurteilen in Bezug auf unnütze, alte Leute entgegenzuwirken — ähnlich wie AaTh 981: *Altentötung*[37], AaTh 980 A: *Großvater und Enkel* —, zumal negative Schilderungen älterer Menschen in Volkserzählungen nicht ungewöhnlich sind (z. B. AaTh 1475 sqq.: *Jokes about Old Maids*[38]), was zur Stabilisierung lang tradierter Vorurteile beigetragen hat und bis heute nachwirkt[39].

Die Blindenheilung als Belohnung für eine verdienstvolle Tat ist Bestandteil einiger weniger Fassungen der Märchen vom *dankbaren Toten*. Nach der grundlegenden Monographie Sven Liljeblads[40] lassen sich verschiedene Erzähltypen unterscheiden, die als AaTh 505-508 mit Subtypen in den internationalen Typenkatalog eingegangen sind:

> Ein Mann kauft den Leichnam eines Unbekannten, der als großer Schuldner gestorben war, frei (gibt sein Vermögen dafür hin) und bestattet ihn auf ehrenvolle Weise. Auf seiner weiteren Reise hilft ihm der dankbare Tote aus mancher Gefährdung heraus. Häufig wird er Begleiter des Mannes unter dem Versprechen, alle gemeinsamen Erwerbungen zu gleichen Stücken zu teilen. Der Mann macht sein persönliches Glück (heiratet eine Königstochter), der hilfreiche Gefährte gibt sich als der Tote zu erkennen.

So könnte vereinfacht der Inhalt wiedergegeben werden; dabei ist allerdings zu beachten, daß die Ausfüllung einzelner Episoden ganz verschieden sein kann: Art und Zeitpunkt der Unterstützung durch den dankbaren Toten, Gewinnung der Braut des Helden durch Loskauf von der Sklaverei oder im Turnier, Befreiung der Prinzessin aus der Unterwelt oder ihre Erlösung durch Zweiteilung mit dem Schwert etc. Es ist anzunehmen, daß sich die verschiedenen Erzähltypen gegenseitig beeinflußt haben. Gemeinsam ist allen Erzählungen der Eingang, wie ein Mann unter Einsatz seiner Barschaft einen ihm unbekannten Toten loskauft und begräbt. Die frühesten literarischen Belege für Märchen vom dankbaren Toten gehen bis ins 13. Jahrhundert zurück. Das Kernmotiv, die Bestattung eines Toten als 'gute Tat', ist jedoch viel älter und hängt wahrscheinlich mit dem in der ganzen Welt verbreiteten Glauben zusammen, daß der Tote (die Seele) nur dann ins Totenreich eingehen kann, wenn der Leichnam bestattet bzw. in seinem Grab vermodert ist[41]. Solche Vorstellungen waren bereits dem Altertum bekannt. Der Brauch, den Leichnam eines Verschuldeten nicht zu begraben, läßt sich ,,als eine Art transzendentaler Schuldhaft'' erklären[42]. Verschiedene Motive aus dem Komplex *Dankbarer Toter*

---

37 v. dazu den gleichnamigen Beitrag von Elfriede Moser-Rath in EM 1 (1977) 388-395: eine ,,Erzählung, die der Mißachtung des Alters entgegenwirken sollte'' (ibid., 388).

38 cf. ead.: Alte Jungfer. In: EM 1 (1977) 365-369.

39 cf. Schenda, Rudolf: Alte Leute. In: EM 1 (1977) 373-380.

40 Liljeblad, Sven: Die Tobiasgeschichte und andere Märchen mit toten Helfern. Lund 1927. Von neueren Arbeiten sind zu nennen: Röhrich, Lutz: Die Erzählungen des späten Mittelalters und ihr Weiterleben in Literatur und Volksdichtung bis zur Gegenwart 1-2. Bern/München 1962/1967, hier t. 2, 156-212 (Texte) und Kommentar p. 438-446 (Röhrich untersuchte bes. die mittelalterlichen Fassungen) sowie Lüthi, Max: So leben sie noch heute. Betrachtungen zum Volksmärchen. Göttingen ²1976, 85-100 (Kap.: Der dankbare Tote; Lüthi verglich neuere Versionen); v. auch den Artikel ,,Dankbarer Toter'' von Lutz Röhrich in EM 3, 2-3 (1980) 306-322.

41 Hierzu cf. Röhrich (wie not. 40) 440 sq.

42 ibid., 440.

begegnen bereits im apokryphen Buch *Tobit* (ca 200 p. Chr. n.), das mit Märchenmotiven durchsetzt ist[43]:

> Tobit hat im Exil Landsleute bestattet, die vom König Sanherib ermordet worden waren. Das Begräbnis eines Leichnams wird besonders geschildert (2, 3-10). Tobit erblindet durch Exkremente von Schwalben, die in seine offenen Augen fallen, verliert aber nicht sein Vertrauen zu Gott und betet zu ihm um Befreiung des Übels. Auf einer Reise wird der Engel Raphael Begleiter seines Sohnes, des unwissenden Tobias. Der Dank des Toten (= Engel) erfolgt nicht direkt an Tobit, sondern über den Sohn. Als ein Fisch den im Tigris badenden Tobias verschlingen will, ergreift er diesen auf den Rat seines Begleiters und nimmt ihm Herz, Galle und Leber heraus. Alle drei Organe bringen Tobias Erfolg: In Medien angekommen, freit er um die Tochter eines Verwandten, deren sieben frühere Männer vom Dämon Asmodeus im Brautgemach umgebracht worden waren. Tobias legt Herz und Leber des Fisches auf glühende Kohle und vertreibt den Dämon durch den Geruch des Geräucherten. Mit der Galle reibt er die Augen seines blinden Vaters ein, der daraufhin wieder sehend wird. Der Begleiter gibt sich als Engel und dankbarer Toter zu erkennen[44].

Der Tobiasstoff diente als Vorbild für frühe lateinisch-deutsche Passionsspiele des 13.-15. Jahrhunderts und hat zahlreiche Bearbeitungen erfahren[45]. Wie für alle Passionsspiele und die späteren Schuldramen gelten die *Bibel* bzw. apokryphe Schriften als Stoffquelle, und die Darstellung geschieht in enger Anlehnung an die bekannten Bibelstellen[46]. Ungeachtet der erheblichen Zeitunterschiede ist die Stabilität des Stoffes gewahrt worden, was für die Märchen vom *dankbaren Toten* keinesfalls in Anspruch genommen werden kann. Zwar geht es, wie oben dargelegt, primär um die Dankbarkeit des Toten, doch geschieht die Unterstützung auf mannigfache Weise, in den seltensten Fällen erfolgt als Gegenleistung die Heilung von einem Leiden. Von den rund 50 deutschsprachigen Varianten[47] enthält nur eine ältere Südtiroler Fassung das Motiv der Blindenheilung (durch den Vogel Phönix)[48], ferner sind eine italienische[49], kaukasische[50], russische[51] Fassung zu nennen. Nach

---

43 Conzelmann, Hans: Apokryphen. In: EM 1 (1977) 628-662, hier 633 sq.

44 Inhalt nach dem Text bei Kautzsch (wie Kap. 2, not. 121) 135-147.

45 Allein von 1333-1700 über 20 Bearbeitungen, cf. Schmidt (wie Kap. 1, not. 66) 349; Bath, Marie: Untersuchung des Johannesspiels, der Blindenheilungs- und der Maria-Magdalenenscenen in den deutschen mittelalterlichen Passionsspielen mit besonderer Berücksichtigung ihrer Beziehungen zu den französischen Mysterien. Diss. Marburg 1919, hier 52-94.

46 Bath (wie not. 45) 94; Brunner, Thomas: Tobias (Die schöne geistliche Geschicht oder Historia von dem fromm und gottesfürchtigen Tobia). Faksimile Druck nach der Auflage (Wittenberg) 1569. ed. und eingeleitet von Wolfgang F. Michel und Dona Reeves. Bern/Frankfurt/Las Vegas 1978, 11*. — In diesem Sinn begreift auch Dietz-Rüdiger Moser (Veritas und fictio als Problem volkstümlicher Bibeldichtung. In: ZfVk. 75 [1979] 181-200) die neuzeitlichen Märchen aus dem Zyklus AaTh 505-508 als Paraphrasen über die biblische Tobiasgeschichte (p. 191 sq., not. 43).

47 Zusammenstellung bei BP 3, 490-517 und Ranke (wie Kap. 2, not. 79) 108 sq.; cf. außerdem EM-Archiv sub AaTh 505-508.

48 Zingerle, Ignaz V. (ed.): Kinder- und Hausmärchen aus Tirol. Gera ²1870, num. 49.

49 Gonzenbach, Laura: Sicilianische Märchen. Theil 1-2. Leipzig 1870, num. 89: Die Geschichte von Tobià und Tobiòla (starke Anklänge an den Tobiasstoff).

50 Dirr, A[dolf]: Kaukasische Märchen. Jena 1920, num. 17: Der Vater erblindet erst (durch Weinen), nachdem der Sohn auf Reisen gegangen ist.

51 Löwis of Menar, August von (Übers.): Russische Volksmärchen. Jena 1927, num. 20.

den im EM-Archiv befindlichen Texten gehen 25 % der als AaTh 505-508 klassifizierten Märchen eine Verbindung mit anderen Erzähltypen ein, die häufig zum Komplex der *dankbaren Tiere* zählen. Die Vermutung liegt nahe, daß hier ebenso wie in AaTh 207 C eine Affinität besteht, weil der Tote wie auch das Tier als Helfer von ihrer Funktion her austauschbar sind und die gleiche Aufgabe erfüllen[52]. Sie belohnen mit Ratschlägen, Zaubergaben oder eigener Unterstützung (z. B. als Flughelfer) uneigennützig die Hilfsbereitschaft des Menschen. Belohnung ist somit die ,,Auszeichnung eines Verhaltens oder Daseins, das in der Sicht des Belohnenden (in der Regel auch in der Sicht des Erzählers) richtig bzw. nützlich oder sonstwie wertvoll ist''[53], und zeigt die ethische Norm auf: ,,Wer Gutes tut, bereut es nie''[54]. Belohnung wie Bestrafung, Lohn und Strafe sind wichtige Determinanten im zwischenmenschlichen Bereich, die in populären Erzählungen häufig an herausragender Stelle vorkommen[55]. Die geringe Anzahl der Blindenheilungen im Zyklus vom *dankbaren Toten* liefert zugleich die Bestätigung dafür, daß es bei Erzählungen dieser Art um die Verdeutlichung allgemeinmenschlicher und nachahmenswerter Verhaltensweisen geht und die Blindenheilung nur e i n e von vielen Möglichkeiten der Dankbarkeit sein kann.

Der zweiten Grundform lassen sich auch noch jene Erzählungen zuordnen, in denen der körperliche Defekt eingangs nicht vorhanden ist, sondern im Handlungsgeschehen als Selbstschädigung erfolgt, um anderen Hilfe zu gewähren oder sich selbst zu helfen. Die Behinderung ist zeitlich begrenzt, wird wieder aufgehoben und gereicht dem Handlungsträger zum Vorteil.

In Fassungen von AaTh 301 und 301 A *(Prinzessinnen: Die drei geraubten P.)* muß der Held ein Stück seines Körpers opfern (Mot. B 322.1), um damit den Vogel Greif oder ein anderes Fabelwesen zu füttern — Bedingung für den Flug von der Unter- in die Oberwelt. Die meisten Versionen von AaTh 451 *(Mädchen sucht seine Brüder)* enthalten das Motiv vom Glasberg, den das Mädchen aufschließt, um seine Brüder erlösen zu können. Dies soll z. B. auf den Rat des Morgensterns mit einem Hinkelbeinchen geschehen, doch verliert die Heldin das Geschenk des Morgensterns, ,,nahm ein Messer, schnitt sich ein kleines Fingerchen ab, steckte es in das Tor und schloß glücklich auf'' (KHM 6: *Die sieben Raben*)[56]. Eine kroatische Variante zu AaTh 1137 *(Polyphem)*[57] berichtet von einem Jüngling, der, in ein Widderfell gehüllt, dem ,,großen Mann'' namens Sterner entkommt, dann aber leichtsinnigerweise eine ihm zugeworfene goldene Kugel auffängt, an der vier seiner Finger

52 Diese Meinung vertritt auch Röhrich (wie not. 40), der davon spricht, daß in allen diesen Märchen das Prinzip gilt: Dienst für Gegendienst (p. 441), und im folgenden richtig einschränkt, daß es sich allerdings um uneigennützige, selbstlose Hilfe handeln müsse.

53 Lüthi, Max: Belohnung, Lohn. In: EM 2 (1979) 92-99, Zitat p. 93.

54 So die Überschrift zu einer deutschen Übersetzung von Straparolas ,,Piacevoli notti'' (11, 2 = AaTh 506 A), v. Keller, Walter: Italienische Märchen. Jena 1929, num. 31.

55 Lüthi (wie not. 53).

56 Zur Gesamtinterpretation der Grimmschen Version (,,ein hohes Lied der Geschwisterliebe'') cf. Lüthi (wie not. 40) 39-55 (Kap.: Die sieben Raben).

57 Bošković-Stulli, Maja(ed.): Kroatische Volksmärchen. Düsseldorf/Köln 1975, num 45 (aufgezeichnet 1966).

haften bleiben (Mot. D 1413). In seiner Ausweglosigkeit schneidet er die festgeklebten Finger mit einem Messer ab, und ihm gelingt die Flucht vor Sterner. Der Selbstzerstörung bewußt, nimmt der treue Johannes im gleichnamigen Märchen (AaTh 516) die bei Preisgabe erlauschter Geheimnisse fortschreitende Versteinerung auf sich, um den Sohn seines Königs zu retten, dem er auf dem Totenbett versprochen hatte: ,,Ich will ihn nicht verlassen und will ihm mit Treue dienen, wenn's auch mein Leben kostet'' (KHM 6). Auch diese Selbstschädigung wird belohnt, weil der König zu einem ebensolchen hohen Opfer bereit ist: Er tötet seine Kinder und erweckt mit dem Kinderblut den versteinerten Johannes zum Leben[58]. Dieser wiederum belebt im Gegenzug die Kinder, denn die ,,Treue soll nicht unbelohnt bleiben'' (KHM 6).

Alle diese Beispiele zeigen, daß das Märchen — wie auch die Legende (cf. Kap. 2.4.) — die Eigenschädigung toleriert. Der sublimierende Stil des Märchens bringt es mit sich, daß das Faktum der Mutilation geschildert wird, die Schmerzen bei der Verstümmelung aber wie auch der seelische Zustand der Handlungsträger nirgendwo Erwähnung finden. Bedeutsamer ist auch die diesen Märchen innewohnende 'Moralität'. Denn die Märchenhelden gelangen erst dann zu ihrem Ziel, wenn sie auch zum Selbstopfer bzw. Verzicht bereit sind. Mitunter führt nur über partielle Selbstschädigung der Weg zu Höherem. ,,Der Mensch aus freien Stücken sein eigener Gegner'', diese Maxime des Märchens, von Max Lüthi verschiedentlich abgehandelt[59], zeigt eine sehr wichtige Seite des menschlichen Daseins. Lüthi sieht die Selbstschädigung schon als eine Art Paradox an, ebenso die Tatsache, daß ein abzulehnender Vorgang (,,Unheil'') sich positiv entwickelt (,,Heil''), und spricht von einem potenzierten Paradox durch Kombination beider in der Figur ,,Selbstschädigung wird zu Selbstförderung''[60]. Daß oftmals zur Erreichung eines Ziels ein hoher Preis zu entrichten ist, gehört nicht nur zur Lebensphilosophie, sondern lehrt auch die Erfahrung. Zweifellos hat daher Lüthi recht, wenn er dieser Seite menschlicher Existenz einen wesentlichen Platz einräumt[61]. Doch sollte dabei bedacht werden, daß der bewußte Einsatz des Lebens für andere, in AaTh 516: *Der treue Johannes* exemplarisch vorgeführt, oftmals unter Mißbrauch von Idealen zu blindem Fanatismus geführt hat, wie die Geschichte lehrt[62].

---

[58] Kinderblut als Heilmittel, insbesondere von Aussatz (Mot. F 955.1), ist ein weit verbreitetes Motiv in mittelalterlichen Freundschaftssagen (z. B. Amicus und Amelius, Oliver und Artus), begegnet aber auch verschiedentlich in Märchen (z. B. AaTh 311, 312: Mädchenmörder; AaTh 313: Magische Flucht), cf. Schier, Kurt/Uther, Hans-Jörg: Aussatz. In: EM 1 (1977) 1033-1040, hier 1037 und Ranke, Kurt: Blut. In: EM 2 (1979) 506-522, hier 512-514 (Kap. 3.2.: Heilung durch Blut).

[59] Lüthi (wie Kap. 1, not. 88); id.: Zur Präsenz des Themas Selbstschädigung in Volkserzählungen. In: Volkskunde. Fakten und Analysen. Festgabe Leopold Schmidt. Wien 1972, 482-495 (Zitat p. 493); id.: Von der Freiheit der Erzähler. Anmerkungen zu einigen Versionen des ,,Treuen Johannes''. In: Miscellanea Prof. em. Dr. K[arel] C. Peeters. Antwerpen 1975, 458-472. — Die im Selbstverlag erschienene Arbeit von Wilhelm Blasius (Krankheit und Heilung im Märchen. Gießen 1977) ist ohne Bedeutung, die in den letzten vier Jahrzehnten erschienenen Veröffentlichungen zum Thema sind nicht zur Kenntnis genommen worden. Das erste von vier behandelten Grimmschen Märchen (Alter: ,,germanisch'') ist KHM 6: Der treue Johannes.

[60] Lüthi 1972 (wie not. 59) 493.

[61] ibid.

[62] Zwar räumt Lüthi ein, daß im undogmatischen, von keiner Seite indoktrinierten Mär-

(3) Die Behinderung wird durch einen kriminellen Akt verursacht. Der Held (die Heldin) besorgt sich ein Heilmittel oder erhält Ratschläge zur Heilung. Die Erzählungen der dritten Grundform, die sich inhaltlich verknappt so darstellen lassen, sind ungleich gewichtiger und müssen differenzierter betrachtet werden. Blendung durch Böswillige und Heilung durch Lebenswasser oder andere Substanzen sind häufig kombinierte Märchenmotive[63], die Beweggründe für die Schädigung anderer zumeist Habgier, Neid und Eifersucht. Im Unterschied zur ersten Grundform steht der Erblindete bzw. Verstümmelte im Mittelpunkt des Geschehens. Die Schädigung macht ihn zunächst scheinbar wehrlos und bremst seine Aktivitäten.

In bestimmten Varianten zu AaTh 590 *(Die treulose Mutter)* gehört die gewaltsame Augenverletzung neben der Befreiung der Königstochter zu den konstitutiven Motiven des Typs[64]. Was Johannes Bolte für die Grimmsche Version (KHM 121: *Der Königssohn, der sich vor nichts fürchtet*) feststellte: ,,Die Überlieferung ist verwirrt oder getrübt''[65], gilt ebenso für die zahlreichen europäischen und außereuropäischen Varianten des 19./20. Jahrhunderts. Ohne auf die beträchtlichen Unterschiede im Handlungsverlauf einzugehen[66], ist in unserem Zusammenhang wesentlich:

> Eine Mutter beauftragt ihren Sohn mit schwierigen Aufgaben, weil er ihr bei einer geplanten Heirat im Wege steht. Der Junge bewältigt unbeschadet alle Fährnisse, beschafft das Erbetene und findet obendrein einen Armreif, der wunderbare Kräfte verleiht. Diesen Stärketalisman entwendet der (potentielle) Ehemann dem Jüngling durch eine List (öfter auf Anraten seiner neuen Lebensgefährtin)[67] und sticht ihm zum Zeichen der Wehrlosigkeit beide Augen aus. Doch dem unschuldig Geblendeten wird, wie in vielen anderen Märchen auch, geholfen. Ein Tier, das ihn seit seinem ersten Abenteuer begleitet, führt ihn zu einem Bach, durch dessen Wasser (Benetzen der Augen) er seine Sehkraft wiedererlangt. Anstelle des Tiers kommt die Unterstützung auch von einem Riesen oder einer Prinzessin.

AaTh 590 kontaminiert oft mit anderen Typen, z. B. mit AaTh 315: Die *treulose Schwester.* Die Affinität beider Typen ist verschiedentlich betont worden, in

---

chen die zum Wesen des Menschen gehörende Notwendigkeit zum Opferwillen aufgezeigt werde — dabei ist zu bedenken, daß die mündlich überlieferten Märchen von der Subjektivität der Erzähler wie auch der Erwartungshaltung der Rezipienten geprägt sind, was bislang vielfach zur Änderung und Überarbeitung, nicht zuletzt durch die Herausgeber, geführt hat (cf. die beiden Artikel ,,Authentizität'' und ,,Bearbeitung'' von Dietz-Rüdiger Moser in: EM 1 [1977] 1076-1080 und EM 2 [1979] 1-6) —, andererseits verherrlicht sein abschließendes Zitat aus Adalbert Stifters Erzählung ,,Hagestolz'' ,,die Hingabe seiner selbst für andere — selber in den Tod — [. . .] als das stärkste Aufplatzen der Blume des eigenen Lebens'', ibid., 493.

63 von Beit (wie not. 19) 206. Damit argumentiert Hedwig von Beit ähnlich wie Max Lüthi (cf. Kap. 1, not. 88), der die Kombination Blendung und Heilung in der vielen Märchenepisoden zugrundeliegenden Struktur: Aufgabe und Lösung verankert sieht.

64 Ranke 2 (wie Kap. 2, not. 79) 330.

65 BP 3, 1.

66 cf. die Motivzusammenstellungen bei AaTh 590.

67 Meistens während des Bades, daß der Jüngling auf Veranlassung der Mutter nimmt und daß ihn wehrlos macht (z. B. KHM 121); zur Hilflosigkeit Badender cf. Klima, Joseph R./Ranke, Kurt: Bad, baden. In: EM 1 (1977) 1137-1141, hier 1139 sq.

Deutschland erscheint das Märchen von der treulosen Schwester häufig auch als Eingangsmotiv zum *Drachentöter*-Märchen (AaTh 300)[68]. Obwohl beide Märchen von der Struktur her zahlreiche Gemeinsamkeiten aufweisen[69], erfolgt in AaTh 315 meist die Tötung des Helden und seine anschließende Wiederbelebung. Eine gewaltsame Verletzung der Augen begegnet, soweit ersichtlich, nur in einer griechischen Fassung[70], in der der Drake Janni die Augen ausreißt und ihn in einen Brunnen stürzt[71]. Reisende retten Janni, eine Königstochter beschafft seine Augen wieder[72]. In einer ukrainischen Fassung zu AaTh 590 blendet die Mutter eigenhändig ihren Sohn, erweckt durch diese Tat das Mitleid des Räubers und veranlaßt sein Eingreifen („Soll er als Blinder umherirren"), um weitere Brutalitäten seiner neuen Lebensgefährtin an ihrem Sohn zu unterbinden[73].

Die Beseitigung der Nebenbuhlerinnen steht im Zentrum einer hauptsächlich in Indien und China verbreiteten Erzählung, AaTh 462: *The Outcast Queen and the Ogress Queen,* in der — ähnlich wie in AaTh 590 — die Anstiftung zur kriminellen Tat von einem der Ehepartner ausgeht[74].

Die Frau (kein menschliches Wesen) stachelt ihren Mann an, die sechs (sieben) anderen Königinnen aus dem Wege zu räumen. Ihnen werden die Augen ausgestochen, ihre Kinder getötet. Eins überlebt, doch ist seine Existenz der Frau (dem Ungeheuer) nicht verborgen geblieben: Sie schickt das Kind schließlich, nachdem es unbeschadet verschiedene schwierige Aufgaben gelöst hat, mit einem Brief ins Land der Dämonen, wobei die Botschaft sein Todesurteil (Mot. K 978: *Uriah letter*) enthält. Doch die Mitteilung wird durch einen Helfer vertauscht (Mot. K 511), der Jüngling bleibt am Leben, findet die Augen der Königinnen (oder Lebenswasser, andere Substanzen) und heilt die Königinnen.

Blendung oder Verstümmelung der Heldin begegnet auch im Zyklus der unterschobenen Braut[75]. Ein Beispiel hierfür bietet AaTh 533: *Der sprechende Pferdekopf:*

---

68 Ranke (wie Kap. 2, not. 79) 1, 184 sq.; cf. auch ibid. 2, 330 und Delarue, Paul: Le Conte populaire français 1. Paris 1957, 269.

69 Der wesentliche Unterschied besteht darin, daß in AaTh 315 die Schwester statt der Mutter dem Helden nach dem Leben trachtet.

70 Hahn, J[ohann] G[eorg] v[on]: Griechische und albanesische Märchen. Leipzig 1864, 1, 176-180. — Diese Unterscheidung ist deshalb bedeutsam, weil Stith Thompson fälschlicherweise in seiner Analyse— von AaTh 315 auf AaTh 590 verwiesen — die Blendung des Helden (Motiv IV) als konstituelles Schädigungsmotiv aufgenommen hat.

71 Der Sturz in den Brunnen (Josephsmotiv) ist in Volkserzählungen eine „beliebte" Tötungsart, cf. Uther, Hans-Jörg: Brunnen. In: EM 2 (1979) 941-950, hier 944-946.

72 Die Hilfe der Königstochter gründet darauf, daß sich Janni als ihr früherer Retter ausweist. Die Situation ist nicht näher beschrieben.

73 Lintur, P[etro] V[asyl'ovyč] (ed.): Ukrainische Volksmärchen. Berlin 1972, 408-450, hier 436.

74 cf. Thompson/Balys; Nai-tung Ting. Inhaltsangaben der vorwiegend aus dem 19. Jahrhundert stammenden Erzählungen bei Parker, Henry: Village Folk-Tales of Ceylon 1. London 1910, 275-277.

75 Dazu rechnen z. B. AaTh 403 mit Subtypen, 408, 437, 450, 451, 480, 533. Die grundlegendste Untersuchung stammt von P[aul] Arfert: Das Motiv von der unterschobenen Braut in der internationalen Erzählungslitteratur [...]. (Diss. Rostock) Schwerin 1897, hier 17-20; v. auch Ranke, Kurt: Braut, Bräutigam. In: EM 2 (1979) 700-726, hier 716-721.

Auf dem Weg zur Hochzeit zwingt die Dienerin (die Stiefmutter oder Stiefschwester) die Königstochter zum Rollentausch, nachdem sie deren Zaubergaben (das sprechende Pferd, die in ein Tuch gewickelten Blutstropfen) entwendet hat. Zum Zeichen der Wehrlosigkeit wird sie dann in bestimmten Varianten geblendet (verstümmelt), ein Zug, der insbesondere bei slavischen, süd- und westromanischen Völkern sowie in Ungarn, Kleinasien und Griechenland vorkommt[76]. Doch der unschuldig Geschädigten wird auch hier geholfen. Tiere oder Jenseitige schaffen die ausgestochenen Augen herbei, oder die richtige Braut kauft die Augen von der falschen Braut zurück. Der König entdeckt den Betrug, heiratet die ihm ursprünglich zugedachte Königstochter, und die falsche Braut findet ein unrühmliches Ende.

Ein weiteres Beispiel für die Blendung eines Unschuldigen repräsentiert AaTh 613: *Die beiden Wanderer*[77]. Dieses alte, in unzähligen Varianten vorliegende Märchen, das schon in Form eines Rechtsstreits auf einem altägyptischen Papyrus dargestellt ist[78], in buddhistischen Schriften des 8. Jahrhunderts als Erzählung zweier Brüder (Gut-Tat und Schlecht-Tat) und besonders im Mittelalter als Wettstreit zwischen Wahrheit und Gerechtigkeit einerseits und Untreue und Falschheit andererseits (oder als Streit um die rechte Religion) umläuft, erscheint schließlich in neuzeitlichen Märchen als Erzählung von zwei Gefährten, von denen der eine den anderen beraubt und ihm die Augen aussticht[79]. Nach der von Johannes Bolte vorgenommenen Aufstellung lassen sich folgende Motive unterscheiden[80]:

A^1. Zwei Gefährten (Brüder) streiten, ob Wahrheit oder Lüge (wessen Religion) mehr gilt, und rufen mehrere Begegnende zu Richtern an; der Verlierende wird beraubt und (A^2) geblendet. — A^3. Ein hungriger Wandrer erhält von seinem boshaften Gefährten nur dann Brot, wenn er sich die Augen ausstechen

76 Liungman, Waldemar: Die schwedischen Volksmärchen. Berlin 1961, 149-151; BP 2, 273-285, hier 278-283.

77 Die ausführlichste Untersuchung legte Reidar Th[oralf] Christiansen vor, ein Anhänger der Finnischen Schule, Schüler von Antti Aarne und Kaarle Krohn: The Tale of the two Travellers or the Blinded Man (FFC 24). Hamina 1916. Albert Wesselski (wie Kap. 2, not. 100) wandte sich gegen Christiansens Kernthese, daß der Geblendete oder Verkrüppelte seit jeher durch Belauschen das Geheimnis seines Gebrechens erfahren habe (ibid., 158-160), und wies dieses Motiv dem 13. Jahrhundert zu. Diese Auffassung hat sich aufgrund der Quellenlage heute durchgesetzt, cf. die Kommentare (und Varianten) bei Pauli/Bolte, num. 489 sq., BP 2, 468-482, Liungman (wie not. 76) 183 sq., Dvořák, num 695 und Tubach, num. 695 (Variantenliste auch bei Christiansen, 10-26).

78 Brunner-Traut, Emma: Ägypten 1. In: EM 1 (1977) hier 195-197 und ead.: Altägyptische Märchen. Düsseldorf/Köln (1963) ^{5}1979, num. 6: Wahrheit und Lüge (mit Interpretation); cf. Schwarzbaum, Haim: Studies in Jewish and World Folklore. Berlin 1968, 105 sq. (der auch die Bedeutung des Papyrus hervorhebt). Auf ägyptischen Ursprung verweist auch Otto Spies in: Eine ältägyptische Quelle zum Märchen „Die beiden Wanderer" der Brüder Grimm (In: Festschrift Elmar Edel. Bamberg 1979, 397-408), der allerdings — Emma Brunner - Trauts Ergebnisse nicht beachtend — außer dem Hinweis auf einige neuere orientalische Varianten nichts Neues zum Thema beisteuert.

79 Nahezu alle nach AaTh (1961) erschienenen Typenkataloge verzeichnen Varianten zum Typ 613, darunter auch der ungarische Katalog von György (num. 98) aus dem Jahre 1934, dessen wichtige Quellenhinweise weder in den internationalen Typenkatalog noch in den Motiv-Index (Mot.) aufgenommen worden sind.

80 BP 2, 474. Eine ausführliche Untergliederung der einzelnen Episoden bei Christiansen (wie not. 77) 8 sq.

läßt. — A^4. Ein Wandrer wird vom Gefährten aus Habgier beraubt und geblendet. — B^1. Der Blinde (Beraubte) hört unbemerkt eine Unterhaltung von Geistern oder (B^2) Tieren an und erfährt gewinnbringende Geheimnisse. — C^1. Er gewinnt infolge davon sein Augenlicht wieder, (C^2) heilt einen kranken König (oder Prinzessin), (C^3) öffnet einen versiegten Brunnen, (C^4) bringt einen verdorrten Fruchtbaum zum Blühen, (C^5) hebt einen Schatz. — D. Sein tückischer Gefährte fragt ihn, wie er zu solchem Reichtum gelangt sei, will ebenfalls die Geister (Tiere) belauschen und wird von ihnen zerrissen.

Das Motiv der Blendung ist danach allen drei Eingängen eigen, nur die Motivation ist jeweils eine andere. Das Ausstechen der Augen als Preis für eine verlorene Wette (A^1, A^2)begegnet vornehmlich in mittelalterlichen Fassungen[81], neuzeitliche Versionen vor allem aus mündlicher Tradition lassen die Blendung als Schädigung Böswilliger erscheinen (A^3, A^4). Bestandteil aller neueren Aufzeichnungen ist das Erlauschen eines Geheimnisses (B^1, B^2), wodurch der Blinde und Beraubte ein Heilmittel für seine Augen erfährt (C^1) oder, in erweiterter Form, in der Lage ist, weitere Mißstände zu beseitigen (C^{2-5}). Sehr viele Varianten haben die Erzählung um das Motiv der mißglückten Nachahmung ausgedehnt (D)[82], die für den tückischen Gegenspieler mit dem Tode endet.

Eine böswillige Schädigung der Handlungsträgerin gehört zu den konstitutiven Motiven des Typus *Mädchen ohne Hände* (AaTh 706, 706 A), der schon verschiedentlich Gegenstand monographischer Abhandlungen gewesen ist[83]. Nach Stith Thompson lassen sich dabei vier zentrale Motive unterscheiden[84]: I. *The Mutilated Heroine,* II. *Marriage to the King,* III. *The Calumniated Wife,* IV. *The Hands Restored.* Wie viele Zaubermärchen beginnt auch AaTh 706 mit einem Mangel, der in den mittelalterlichen Fassungen darin besteht, daß ein Vater seine Tochter zur Frau begehrt, diese ihn aber abweist und entflieht: In den meisten Versionen läßt der Vater sie aussetzen und ihr zusätzlich die Hände abhacken[85]. Trotz des körperlichen Defekts (oder ihrer Hilflosigkeit) wird sie von einem Königssohn geheiratet. Eine zweite Erniedrigung muß sie durchstehen, als die Schwiegermutter (oder neidische Höflinge) sie bei ihrem abwesenden Mann (auf Kriegszug) verleumdet (briefli-

---

81 Pauli/Bolte, num. 489 sq.; Tubach, num. 695 und Dvořák, num. 695.

82 cf. auch Kap. 2, not. 80 (weitere Beispiele).

83 z. B. Ruelland, Suzanne: La Fille sains mains. Analyse de dix-neuf versions africaines du conte 706. Paris 1973; Bernier, Hélène: La Fille aux mains coupées (conte-type 706). Québec 1971 (in seiner Rezension zu Bernier nennt Ronald Grambo weitere Arbeiten, v. Fabula 16 [1975] 131 sq.). Noch immer wichtig für die komparatistische Forschung ist neben BP 1, 295-311 die Münchner Dissertation (1912) von Heinrich Däumling: Studie über den Typus „Mädchen ohne Hände" innerhalb des Konstanze-Zyklus.

84 Thompson orientiert sich an der Aufstellung bei BP 1, 302.

85 Mehr als 20 sind nachweisbar, z. B. „Vita Offae primi" (um 1200), „La belle Hélène de Constantinopel" (13. Jh.), Mai und Beaflor-Sage (etwa 1270-80), „La Manekine" von Philipp de Beaumanoir (um 1270) etc., cf. Däumling (wie not. 83). Auflistung verschiedener älterer Fassungen bei BP 1, 298-301; cf. auch J[oseph] Klapper: Das Märchen von dem Mädchen ohne Hände als Predigtexempel. In: Mitteilungen der Schlesischen Gesellschaft für Volkskunde 10, Heft 19 (1908) 29-45. — Quellen aus der Antike (Einzelmotive) hat Erwin Rohde: Der griechische Roman und seine Vorläufer. Hildesheim ^{4}1960, 448, not. 1 zusammengestellt.

che Mitteilung, sie haben Hunde geboren, ihre Kinder getötet oder ähnlich). Der befohlenen Tötung entgeht sie dank Briefvertauschung bzw. -abänderung (Mot. K 511)[86] oder Mitleid und bleibt, zwar wiederum verstoßen, am Leben. Später wird der Betrug aufgedeckt, die Mutilation auf wunderbare Weise behoben[87].

Der seit dem 12. Jahrhundert bekannte Stoff rechnet zu dem ungemein verbreiteten Zyklus der unschuldig verfolgten Frau (mehr als 100 Versionen allein im Mittelalter), der mit einer Person (Constanze, Crescentia, Genovefa, Helena, Hildegardis, Sisibe etc.) verbunden, in vielen Volksbüchern oder namenlos, doch mit ähnlicher Struktur, in unzähligen Versionen (AaTh 451, 705-707, 709, 710, 712, 881, 883 A) internationale Verbreitung erlangt hat und bis heute zu einer der beliebtesten Erzählungen gehört[88]. Das Thema der ausgesetzten und/oder verstümmelten Frau ist gleichsam eine Fortsetzung der in allen Kulturen bekannten Aussetzungssagen[89], nur erscheint hier die Mutilation als zusätzliche Härte, die aber zugleich die Notlage der Heldin ausdrucksvoll symbolisiert[90].

Bei der besonders reichhaltigen literarischen Tradition und der Verbreitung der Erzählung in heutiger Zeit sind starke Beeinflussungen der oralen durch die literarische Überlieferung anzunehmen[91]. Dagegen spricht auf den ersten Blick, daß nicht selten in Aufzeichnungen des 19./20. Jahrhunderts die aus den älteren Fassungen bekannten Motive erheblich abgeändert sind. Hingegen bleibt das 'alte' Inzest-Motiv in einigen Fassungen erhalten[92], und öfter stimmen die Namen der weiblichen Handlungsträger mit denen älterer Fassungen überein[93]. Auch bleiben die Motivketten II und IV (v. oben) bewahrt. Eine Motivverschiebung ist vor allem im ersten Teil

---

86 cf. Schenda, Rudolf: Brief. In: EM 2 (1979) 784-789, hier 786. Dem Komplex von „vertauschten oder gefälschten Briefen kommt wegen seines hohen Alters und weitester Verbreitung bes. Bedeutung zu".

87 Die Heilung der Hände geschieht teilweise auch schon während der zweiten Verbannung und vor Aufdeckung des wahren Sachverhalts, cf. BP 1, 301.

88 Der Typus ist in allen wichtigen, nach AaTh (1961) erschienenen Typenkatalogen belegt: Ó Súilleabháin/Christiansen; Ikeda, p. 164 sq.; Jason; Arājs/Medne; Cirese/Serafini; Arewa, num. 3497; Robe; Baughman: de Meyer, Conte; Cho, num. 452; Lörincz, num. 137; SUS; Fadel, Ayten: Beiträge zur Kenntnis des arabischen Märchen[s] und seiner Sonderart. Diss. Bonn 1978, Typ 28. Zur älteren Überlieferung cf. auch Tubach, num. 3035 (von Tubach in seiner Konkordanz mit AaTh [p. 516] nicht aufgelistet). — Es existieren mindestens 36 deutschsprachige Varianten (cf. Ranke [wie Kap. 2, not, 79] hier 3 [1962] 53 sq.); im EM-Archiv befinden sich rund 200 Texte — ohne Berücksichtigung weiterer in Anmerkungen und Literaturnachweisen aufgeführter Dokumente.

89 cf. Binder, Gerhard: Aussetzung. In: EM 1 (1977) 1048-1065.

90 von Beit (wie not. 19) 761.

91 Kurt Ranke (Folktales of Germany. Chicago/London/Toronto 1966) spricht sogar von wechselseitiger Beeinflussung (p. 212). Bernier (wie not. 83) kommt für nordamerikanische Erzählungen von AaTh 706 zu dem Ergebnis, daß die schriftliche Überlieferung auf die mündliche eingewirkt habe (p. 134).

92 cf. BP 1, 302-311 (Motiv A^1).

93 So liegt offenkundig der Volksbuchstoff von der schönen Helena der lothringischen Fassung zugrunde, die Angelika Merkelbach-Pinck in ihren „Lothringer Volksmärchen" (Kassel [1940]) abdruckt (p. 118-121). Die „Historia de la regina Oliva" (kroatische Bearbeitung Venedig 1702) gab das Vorbild ab für die von Friedrich S[alomon] Krauss veröffentlichte Fassung „Leiden und Freuden der heiligen Oliva" (num. 125) in seinen „Tausend Sagen und Märchen der Südslaven 1([mehr nicht erschienen] Leipzig [1914]).

festzustellen. Manchmal nimmt die Handlungsträgerin die Verstümmelung der Hände selbst vor, um der geplanten Heirat aus dem Wege zu gehen. Diese Aktivität ist auch bestimmendes Moment in dem verwandten Legendentypus AaTh 706 B *(Die keusche Nonne)*[94], der wahrscheinlich die Entwicklung von AaTh 706 in dieser Weise beeinflußt hat. Besonders häufig fehlt gleichfalls das Inzestmotiv als Eingang, und die Geschichte beginnt mit der Heirat des Mädchens und eines Königssohnes (oder mit der Heirat des Vaters). Erst nach mehrmaliger, schließlich erfolgreicher Verleumdung durch die eifersüchtige oder neidische Stiefmutter (Mutter, Schwiegermutter, Schwägerin) wird die Vertreibung und Verstümmelung des Mädchens von ihrem Mann (Vater, Bruder) angeordnet. Kennzeichnend für nahezu alle Varianten ist die zweimalige Verstoßung der Handlungsträgerin, wobei oft der gleiche Personenkreis die Nachstellungen betreibt. Otto Rank hat in seinem Kapitel über Vater-Tochter-Beziehungen eine solche ,,Doublierung'' als ,,Mechanismus der verhüllten Inzestdurchsetzung'' bezeichnet und einleuchtend begründet[95]. Zutreffend erscheint auch die Feststellung Karl Schmeïngs anläßlich der Untersuchung von Flucht- und Werbungssagen, das Inzestmotiv sei im Abendland ,,stets als anstößig empfunden, wie das die vielen Milderungs- und Erklärungsversuche beweisen''[96]. Obwohl aus der Weltliteratur zahlreiche Belege für die dichterische Gestaltung der Inzest-Thematik vorliegen[97] und auch die Volkserzählung sich verschiedentlich des Themas angenommen hat[98], ist das Blutschande-Motiv in den meisten neueren Fassungen zugunsten des Motivs der eifersüchtigen, neidischen Verwandten verdrängt worden.

Zusammenfassend kann gesagt werden, daß Behinderten in allen drei Grundformen Hilfe zuteil wird. Sie verlieren ihre Defekte durch selbst oder von anderen besorgte Substanzen, wobei die Auswahl der Heilmittel (meist Lebenskraut, -wasser, Löwenmilch, Blut, Speichel, Tränen)[99] — verglichen mit volksmedizinischen Praktiken — eher begrenzt, aber effizient im Sinne eines positiven Märchenausgangs ist[100]. Erzählungen der dritten Grundform schildern darüber hinaus, wie Böswillige Unschuldigen an Gesicht, Körper oder Gliedmaßen Behinderungen zufü-

---

94 cf. Kap. 2.4.

95 Rank (wie Kap. 2, not. 128) 337-386 (Kap. XI), hier bes. 360-367.

96 Schmeïng, Karl: Flucht- und Werbungssagen in der Legende. Diss. Münster 1911, hier Kap. II (Zitat p. 19 sq.). Dieser Ansicht neigt auch Albert Wesselski (wie Kap. 2, not. 100) zu, der noch AaTh 510 B: Allerleirauh einbezieht und davon spricht ,daß ,,im allgemeinen die Bemühungen der Erzählerketten dahin [gehen], der Schändlichkeit des nach der Tochter lüsternen Vaters [...] ein Mäntelchen umzuhängen''(p. 140); cf. auch Däumling (wie not. 83) 101-104.

97 cf. Rank (wie Kap. 2, not. 128) und Frenzel (wie Kap. 4, not. 62) 401-421.

98 z. B. AaTh 510 B (Vater-Tochter Inzest), AaTh 931, 933 (Mutter-Sohn Inzest), AaTh 973 (Bruder-Schwester Inzest); cf. auch Mot. T 410-T 425.1.

99 cf. Mot. D 1240, D 1502.3, D 1505-D 1505.18.1, D 2161.3.1, H 1212, H 1240 etc. sowie Wünsche, August: Die Sagen vom Lebensbaum und Lebenswasser. Altorientalische Mythen. Leipzig 1905. Arten von Heilmitteln für Blinde hat Wayland D. Hand (The Curing of Blindness in Folk Tales. In: Volksüberlieferung. Festschrift Kurt Ranke. Göttingen 1968, 81-87) untersucht; zu Heilmitteln in der Sage cf. Höfler, M[ax]: Krankheits-Dämonen. In: Archiv für Religionswissenschaft 2 (1899) 86-164, hier 151 sq.

100 Hand (wie not. 99) 81.

gen, die 'Bresthaften' aber dennoch trotz ihrer Defekte zu besonderer Entfaltung gelangen und über die Böswilligen hinauswachsen. Die Überwindung des Starken durch den vemeintlich Schwachen spiegelt nicht nur eine allgemeine Protesttendenz wider[101], sondern ist gewiß auch ein Teil Wunscherfüllung, die das Märchen zeichnet. Dabei unterliegt die Darstellung Behinderter bestimmten Gesetzen des Volksmärchens: Mangel und seine Beseitigung, Behinderung und Heilung als Aufgabe und Lösung. Der dem Märchen eigenen Ironie folgend, wird Böses zu Gutem[102], und nicht selten schädigt der böswillige Gegenspieler durch mißglückte Nachahmung sich selbst. Die ausgleichende Gerechtigkeit sorgt in den meisten Fällen überdies für eine gleichartige Bestrafung des Antagonisten. Zugleich schafft das Märchen aber in dem Aufstieg Mißachteter und Hilfloser auch Leitbilder für Behinderte selbst, indem sie dieses Bild in sich aufnehmen und erfahren, daß scheinbar Hilflose zur Entfaltung fähig sind und „am Ende als die Begnadeten dastehen"[103].

5.1.2. Wunderheilungen in Legende und Sage

Wundererscheinungen und Wundertaten sind schon in früher Überlieferung mit den verschiedenen Religionsstiftern verbunden worden (v. oben). Biblische und außerbiblische Schriften z. B. schildern an verschiedenen Stellen das wunderreiche Wirken Christi und seiner Apostel. Im *Alten* und *Neuen Testament* zählen die Heilungen Gebrechlicher zu den „aktuellen Bestätigungswundern"[104], die die Überlegenheit der christlichen Lehre dokumentieren sollten, indem die Träger der Verkündigung dadurch ihre Macht über Mensch und Materie erwiesen. Alle Evangelisten erwähnen Wunderheilungen durch Christus und geben so Zeugnis von seiner göttlichen Sendung[105]. Insbesondere die apokryphen Schriften mit ihren Berichten von Leben und Taten der Apostel enthalten etliche solcher Wunderheilungen, die im Laufe der Jahrhunderte zahlreiche dichterische Ausschmückungen erfuhren, was ebenso für die *Acta* und *Passiones* der Märtyrer zutraf[106]. Die Apostel erscheinen als

---

101 Schenda (wie Kap. 1, not. 15) hier 188 sq.

102 Diese Gesetzmäßigkeit des Märchens belegt Max Lüthi mit vielen Beispielen, wonach die Ironie des Schicksals die Dinge in ihr Gegenteil verkehrt: Ironien in der Volksdichtung. In: Pentikäinen/Juurikka (wie Kap. 1, not. 50) 67-74, bes. 68 sq.; cf. auch id. 1975 (wie not. 6) 146-150.

103 ibid., 147.

104 Mensching, Gustav: Das Wunder im Glauben und Aberglauben der Völker. Leiden 1957, 77.

105 Herrmann, Wolfram: Das Wunder in der evangelischen Botschaft. Zur Interpretation der Begriffe „blind" und „taub" im Alten und Neuen Testament. Berlin 1961, 26. — Häufig hat die bildende Kunst — den biblischen Textvorlagen getreu — das Thema dargestellt, vor allem die Heilung des Blinden und Lahmen, cf. den Artikel „Blindenheilung" von Hans Feldbusch in: RDK 2 (1948) 910-913 und Rosenthal, Oskar: Wunderheilungen und ärztliche Schutzpatrone in der bildenden Kunst. Leipzig 1925, Tafel 8-13, 25, 32-34, 43-47, 50 et passim.

106 cf. den Artikel Apokryphen in EM 1 (1977) 628-662 (Hans Conzelmann) und ibid., 662-666 (Donka Petkanova-Toteva). Auf „volksläufige Wundersucht" führt Peter Assion: Das Exempel als agitatorische Gattung (in: Fabula 19 [1978] 225-240) den „motivlichen Extremismus" von Mirakeln zurück, die in ihren Beispielen mit ihren Entscheidungen (bewußtes Tun oder Handeln) nicht nur demonstrieren, sondern zugleich agitieren, also sowohl beispielgebend als auch handlungsauffordernd.

„wandernde Thaumaturgen"[107], die Besessene heilen sowie Menschen und Tiere durch 'übernatürliche Kräfte' strafen können. In diesen Rahmen sind auch Heilungen Gebrechlicher eingebettet, wie sie vor allem in der großen Legendensammlung des Mittelalters, der zwischen 1262 und 1273 entstandenen *Legenda aurea* des Jacobus de Voragine, festgehalten sind.

Da ist in der Christophorus-Legende zu lesen, daß Christophorus vor seinem Märtyrertod den blinden König anweist, die Augen mit dem Blut des Heiligen zu bestreichen. Das Wunder der Blindenheilung gelingt, der König ist überzeugt und läßt sich mit vielen anderen bekehren[108]. — Laurentius verspricht einem Blinden, der durch Weinen sein Augenlicht eingebüßt hat[109], bei Taufe die Sehfähigkeit. Das Mirakel tritt ein, und Laurentius kann sich vor Hilfesuchenden nicht retten, „et ab eo illuminati redicbant"[110]. Er besitzt ferner die Gabe, durch Kreuzzeichen zu heilen[111]. — Wasser, mit dem der heilige Amandus sich gewaschen und das der Bischof hatte aufheben lassen, heilt einen Blinden[112]. — Selbst die Anrufung Heiliger führt zur Genesung eines Blinden[113], und auch nach dem Tode 'heiligmäßer' Personen erlischt deren Wunderkraft noch lange nicht: In der Legende der Elisabeth von Thüringen heißt es, daß eine Mutter Erde von Elisabeths Grab nahm, die Augen ihres Sohnes damit bestrich und er gesundete[114]. Es folgen weitere Grabheilungen. — Der heilige Mathias macht durch einen Gifttrank Blindgewordene mittels Handauflegen wieder gesund[115]. — Neben der häufigen Blindenheilung begegnet die von Stummen, Schwerhörigen und Lahmen, was mitunter durch die bloße Kraft der Worte erreicht wird[116].

Die Heilungen Behinderter erfolgen demnach durch Substanzen oder auf Gebärden oder Worte der Heiligen hin und demonstrieren die Wirksamkeit des christlichen Glaubens[117]. Daher ist auch oftmals ein Hinweis auf die Zahl der durch dieses Wunder Bekehrten zu finden. Anders als das Märchen verzichtet die Legende nicht auf die Schilderung von Schmerzen und die ausführliche Darlegung der Verstümmelungen, um das Mirakel um so eindringlicher erscheinen lassen[118]. Die *Legenda aurea* als Sammlung von Heiligenleben, geordnet nach dem mit Advent beginnenden Kirchenjahr, verarbeitete dabei die verschiedenartigsten Quellen (Apostel- und Märtyrerakten, apokryphe Evangelien, Passionalien, Heilige Schrift)[119] und war in Eu-

---

107 Conzelmann (wie not. 106) 654.
108 Legenda aurea, 430-434; siehe auch Zender, Matthias: Christophorus. In: EM 2 (1979) 1405-1411.
109 Zur Vorstellung von Erblindung durch Weinen cf. Kap. 2, not. 2.
110 Legenda aurea, 488-501, hier 491.
111 ibid.
112 ibid., 174-176.
113 ibid., 416 (De sancta Maria Magdalena).
114 ibid., 752-771.
115 ibid., 183-188.
116 ibid., 108-113 (De sancto Sebastiano), 126-133 (De sancto Johanne elemosinario), 501-504 (De sancto Hippolyto et sociis ejus), 417-419 (De sancto Apollinari), 421-430 (De sancto Jacobo majore).
117 Weitere Heilungswunder (durch Milch, Blut etc.) v. Tubach, num 157, 686, 691, 692, 700, 5175.
118 z. B. in der Legende der heiligen Elisabeth oder des Jacobus: Legenda aurea (wie not. 114, 116).
119 cf. die Zusammenstellung der Quellen bei Benz, Richard (Übers.): Die Legenda aurea des Jacobus de Voragine. Heidelberg [8]1975, 1926 sq.

ropa mit Übersetzungen ins Deutsche, Englische, Französische, Italienische etc. bis ins 16. Jahrhundert stark verbreitet[120]. Humanistisch-protestantische Kritik im Reformationszeitalter wie auch allmählich einsetzende Quellenkritik von katholischer Seite an derartigen Wunderberichten[121] ließen Kompilationen wie die *Legenda aurea* in Vergessenheit geraten. Gleichwohl hielten sich einzelne, insbesondere personalisierte Miracula bis in heutige Zeit in volkstümlichen Glaubensüberlieferungen (z. B. von Barbara, Christophorus, Katharina, Odilia)[122]. In Südosteuropa hat eine auch bildlich gestaltete Legende bis in die jüngste Gegenwart weite Verbreitung gefunden, wonach die Blindenheilung auf himmlische Weisung realisiert wird. Der mitleidige Helfer führt den Blinden zum lebenspendenden Quell und erhält zudem den Auftrag zum Bau einer Kirche. Die Blindenheilung ist hier im Zusammenhang mit „mirakulös-jenseitiger Erwählung" zu sehen: Der Helfer steigt später zum Kaiser auf[123].

Die realistisch eingestellte Sage hat im allgemeinen Wunderheilungen nicht thematisiert. Nur singulär sind Blindenheilungen als 'christliche Sagen' bekannt.

So heißt es in den *Bayerischen Sagen*, ein blindes Mädchen habe, einem Traum folgend, die Einwohner Wolfsteins (Niederbayern) zum Fuße des Kreuzbergs geführt, ihnen das seit Jahren verschollene, dort unter viel Gestrüpp verborgene Bild der heiligen Anna gezeigt und sei daraufhin geheilt worden[124]. Seit der Zeit befindet sich das Bild der heiligen Anna wieder auf dem Kreuzberg, und an den goldenen Sonntagen findet die berühmte Wallfahrt statt. Mit dem Wasser des Brunnes waschen sich die Wallfahrer die Augen. — Von der „Heiligenlinde" bei Rastenburg wird erzählt, daß sie als Wallfahrtsort berühmt wurde, weil ein Blinder an ihr, als er vorüberging, ein hellglänzendes Licht wahrnahm, das im Baum befindliche geschnitzte Marienbild mit Jesuskind ergriff und durch die Berührung an den Augen gesundete[125]. — Nach einer im Umkreis von Aschaffenburg geläufigen Ursprungssage[126] soll ein reicher Bürger der

---

120 ibid., IX-XXXVII. Ergänzend dazu v. Nagy, Maria de/Nagy, Niclas Christoph de: Die Legenda aurea und ihr Verfasser Jacobus de Voragine. Bern/München 1971. Ein Forschungsbereicht fehlt ebenso wie eine Rezeptionsgeschichte, cf. Rudolf Schendas „Bibliographische Notizen" in Fabula 17 (1976) 332.

121 So erschienen, inspiriert von Heribert Rosweyde (1569-1629), seit 1643 die ersten Bände der sogenannten Acta Sanctorum, in denen, kritischen Ansprüchen genügend, alle authentischen Materialien über Leben und Taten der Heiligen zusammengefaßt wurden.

122 cf. Schauerte, Heinrich: Die volkstümliche Heiligenverehrung. Münster 1948; Heilfurth, Gerhard: Sankt Barbara als Berufspatronin des Bergbaues. In: ZfVk. 53 (1956/57) 1-64; Rosenfeld, Hans-Friedrich: Der heilige Christophorus. Seine Verehrung und seine Legende. Eine Untersuchung zur Kultgeographie und Legendenbildung des Mittelalters. Leipzig 1937; Assion (wie Kap. 2, not. 23); Barth (wie Kap. 2, not. 148).

123 Kretzenbacher, Leopold: „Lebenspendender Quell", Blindenheilung und Prophetie der Kaiserwürde. In: Fabula 16 (1975) 209-226.

124 Panzer (wie Kap. 2, not. 56) hier t. 2 (München 1855) num. 57; in einer Böhmerwaldsage erhält auf ähnliche Weise ein altersblinder, frommer Mann sein Augenlicht wieder, findet das geweissagte Marienbild und errichtet zum Dank die Wallerner Kapelle, cf. Jungbauer, Gustav (ed.): Böhmerwald-Sagen. Jena 1924, 148 sq.

125 Grässe, J[ohann] G[eorg] Th[eodor]: Sagenbuch des Preußischen Staats 2. Glogau 1871, num. 704.

126 Mitgeteilt von Hauptlehrer Odenwald aus Gottersdorf und abgedruckt in: Land und Leute des Amtsbezirks Buchen. Heimatbuch für Odenwald und Bauland. ed. Emil Baader. Buchen 1928, 47 (freundlicher Hinweis von Peter Assion, Marburg).

Stadt mit seinem blinden Sohn eine Wallfahrt nach Walldürn unternommen haben. Als der Sohn beim sogenannten Kapellenbuckel (kurz vor Walldürn) plötzlich sehend wurde, habe der Vater geglaubt, die Wallfahrt abbrechen zu können. Daraufhin erblindete der Sohn erneut; der Meinungsumschwung, nun doch nach Walldürn zu reiten, brachte dem Sohn das Augenlicht aber nicht wieder. Einem Gelübde folgend, ließ der Vater die „Aschaffenburger Kapelle" auf dem Kapellenbuckel errichten[127]. — In einer Tiroler Sage wird ein Kind in der Marienthaler Wallfahrtskirche vor dem Gnadenbild sehend, erblindet aber, weil die (reiche) Mutter das Wunder anzweifelt und die Heilung auf die von ihr gestiftete silberne Lampe zurückführt: „Da schau'man, läßt sich die Muttergottes abschmieren!"[128].

Offenbar sind solche Sagen, die ihre Entstehung dem 19. Jahrhundert verdanken, von jenen Kräften in Umlauf gebracht worden, denen an Progaganda für ihren Wallfahrtsort gelegen war. So wurde der Ursprung eines Ortes nicht nur hinreichend erklärt, sondern obendrein seine Heiligmäßigkeit begründet. Der Tiroler Sage obliegt dabei zugleich die Funktion einer Warnerzählung (Heilige lassen sich nicht beschimpfen oder verspotten), während die ätiologische Sage von de Entstehung der Aschaffenburger Kapelle intendiert, daß die Wallfahrt nach Walldürn nur dann 'erfolgreich' verlaufen kann, wenn sie zu Ende geführt und nicht vorzeitig abgebrochen wird. Daß Erzähler heutzutage zu Heilungswundern eine differenziertere Einstellung besitzen, bezeugen Erzählungen über *Wunder an Wallfahrtsorten*, die Helmut Fischer im Rhein-Sieg-Raum Mitte der 70er Jahre mit dem Tonband aufgenommen und authentisch wiedergegeben hat[129]. Recht vorsichtig äußern sich die durchweg älteren Erzähler, etwa: „In Bödingen sollen auch Wunder passiert sein. Da sind Leute geheilt worden, Blinde und auch Lahme"[130] oder „do sollen met Kröcken se kommen [...]. Ech han se nie jesehn"[131]. Heilungen Behinderter in Legende und Sage stehen demnach im Dienste christlicher Ideologie. Die Thaumasia künden von der Stärke des christlichen Glaubens und seiner Streiter, demonstrieren deren Allgewalt über Mensch und Natur. Die Behinderten übernehmen die Funktion von Demonstrationsobjekten.

5.2. „Unrecht Gut gedeiht nicht"

Dem allgemeinen Grundsatz folgend, daß die Schädiger entsprechend mehrheitlich sanktionierter Normen ihre Strafe erhalten, erfreute sich vor allem im 19. Jahrhundert eine Sage in West- und Süddeutschland außerordentlicher Beliebtheit, in der einer Blinden bei einer Erbteilung zu ihrem Recht verholfen wird. An dieser

---

127 Nach 1618 errichtet, 1655 erneuert.

128 Zingerle (wie Kap. 2, not. 58) num. 830.

129 Fischer, Helmut: Erzählgut der Gegenwart. Mündliche Texte aus dem Siegraum. Köln 1978, hier bes. num. 1255-1261.

130 ibid., num. 1255 (dabei beruft sich der Erzähler auf das Bibelwort von der Heilung Gebrechlicher).

131 ibid., num. 1258.

Sage läßt sich außerdem gut verfolgen, wie ein älterer, kurzer Bericht unter dem Einfluß der Sagenbegeisterung der damaligen Zeit, angereichert mit gängigen Motiven und verschieden lokalisiert, zu einer rührseligen ätiologischen Sage geriet[132].

Der Utrechter Arnold Buchel (1565-1641), der mehrmals Rheinreisen unternahm, notierte in seinem Tagebuch von 1587[133] über die zwei, nahe beieinander liegenden Burgen Liebenstein und Sternberg (durch hohe Mauern getrennt), das Volk erzähle sich, daß zwei Brüder (die Burgbesitzer) in Fehde gelegen hätten und der Sieger den anderen zum Verlassen seiner Burg gezwungen habe. Die am Fuße des Berges befindliche Kapelle sei von der Schwester der beiden gegründet worden[134]. Damit war eine Erklärung gegeben, warum nur die eine der beiden Burgen bewohnt, die andere halb zerfallen war und wer den Kirchenbau veranlaßt hatte. Die nächste Notiz findet sich, fast zwei Jahrhunderte später, in Johann Hermann Dielhelms *Rheinischem Antiquarius*[135]. Er vermerkt über die beiden verfallenen Schlösser, die auf manchen Landkarten „Die zwey Brůder" hießen: Zwei reiche Brüder hätten die Burgen bewohnt, sie seien aber in Streit geraten und hätten gegenseitig ihre Schlösser verheert. Die blinde Schwester der beiden habe von ihrem Erbteil drei Andachten (Bornhofen, Kidrich, Nothgottes) angelegt. Die Figurenkonstellation (zwei Brüder/eine Schwester) aufgreifend, veröffentlichte der national romantische Historiker Niklas Vogt (1756-1836) erstmals 1806 eine Version der Brüdersage[136], in der nicht nur das Motiv der so beliebten „feindlichen Brüder"[137] ausgesponnen wird, sondern die drei Figuren in einem erotischen Dreiecksverhältnis erscheinen. Vogt selbst kommentiert an anderer Stelle seine nicht näher bezeichnete Vorlage: „Die Sage ist im Grunde zu unvollständig, als daß man sie in historischer

---

132 Eine ausführliche Untersuchung legte Hedwig Jacke vor: Die rheinische Sage von den feindlichen Brüdern in ihrer von der Romantik beeinflußten Entwicklung. Wuppertal-Elberfeld 1932. Ihre Unterteilung in vier Gruppen (echte Sagen, Versionen der Kunstsage, abseits stehende Versionen freischaffender Künstler zur Zeit der Romantik, Volks- und Kunstsage in der neueren und neuesten Zeit) überzeugt jedoch nicht, weil Jacke (1) die außerhalb der Rheinsage stehende Überlieferung nahezu unberücksichtigt läßt und (2) die sogenannte „Volkssage" nicht von der „Kunstsage" zu trennen ist. Lutz Röhrichs Beitrag: Die Welt der rheinischen Sage (1966) (in: id.: [wie Kap. 2, not. 107] 107-124) hier 121 sq. bringt nichts wesentlich Neues über die Rheinburg-Sagen Liebenstein und Sternberg.

133 Keussen, Hermann (ed.): Die drei Reisen des Utrechters Arnoldus Buchelius nach Deutschland, insbesondere sein Kölner Aufenthalt. In: Annalen des Historischen Vereins für den Niederrhein 84 (1907) 1-102.

134 ibid., 25 sq.

135 [Dielhelm, Johann Hermann:] Denkwůrdiger und nůtzlicher Rheinischer Antiquarius, Welcher die Wichtigsten und angenehmsten geograph = histor = und politischen Merkwůrdigkeiten des ganzen Rheinstroms [...] darstellet. Frankfurt (Main) 1739 (neue und vermehrte Auflage Frankfurt [Main] 1744), hier 635.

136 Vogt hat sich mehrmals mit dieser Sage (seiner Lieblingssage) beschäftigt und sie „durch seine mannigfachen Bearbeitungen in die Reihe der romantischen Sagen eingeführt" (im Original gesperrt), cf. Jacke (wie not. 132) 16-19, Zitat p. 19. — Einleitend zu 37 von ihm veröffentlichten Sagen (Die Bildergallerie des Rheins. In: Rheinisches Archiv für Geschichte und Litteratur 5, Heft 5 [1811] 53-79, hier 71, num. 30) notiert er, es handle sich um „einige meiner Jugendphantasien", und vermerkt befriedigt das rege Interesse von Rheinreisenden an der Darstellung „seiner [des Rheins] merkwürdigsten Bilder" (p. 53 sq.).

137 cf. Frenzel (wie Kap. 4, not. 62) 80-94, bes. 92: Die verfeindeten Brüder.

Ordnung darstellen könnte"[138], und gibt nun selbst seine Deutung, versteckt in der allgemeinen Bemerkung „So viel weiß man" wieder, „daß sich zwei Brüder wegen einer vermeintlichen Schwester, welche beider Geliebte oder Braut gewesen sein soll, einander mit unversöhnlichem Hasse bekriegten, und daher zwischen ihren Burgen jene dicke Mauer errichtet haben sollen, deren Trümmer man noch sieht. Durch diese blutige Fehde ist das Geschlecht ausgestorben; das Fräulein hat endlich alle ihre Güter der Kirche und den Armen geschenkt, und den Schleier genommen"[139]. Nach wie vor ist die Ursprungssage erkennbar, doch die Gewichtung ist eine andere. Aus der blinden Schwester ist die Geliebte oder Braut beider Brüder geworden, der bisher unmotivierte Streit der beiden mit Eifersucht begründet. Die Vogtsche Version gab das Vorbild für eine Vielzahl von Bearbeitungen (unter anderem Heinrich Heine, Wolfgang Müller) ab, die vor allem im Zeitraum von 1806-1870 als Eifersuchtssage auch im Ausland (Edward Bulwer-Lytton) verbreitet war, dann aber „mit dem Ablauf der Romantik" kein Interesse mehr erweckte, wie Hedwig Jacke ausführlich dargelegt hat[140]. Ganz anders verlief die Entwicklung der „Volkssage", die keineswegs „nur ein Schattendasein führte"[141]. Kein Geringerer als Karl Simrock (1802-1876)[142] veröffentlichte, erfüllt von nationaler Begeisterung, erstmals 1836 seine *Rheinsagen* als „poetischen Reisebegleiter" zur „geistreich belebenden Unterhaltung" und für „die Jugend zur Erlernung der vaterländischen Geschichte"[143]. Damit war das Ziel dieser mehrmals aufgelegten Sammlung von Rheinsagen, geordnet nach dem Verlauf des Stroms, umrissen. Obwohl schon früher Anthologien mit rheinischen Sagen erschienen waren[144], sollten insbesondere die Simrockschen Veröffentlichungen weiterwirken[145], weil jener, so sein Freund und Zeitgenosse Alexander Kaufmann, wie kaum ein anderer „in das Wesen volksthümlicher Poesie" eingedrungen sei[146]. Noch in der ersten Auflage hatte Simrock das bekannte Gedicht *Die feindlichen Brüder* von Heinrich Heine unter Bornhofen abgedruckt (nächtlicher Kampf der Brüder um die Gräfin Laura, gegenseitiger Tod der Brüder, Wieder-

---

138 Vogt, N[iklas] (ed.): Die Ruinen am Rhein. Frankfurt (Main) 1809, 3 (Vorrede zu Vogts Schauspiel in fünf Aufzügen: Die Brüder).

139 ibid.

140 Jacke (wie not. 132) Zitat p. 131.

141 ibid., 130.

142 Zu Simrock und seinem Einfluß auf die germanistische Forschung des 19. Jahrhunderts cf. Moser, Hugo: Karl Simrock. Universitätslehrer und Poet, Germanist und Erneuerer von „Volkspoesie" und älterer „Nationalliteratur". Ein Stück Literatur-, Bildungs- und Wissenschaftsgeschichte des 19. Jahrhunderts. Berlin 1976.

143 Simrock, Karl: Rheinsagen aus dem Munde des Volks und deutscher Dichter. Für Schule, Haus und Wanderschaft. Bonn 1836, ^{2}1837, ^{3}1841 (sehr vermehrte Auflage), ^{10}1891 u. ö.

144 Auflistung bei Jacke (wie not. 132) 6, 13-15.

145 Ihm sind die zeitlich nachfolgenden Anthologien stark verpflichtet. Ludwig Bechstein z. B. berief sich im Vorwort zu seinem „Deutschen Sagenbuch" (1853, hier zitiert nach dem Neudruck, herausgegeben von Martin Schiller, Meersburg/Leipzig 1930, num. 97) für die Rheinsagen auf Simrock als „freundlichen Geleitsmann". Jackes Hinweis (wie not. 132) p. 13 auf die Brüdersage in Bechsteins Märchenbuch (1845) ist unrichtig, zum erstenmal nahm Bechstein die Sage in die oben erwähnte Sammlung auf.

146 Kaufmann, Alexander: Quellenangaben und Bemerkungen zu Karl Simrocks Rheinsagen und Alexander Kaufmanns Mainsagen. Köln 1862, VII.

gänger) und folgte dabei der Motivkombination von Vogt (also auch ohne das Motiv von der blinden Schwester). Die dritte vermehrte Auflage (1841) hingegen enthielt außerdem die Sage *Die Brüder* nach Georg Christian Braun[147], der zwar auf dem alten *Rheinischen Antiquarius* fußte, aber die ätiologische Sage dermaßen umwandelte, daß seine Bearbeitung (und die davon abhängigen) zutreffend als ,,Erbteilungssage mit stark moralisierendem und legendärem Einschlag'' bezeichnet werden kann[148]. Braun hat als der eigentliche Erfinder der ,,Volkssage'' zu gelten. Zu diesem Eindruck gehört, daß Simrock den ,,heiligen Strom'' Rhein, ,,die Mitte Deutschlands'', in einem zweiten viel beachteten Buch[149] mit seinen historischen und mythischen Erinnerungen vorstellte und dort selbst eine Version der Brüdersage verbreitet, die der früher erschienenen Braunschen Fassung stark verpflichtet ist[150]: Zwei Brüder teilen die Erbschaft mit ihrer blinden Schwester, die sie mit einem umgedrehten Scheffelmaß betrügen, indem die beiden nur ein paar Goldstücke auffüllen und die Blinde das hohle Maß betasten lassen. Ihre kärgliche Erbschaft verwendet die Schwester ganz zum Bau der drei Andachten: Mit ihrem Geld ist ,,Gottes Segen''. Auch die weitere Interpretation folgt zunächst Braun in der Tendenz, zu Unrecht erworbenes Gut sei ,,wie gewonnen, so zerronnen''. Während Braun jedoch vom Streit der Brüder um Hab und Gut (auch um eine Frau) und vom Tod der beiden in gegenseitigem Kampf erzählt[151], phantasiert Simrock einen anderen Schluß. Bei ihm endet die Sage mit einem nicht vorsätzlichen Brudermord, woraufhin der Mörder ins Heilige Land aufbricht und dort stirbt. Mit der Pilgerreise und der intendierten Buße ist somit eine etwas versöhnlichere Lösung als die krasse Totschlag-Version gefunden worden.

In über 20 verschiedenen Ausgaben von Rheinsagen des 19. Jahrhunderts (Schwerpunkt im Zeitraum von 1838-1855)[152] wurde die Sage von den feindlichen Brüdern mit dem Eifersuchtsmotiv oder dem Betrug an der blinden Schwester popularisiert. Diese reiche Tradition blieb nicht ohne Auswirkung auf andere zeitgenössische Sagensammlungen, in denen das Betrugs-Motiv mit dem umgekehrten Scheffelmaß und der Blinden wiederkehrt[153]. Allein Friedrich Panzer bringt in seinen

---

[147] Simrock (wie not. 143) ³1841, num. 85; zu Brauns Version v. id.: Das Rheintal, eine Reiseidylle in sechs Gesängen. Auch als Fortsetzung der Rheinfahrt anzusehen. Mainz 1828, 5. Gesang, Verse 29-60.

[148] Röhrich (wie not. 132) 12.

[149] Simrock, Karl: Das Malerische und Romantische Rheinland. Leipzig 1838/40 (4. verbesserte und vermehrte Auflage Bonn 1865), 6 und 9.

[150] Simrock (wie not. 149) ⁴1865, 282 sq.: Die Brüder. Die von Simrock erwähnte ,,echte Sage'' basiert auf Dielhelm (wie not. 135).

[151] Brudermord ist häufig die Auswirkung eines Teilungsstreits, cf. Lüthi, Max: Bruder, Brüder. In: EM 2 (1979) 844-861, hier 852.

[152] cf. Jacke (wie not. 132) 6 sq., 13-15.

[153] Nach den Unterlagen des Göttinger Peuckert-Archivs (Kasten 31, 17) und des HDA-Archivs (Materialien unter blind) sind über 45 Varianten aus der Rheingegend, Oberpfalz, Schweiz, aus Schwaben, Bayern, Böhmen, Österreich zu belegen; bei den aus dem 20. Jahrhundert stammenden Texten (10 Texte bis 1932) handelt es sich überwiegend um Nachdrucke; cf. auch Höttges, 192 (Motiv 73, 9): dort wird eine blinde Riesin von zwei anderen Riesinnen übervorteilt (hessisch).

Bayerischen Sagen 13 Versionen[154], die er alle mündlich gehört haben will und die keineswegs alle gleich verlaufen.

Statt dreier Geschwister handelt es sich z. B. in der Sage vom Schloßberg bei Wolfratshausen um drei Schwestern, von denen eine die beiden blinden betrügt und für diese Gaunerei vom Teufel ausgepeitscht wird „mit ruthen, bis die fetzen von ihr hängen"[155]. Meistens betrügen aber zwei Schwestern ihre blinde Schwester und bringen sie auf die oben beschriebene Weise um ihr Erbteil (den größten Teil davon). Die Reduktion auf drei (zwei) weibliche Handlungsträger bringt eine inhaltliche Verknappung mit sich: Der Zweikampf entfällt, und statt zweier Burgen und einer Kirche braucht lediglich eine Örtlichkeit erklärt zu werden, an der sich das Geschehen abgespielt haben soll. Außerdem ergibt sich eine Schwerpunktverlagerung, weil nun der Betrug an der Blinden im Zentrum der Sage steht. Hier straft die Sage unnachsichtig die Betrügerinnen und endet meistens damit, daß entweder die Blinde selbst den Betrug entdeckt und ihre Schwester(n) für immer verflucht (Schlösser, Städte oder Dörfer versinken, die Betrügerin[nen] müssen zur Strafe umgehen) oder daß die Gerechtigkeit durch eine höhere Macht wiederhergestellt wird.

Das trifft auch für eine andere populäre Rheinsage aus der Lorcher Gegend zu, die von dem ehemaligen Besitzer der Burg Fürsteneck und seinen Schützenkünsten erzählt und zu den verbreiteten Sagen von (z. T. blinden) Meisterschützen (Odysseus, Hödur, Tell) rechnet[156]. Danach soll der grausame Burgherr von Saneck den Fürstenecker, seinen Nachbarn und trefflichen Bogenschützen, vorsätzlich geblendet (cf. Kap. 2.2.) und in einem Verlies gefangen gehalten haben. Eines Tages habe er ihn höhnisch aufgefordert, seine Treffkunst zu zeigen, und einen Becher auf den Tisch gestellt. Der Pfeil trifft jedoch statt des Bechers das Herz des Saneckers, und dieses „Gottesurteil" akzeptieren die Zuschauer, als der unerkannt unter ihnen weilende Sohn des Fürsteneckers sich zu erkennen gibt, für seinen Vater Freiheit fordert und auch erhält[157].

Im ganzen zeigt die Sage Mitleid mit dem(n) blinden Menschen, und die exemplarische Bestrafung derjenigen, die Behinderten übelwollen, läßt sich auch in anderen Sagen feststellen. In diesem Zusammenhang ist noch auf eine der bekanntesten Schweizer Warnsagen, die sogenannte Blümlisalpsage, hinzuweisen[158]: Dort

---

[154] Panzer (wie Kap. 2, not. 59) hier t. 1 (1848) num. 4, 16, 47, 58, 77, 96, 132, 148 und t. 2 (1855) 69, 213-217.

[155] ibid. 1, num. 47.

[156] Bei Simrock (wie not. 143) num. 92 in der ersten Auflage (nach Wolfgang Müller), in der dritten Auflage durch das Gedicht „Der Ritter von Lorch" ersetzt. Die Sage findet sich u. a. bei Kiefer, F[ranz] J[oseph]: Die Sagen des Rheinlandes. Köln 1845 (Dortmund 1978) 164-167 und Franke (wie Kap. 2, not. 39) 49 sq. Zu den Meisterschützen-Sagen cf. Frenzel (wie Kap. 2, not. 72) sub Tell, Wilhelm; siehe auch Rank (wie Kap. 2, not. 128) 120-124.

[157] Inhalt nach Kiefer (wie not. 156). — In der kürzeren Bearbeitung von Else Franke (wie Kap. 2, not. 39) 49 sq. ist die Suche des Sohnes nach dem Verbleib des Vaters entfallen. Auch hier trifft der Pfeil statt des Bechers den Schloßherrn (in den Mund, nicht ins Herz). Vorher hatte der Raubritter voller Spott dem Blinden die Freiheit versprochen, wenn er ihn träfe.

[158] Lüthi, Max: Aspekte der Blümlisalpsage. In: Schweizerisches Archiv für Volkskunde 76 (1980) 229-243.

muß (in einigen Varianten) der hartherzige Sohn, der seinen alten, blinden Vater zu gefährlichen Aufgaben zwingt, zur Strafe in der Erde versinken, oder die Alp wird verschüttet und er mit ihr. Ein solcher Schluß vermittelt, wie auch in manchen Versionen der Rheinsage von der blinden Schwester, eine eschatologische Atmosphäre. So heißt es beispielsweise in der Fassung von Gottlieb Studer[159]: Der Gletscher brach los „und bedeckte in vernichtender Geschwindigkeit die schöne Alp für immer mit seinen thurmhohen Massen. Der strafwürdige Senn, das arge Weib und das Hündlein fanden ihr Grab unter den Trümmern der eingestürzten Wohnung und kein menschliches Auge wird den Ort so vieler Frevelthaten mehr erblicken".

5.3. Blinder und Lahmer

Erzählungen vom Blinden und Lahmen, die ihre Fähigkeiten miteinander kombinieren und sich gegenseitig helfen, haben eine lange literarische Tradition. Dabei liegt der Gedanke zugrunde, daß die Gebrechen des Blinden und Lahmen vermindert werden, wenn der Blinde den Lahmen trägt und jener dem Blinden den Weg weist. Die Forschung hat sich mehrfach der Thematik angenommen und ist hinsichtlich des Ursprungs und der Verbreitung zu unterschiedlichen Ergebnissen gelangt. René Basset z. B. leitete die Erzählungen aus dem (babylonischen) Orion-Mythos ab[160], Edmund Mudrak vermeinte, Parallelen mit dem *Nibelungenlied* und der germanischen Mythologie zu erkennen[161] und wandte sich gegen August von Löwis of Menar, der russische Märchen des *Heldenjungfrau*-Typs (AaTh 519) — genauer den „fremden" Einschub mit der gegenseitigen Hilfe des Lahmen und Blinden (AaTh 519 IV: *The Princess's Revenge*) — mit frühem orientalischen Einfluß und mündlicher Wanderung zu erklären suchte[162]. Bei der allgemeinen menschlichen Gültigkeit des Motivs — es ist aus griechisch-römischer, jüdischer, indischer, arabischer und mittelalterlich-europäischer Überlieferung bekannt und bis in die Neuzeit verbreitet worden — könnte man versucht sein, an eine Ubiquität der Erzählungen vom Lahmen und Blinden zu denken[163]. Geht man jedoch von einer ungefähren chronologischen Bestimmung aus, dann liegen in griechischen Epigrammen vermutlich die ältesten Zeugnisse vor. Grundsätzlich lassen sich zwei unterschiedliche Entwicklungen ausmachen, die mit Julian Krzyzanowski[164] in eine östli-

---

159 Studer, Gottlieb: Topographische Mittheilungen aus dem Alpengebirge. Bern/St. Gallen 1843, 28 sq, zitiert nach Lüthi (wie not. 158) 240.

160 Basset, René: Contes arabes et orientaux. 4: Le Mythe d'Orion et une fable de Florian. In: Revue des Traditions Populaires 4 (1889) 616-621.

161 Mudrak, Edmund: Der Blinde und der Lahme. In: Bausteine zur Geschichte, Völkerkunde und Mythenkunde 2 (1932) 18-27.

162 Löwis of Menar, August von: Die Brünhildsage in Rußland. Leipzig 1923.

163 An „spontanes Entstehen" denkt auch Wolfgang Speyer: Die Geschichte vom Blinden und Lahmen. Erwägungen zu ihrer Entstehung. In: Elemente der Literatur 2. Beiträge zur Stoff-, Motiv- und Themenforschung. Elisabeth Frenzel zum 65. Geburtstag. In Verbindung mit Herbert A. Frenzel ed. Adam J. Bisanz/Raymond Trousson. Stuttgart 1980, 18-22, hier 18.

164 Das in polnischer Sprache publizierte kleine Referat ist bedauerlicherweise, soweit ersichtlich, bislang ohne Nachwirkung geblieben: Krzyżanowski, Julian: Bajka o „Kula-

che und eine westliche Gruppe geschieden werden müssen. In der ersten Gruppe hat die Symbiose zweier Krüppel die Form einer erbauenden Parabel und in der zweiten die Form eines Apologs[165]. Zur ersten Gruppe rechnet die jüdisch-rabbinische Tradition[166]. So heißt es z. B. im *Babylonischen Talmud* (*Synhedrin* 91 a, b)[167]:

> [Der römische Kaiser] Antonius sprach zum Rabbi: Leib und Seele können sich vom Weltgericht befreien. Der Körper könne sagen, die Seele habe gesündigt, weil er, von ihr getrennt, seit jener Zeit im Grabe liege, und die Seele könne behaupten, sie flöge seit dem Tag der Trennung wie ein Vogel durch die Luft, folglich müsse der Körper gesündigt haben. Der Rabbi erzählt folgendes Gleichnis:
> Ein König setzt in seinem Garten einen lahmen und einen blinden Diener als Wächter ein. Der Lahme steigt auf den Rücken des Blinden, und auf diese Weise tun sie sich an des Königs Feigen gütlich. Als der König die Beiden wegen des Diebstahls zur Rede stellt, entgegnet der Lahme, er könne nicht gehen, der Blinde entschuldigt sich, er könne überhaupt nicht sehen. Doch der scharfsichtige König entdeckt die Hinterlist, setzt den Lahmen auf den Blinden und bestraft sie zusammen. Ebenso verfährt auch der Heilige: Er holt die Seele, versetzt sie in den Leib und zieht beide für ihre Sünden zur Verantwortung, wie es heißt in *Psalm* 50,4: ,,Er ruft Himmel und Erde, daß er sein Volk richte''.

Ähnlich heißt es auch im Midrasch *Wajikra rabba* (4. Abschnitt, 135 a) aus dem 7. Jahrhundert, wo die Parabel zur Erläuterung von *Leviticus* 4,2 dient: ,,Wenn eine Seele sündigen würde aus Versehen an irgend einem Gebot des Herrn und täte, was sie nicht tun sollte''. Das Gleichnis steht also für die enge Verbindung von Körper und Seele und soll die Art und Weise verdeutlichen, in der beide für ihre Sünden am Tag des Jüngsten Gerichts zur Rechenschaft gezogen werden. Durch die symbolhafte Ausdeutung wird die komische Wirkung (Behinderte als Wächter!) eingeschränkt[168]. Israel Lévi stellt die Erzählung vom Blinden und Lahmen in den größeren Zusammenhang der Geschichten vom Rangstreit der Organe und vermu-

---

wym i ślepym'' w literaturze polskiej (Das Märchen von dem Lahmen und dem Blinden in der polnischen Literatur). In: Sprawozdania z czynnósci i posiedzén Pol. Akademii Umiejetności [PAU] 3 (Kraków 1933) 11-13.

165 Während die meisten Forscher ungerührt alle Erzählungen vom Lahmen und Blinden vermengen, hat Krzyżanowski (wie not. 164) richtig erkannt, daß die Funktion der Erzählung in der frühen jüdischen, indischen und arabischen Tradition eine andere ist als die griechisch-römische und (spätere) westeuropäische und daß beide Entwicklungsstränge zum Teil parallel verlaufen.

166 Zu finden z. B. im tannaitischen Midrasch ,,Mechilta'' 36 b aus dem 2. Jahrhundert, im Babylonischen Talmud ,,Synhedrin'' 91 a und b (5. Jh.), im Midrasch ,,Wajikra rabba'' 4. Abschnitt, 135 a (7. Jh.); cf. Wünsche, Aug[ust]: Die Geschichte vom Lahmen und Blinden als Gleichniß, Erzählung und Fabel. In: Wissenschaftliche Beilage der Leipziger Zeitung. Num. 66 vom 2.6.1896, 261-263; Lévi, Israel: L' Aveugle et le cul-de-jatte. In: Revue des Études Juives 23 (1891) 199-205; Heller, Bernhard: Der Blinde und der Lahme. In: HDM 1 (1930/33) 277 sq. Weitere Literaturhinweise bei Spies, Otto: Orientalische Stoffe in den Kinder- und Hausmärchen der Brüder Grimm. Walldorf 1952, num. 3.

167 Der Babylonische Talmud 9. Neu übertragen durch Lazarus Goldschmidt. Berlin 1934, 91 a, b (= p. 33 sq.) (danach zusammengefaßt).

168 Zu einem ähnlichen Ergebnis hinsichtlich der Figur des Blinden, der bei Calderón als ,,Kristallisationsfigur bestimmten Gehaltes'' dienen kann, kommt auch Uta Ahmed: Form und Funktion der 'Cuentos' in den Comedias Calderóns. Berlin/New York 1974, 68-70.

tet, es handle sich dabei um ,,un écho ou une imitation d'un exercise de rhétorique grecque'' auf die frühe und bekannte Fabel vom *Magen und seinen Gliedern* (AaTh 293)[169]. Andererseits hat Albert Wesselski darauf hingewiesen[170], daß im Sāṃkhya-System, der ältesten und bedeutenden indischen philosophischen Lehre (ca 500 a. Chr. n.), die Erzählung der beiden Gebrechlichen zum Verständnis der gemeinsamen Abhängigkeit der Materie und des Geistes oder des Geistes und des Egos dient: Nur in harmonischer Vereinigung können beide Elemente Sinnvolles erreichen. Da die älteste schriftliche Aufzeichnung des klassischen Sāṃkhya-Systems jedoch erst in der *Sāṃkhya-kārikā* (kārikā 21) des Iśvarakṛṣna aus dem 5. Jahrhundert vorliegt, könnte höchstens vermutet werden, daß die indische Tradition früher als die jüdische anzusetzen ist[171]. In den zeitlich später liegenden *Prākṛt*-Texten des Jainakanons ist die Geschichte vom Blinden und Lahmen wiederholt erzählt worden[172].

Die arabischen Erzählungen (Hadithe, Weisheitsliteratur, Apokryphen)[173] knüpfen offenkundig an jüdische Überlieferungen an, wenn sie auch in manchem Veränderungen erfahren haben. Dennoch bleibt die Form der Parabel gewahrt, wie z. B. in der *Geschichte von dem Blinden und dem Krüppel* aus der berühmten Kompilation *1001 Nacht*. Auch hier steht die Erzählung als Beispiel für das Zusammenwirken von Körper und Seele. Auf die betreffende Frage des Wesirs Schimās antwortet der Prinz: ,,[...] So sind denn Leib und Seele Teilhaber in den Handlungen und in Lohn und Strafe; darin gleichen sie dem Blinden und dem Krüppel''[174] und erzählt zur Belehrung die Geschichte der zwei Behinderten. Im Unterschied zur *Talmud*-Version sind die Beiden nicht als Wächter angestellt; sie kommen auch nicht selbst auf die Idee, wie sie an die Früchte gelangen können: Der Aufseher des Gartens gibt ihnen den entscheidenden Tip, erinnert aber zugleich an das Gebot des Besitzers, in seinem Garten ,,nichts zu verderben noch auch etwas zu tun, was ihm schaden könnte''[175]. Während die Auslegung der Parabel im *Talmud* auf die Unzertrennbarkeit von Körper und Seele und deren gemeinsamer Bestrafung vor dem

---

169 Lévi (wie not. 166) 205.
170 Wesselski (wie Kap. 2, not. 80) not. zu num. 53.
171 Diese Ansicht vertritt Kurt Ranke (Schwank und Witz als Schwundstufe [1955]. In: id.: Die Welt der Einfachen Formen. Berlin/New York [1978] 61-78, hier 76 sq.) und betont, die Semiten hätten das Bild vom Lahmen auf der Schulter des Blinden (als Verbindung des Geistes und der Natur) in seiner [der indischen] philosophischen Hintergründigkeit nicht verstanden. Dabei ist jedoch zu bedenken, daß es sich bei der jüdischen Geschichte vom Blinden und Lahmen keineswegs um eine ,,schwankhaft gefärbte Parabel'' handelt. Blinder und Lahmer verkörpern bestimmte Gehalte, und an ihrem Zusammenwirken soll die auch nach dem Tode bestehende Unzertrennbarkeit von Leib und Seele aufgezeigt werden. — Zur Sāṃkhya-Philosophie v. Larson, Gerald James: Classical Sāṃkhya. An Interpretation of Its History and Meaning. Delhi/Varanasi/Patna 1969, 7-16, 157-162, 266.
172 Günter (wie Kap. 2, not. 146) 114.
173 cf. Chauvin, Victor: Bibliographie des ouvrages arabes 2. Liège 1897, 221; ibid. 3 (1898) 52; ibid. 6 (1902) 10. Heller (wie not. 166) 277 macht auf Belege aus dem 10. Jahrhundert aufmerksam (Schriften der sogenannten Lauteren Brüder, Pseudo-Balchi) und auf die Bearbeitung durch Aḥmad al — Bīrūnī (973-ca 1050), den bedeutendsten Gelehrten des mittelalterlichen Islam. Weitere Nachweise bei Spies (wie not. 166).
174 Littmann (wie Kap. 1, not. 38) 6, 52-54, hier 52.
175 ibid.

Weltgericht abhebt, ist die Deutung der arabischen Darstellung weitläufiger: Der Blinde stellt den Körper vor, der Lahme die Seele. Beide können nicht allein existieren. Der Garten ist das Bild der Welt, der Eigentümer des Gartens Gott. Der Wächter steht für die Vernunft: Er warnt vor der unredlichen Tat und gebietet das Gute.

Nach Europa kam die so begriffene Erzählung ungefähr im 11./12. Jahrhundert. Zwei Fassungen finden sich beispielsweise bei dem russischen theologischen Schriftsteller Cyrillus von Turov (gest. ca 1185), und eine dritte wird in den altrussischen „Prologen" zum 28. September (ältester Text ca 1196) mitgeteilt[176]. Als Vermittlungsglieder könnten unter Umständen die griechischen theologischen Schriften gedient haben, wobei in erster Linie an den umfangreichen *Panarion* des Epiphanios von Salamis (auf Kypros) zu denken ist[177]. Cyrills Einfluß auf die neuere volkstümliche russische Tradition ist unbestritten[178], und möglicherweise gehen auch die wenigen polnischen Bearbeitungen (16. Jh. und später)[179] zum Teil auf Cyrillus zurück. Im deutschsprachigen Raum scheint die Parabel vom Blinden und Lahmen im Obstgarten mit ihrer Ausdeutung nie so recht Fuß gefaßt zu haben. Sie begegnet singulär in der deutschen Übersetzung Wolfgang Ketzels von Otho Melanders *Jocorum atque seriorum* [...] unter dem beziehungsreichen Titel *Von der Jůdischen Rabiner Fabulwerck* und endet[180]: „So es dann nun anders nicht ist/so gibt es die Vernunfft vnd Gerechtigkeit/daß Leib vnnd Seel nach diesem Todt wider zusammen kommen/und wie einander Lohn vnd Straff empfangen můssen".

Parallel mit der Parabel hat sich in Westeuropa eine zweite Form des Motivs von der gegenseitigen Hilfe zweier Gebrechlicher entwickelt[181]. René Basset machte erstmals auf Belege des Motivs[182] in der *Anthologia Palatina* (Anthologia Graeca)

---

176 Löwis of Menar (wie not. 162) 49.

177 D[mytro] Čyževśkyj (Neue Lesefrüchte. In: Zeitschrift für slavische Philologie 24 [1956] 68-82, hier 70-72: Die Erzählung vom Blinden und Lahmen) bestreitet die direkte Abhängigkeit Cyrills von Epiphanios. Für ihn kommt als Vorlage ein verlorengegangener Apokryph, der sogenannte Pseudo-Ezechiel, in Betracht, der vermutlich aus der jüdischen Tradition stammt (p. 71). Davon sind jedoch nur wenige Fragmente, u. a. bei Epiphanios die besprochene Parabel (64, 70), überliefert. Alfred Resch (Agrapha. Außercanonische Schriftfragmente. Leipzig ²1906) hält das Ganze allerdings für eine „späte Zutat zu dem apokryphen Ezechiel-Buche" (p. 331); Text ibid., 330 sq. Zur dt. Übertragung des apokryphen Ezechiel v. Rießler, Paul: Altjüdisches Schrifttum außerhalb der Bibel. (Augsburg 1928) Darmstadt ⁴1979, 334-336, Kommentar 1288 sq. Čyževśkyj führt weitere Literaturhinweise aus dem slavischen Raum an; cf. auch Anderson, Walter: Zu der Parabel vom Blinden und Lahmen. In: ibid. 25 (1956) 311 sq.

178 Čyževśkyj (wie not. 177) 70.

179 Krzyżanowski (wie not. 164) vermutet, daß die Parabel u. a. von Wacław Potocki (1621-96) in seinen „Ogrodu fraszek" (Garten der Scherzgedichte) übernommen wurde.

180 Text im EM-Archiv (mit num.): Melander 1604 (16.114) = Ketzel I, 71 sq.

181 Mot. N 886; Tubach, num. 690. Zum Motiv des lahmen und blinden Bettlers, die sich einer Heilung entziehen wollen, cf. Kap. 4.1.2.

182 z. B. bei Platon, Leonidas von Tarent, Philipp von Thessalonike, die zum Teil in die „Anthologie Palatina" mit ihren Epigrammen aufgenommen worden sind, cf. Basset (wie not. 160) 617 sq. Zur antiken und neueren Überlieferung cf. auch die von Otto Weinreich zusammengestellten Belege: Zu antiken Epigrammen und einer Fabel des Syntipas. In: Annuaire de l'Institut de Philologie et d'Histoire Orientales et Slaves 11 (1951) 417-467, hier 464-467 (auch Weinreich leitet die Geschichte vom Blinden und Lahmen aus dem hellenistischen Kulturkreis ab).

und auf die wahrscheinliche Übernahme zweier Sinnsprüche durch den römischen Dichter Decimus Magnus Ausonius (ca 310-393 p. Chr. n.) aufmerksam. Sie illustrieren am Beispiel der Partnerschaft zweier Krüppel den Grundsatz: ,,quod fortuna negat, praestat amicitia". Die erste ausführliche Bearbeitung ist in den *Gesta Romanorum* (Kap. 71) enthalten und trägt die Überschrift: *De remuneratione eternae vitae*[183]. Einprägsam werden die Vorteile einer gegenseitigen Unterstützung geschildert:

> Als der König zu einem Gastmahl einladen läßt, wo jeder Teilnehmer nach Herzenslust speisen können soll und jedem ein Schatz in Aussicht gestellt wird, wehklagt ein Blinder einem Lahmen, wegen ihrer Gebrechen könnten sie der Einladung nicht nachkommen. Der Lahme hat jedoch einen guten Einfall und erklärt dem Blinden, sie sollten ihre verbliebenen Fähigkeiten kombinieren: Er steigt auf des Blinden Schulter, gibt den Weg an, und beide gelangen zum Gastmahl.

Diese und ähnliche Erzählungen von zwei Gebrechlichen sind in verschiedenen älteren Predigtexempel-Sammlungen überliefert[184], die auch Predigern des 16./17. Jahrhunderts geläufig waren[185]. Die Breitenwirkung der *Anthologia Palatina* erhellt daraus, daß sich z. B. Martin Luther in seinen *Tischreden*[186] und im gleichen 16. Jahrhundert auch der Italiener Andreas Alciatus (1492-1550) in seinem berühmten, aus dem Lateinischen in verschiedene Sprachen übersetzten *Emblematum libellus* (Augsburg 1531) darauf beziehen[187]. Auf Alciatus wiederum beruft sich der Jesuit Carlo Casalicchio (1626-1700), der in seiner mehrfach aufgelegten und auch ins Deutsche übertragenen Sammlung *L'utile col dolce* (Napoli 1671-78)[188] die Geschichte im Stile der Zeit weitschweifig wiedergibt, wobei der Lahme in einem Einschub lateinisch und deutsch die ,,Göttliche Wahrheit", die er von einem Prediger gehört haben will, verkündet[189]: ,,Ein Bruder, dem von dem andern geholffen wird, wiewohlen er für sich selbst gantz untüchtig, wann einer dem andern hülfft, werden sie beyde so starck, als ein veste Stadt", was dann auch in praxi geschieht.

Während die Bearbeitungen des 16./17. Jahrhunderts den christlichen Bezug herausstellen[190], betonen die Fassungen des 18. Jahrhunderts die oben angesproche-

---

183 Ob dem unbekannten Kompilator die um 980 p. Chr. n. entstandene ,,Anthologia Palatina" (9, 11-13) dabei vorlag, mag dahingestellt bleiben. Zweifelhaft erscheint jedenfalls — schon des Lokalkolorits wegen — die Übernahme des Stoffes aus dem Orient, wie z. B. Wünsche (wie not. 166) vermutete.

184 Nachweise bei Tubach num. 690 und Mot. N 886; v. außerdem Tubach, num. 557: A Blind beggar carries a cripple to a saint's house to be cured.

185 Als christliche Allegorie z. B. in Frankreich interpretiert, cf. Frautschi (wie Kap. 3, not. 91) 116-120, num. 10.

186 D. Martin Luthers Werke. Kritische Gesamtausgabe. Tischreden. 5: Tischreden aus den Jahren 1540-1544. Weimar 1919, 88 sq. (unter Bezug auf 1.Korinther 12, 12).

187 Emblem XXII. Die deutsche Übertragung besorgte Jeremias Held, Frankfurt 1566; cf. Henkel, Arthur/Schöne, Albrecht (edd.): Emblemata. Handbuch zur Sinnbildkunst des 16. und 17. Jahrhunderts. Ergänzte Neuausgabe. Stuttgart 1976, 990 sq.

188 Casalicchio ist ,,als bedeutsame Vermittlungsinstanz für das Predigtmärlein um die Wende vom 17. zum 18. Jh. anzusehen", cf. Moser-Rath, Elfriede: Casalicchio, Carlo. In: EM 2 (1979) 1174-1176, Zitat 1175.

189 Text im EM-Archiv (mit num.): Casalicchio 1702 (3.131), hier zitiert nach der deutschen Ausgabe.

190 Exemplarisch sei hier der kurze Ausschnitt aus der 61. Fabel des Burkhard Waldis wie-

ne Lehre, die wechselseitige Hilfe zum Nutzen beider — wie auch schon in der Antike — und folgen damit dem im Zeitalter der Aufklärung vorherrschenden Trend zur Säkularisierung: "religiöse Thematik wird mehr und mehr von weltlicher abgelöst"[191]. Besonders deutlich wird dies in der *Critischen Dichtkunst* Johann Jacob Breitingers, der die Erzählung vom Blinden und Lahmen in lateinischer Sprache in dem Abschnitt zitiert, der von den Eigenarten äsopischer Fabeln handelt[192]. Er zieht selbst die Lehre aus der Fabel, daß die Unvollkommenheiten und Mängel das stärkste Band der menschlichen Gesellschaft seien, was sich darin zeige, daß einer auf die Hilfe des anderen angewiesen sei. Er hat nur deshalb die Erzählung auf die Künste und Wissenschaften angewendet, um zu dokumentieren, ,,quod artes & scientiæ, quæ perfectæ Eruditionis orbem absolvunt, arctissimo inter se nexu ita sint conjunctæ, ut altera alterius opem poscat, & conspirent amice: cum enim omnes scientiæ vel theoreticæ sint, vel practicæ; hæ pedum, illæ luminum usum ac officium præstant quemadmodum, & cœcus nisi communicata cum claudo opera vix pedem promovere potuisset, ita scientia sine actione, praecepta sine usu & exercitatione parum prosunt"[193]. Breitinger nennt keine Quelle für seine ,,Fabel", die jedenfalls nicht aus der äsopischen Tradition stammt; eher ist zu vermuten, daß sie letzten Endes indirekt aus der *Anthologia Palatina* geflossen ist. Das gilt ebenso für die anderen lateinischen und nichtlateinischen Fassungen jener Zeit, die sich z. B. bei Thomas Morus, Jean Pierre Claris de Florian und François Joseph Terrasse Desbillons finden und stets den Nutzen einer Freund-/Partnerschaft und einer gegenseitigen Unterstützung betonen: ,,Utilius nihil esse potest quam fidus amicus" (Morus) oder ,,Aidons-nous mutuellement" (Florian)[194]. Die Partnerschaft ,,für immer zum Wohle beider" wird so anschaulich gemacht; zum Teil ist die Fabel auch an eine andere Geschichte als moralische Belehrung angehängt, wie z. B. in Wilibalt Kobolts *Schertz und Ernst beysammen* (Augsburg 1747)[195]:

> Auf der Wanderschaft überredet ein ,,närrischer" seinen ,,gescheiden" Bruder, statt eines engen den bequemeren Weg zu nehmen. Sie geraten einer Räuberschar in die Hände und werden ausgeplündert (Mot. J 21.5.1). Einer wirft dem anderen vor, er sei die Ursache ihres Unglücks. Darauf folgt als lehrreiches Beispiel die Geschichte vom blinden und lahmen Bruder, in der sich beide gegenseitig ihres Beistandes versichern, der Lahme auf die Schultern des Blinden steigt, ,,und auf solche Weise seynd sie beyde wohl mit einander fort kommen".

---

dergegeben, der die Fabel den ,,Joci ac Sales" des Ottomar Luscinius (Augsburg 1524, num. 165) entnommen hat (cf. Stiefel, Arthur Ludwig: Über den Esopus des Burkhard Waldis. In: Studien zur vergleichenden Literatturgeschichte 3 [1903] 486-495, hier 486-488): [Der Lahme] sprach zum Blinden: ,,lieber Bruder, Biß du mein Schiff vnd ich dein Ruder; Denn wenn du dich vor mir woltst bůcken, Vnd tragen mich auff deinem Ruͤcken, So moͤchten wir zusamen wandern, Vnd vnser einer hůlff dem andern. [. . .] Gott hats auff Erden so geschickt, Das glůck mit dem vngluͤck gespickt: Was er dem einen nit geben wil, Des hat der ander all zuviel [. . .]."; cf. Kurz, Heinrich (ed.): Esopus von Burkhard Waldis 1-2. Leipzig 1862, hier Fabel 61.

191 Leibfried, Erwin: Fabel. Stuttgart [2]1973, 80.

192 Breitinger, Johann Jacob: Critische Dichtkunst [. . .] 1. Zürich/Leipzig 1740 (Nachdruck Stuttgart 1966) 232.

193 ibid., 233.

194 cf. Basset (wie not. 160) 621.

195 Text im EM-Archiv (mit num.): Kobolt, Schertz und Ernst 1747 (4.622).

Der erste Teil der Erzählung ist ein Derivat jener aus den *Gesta Romanorum* (cap. 67) und aus Johannes Paulis *Schimpff und Ernst* (num. 26) bekannten Geschichte vom Weisen und Narren[196], doch fehlt bei Kobolt die dort angehängte applicatio moralis: Interessanterweise wird auch das Verhältnis Leib/Seele verglichen, nur daß hier die Seele dem sündigen Leib nicht nachfolgen solle, gleichwohl gehörten beide zusammen („zwen Brůder"). Die Kombination zweier ursprünglich getrennter Erzählungen veranschaulicht einmal mehr die Verwendungsvielfalt von Motiven und ihre unterschiedlichen Funktionen.

In Versform gefaßt, begegnet unsere Fabel schließlich in Christian Fürchtegott Gellerts *Fabeln und Erzählungen* (Leipzig 1746), dem populärsten Fabel-Buch des 18. Jahrhunderts[197]. Gellert begnügt sich nicht nur mit der Feststellung, wie durch die Vereinigung der Vorzüge eine Leistung zustande kommt, welche der einzelne nicht erreicht hätte: „Vereint wirkt also dieses Paar, Was einzeln keinem möglich war", sondern setzt seine lehrhafte Betrachtung fort, indem er feststellt, aus der Unvollkommenheit des Menschen sei die Geselligkeit entstanden. Verkürzt lautet seine Maxime, der Mensch solle nicht zum Egoisten werden und sich auch nicht über etwaige Mängel beklagen: Durch Geselligkeit glichen sich Vor- und Nachteile aus[198].

Das nachlassende Interesse an Buchepigrammen im 19. Jahrhundert ließ auch die aus einem Sinnspruch entstandene Fabel in Vergessenheit geraten. Lediglich als Bestandteil der meisten russischen Brünhild-Märchen (AaTh 519 IV: *Heldenjungfrau*), die überwiegend im 19. Jahrhundert aufgezeichnet worden sind, blieb das Motiv der wechselseitigen Unterstützung bewahrt[199].

> Im Dienst eines Zarensohnes vollbringt ein Diener (treuer Gefährte) schwierige Aufgaben[200]. Ihm gelingt es durch Stellvertretung, die vom Zarensohn ersehnte Braut zu freien. Als jene den Betrug bemerkt, rächt sie sich an ihrem Helfer (beauftragt Diener zur Rache etc.), schlägt ihm, meistens im Schlaf, die Beine ab (läßt ihm die Augen ausstechen) und macht ihren Ehemann zum Schweinehirten (verstößt ihn). Der Verstümmelte geht auf Reisen und verbündet sich mit einem Blinden[201], der ein guter Läufer und Springer ist. Ihre verbliebenen

---

196 Nachweise zur Exempeltradition bei Tubach, num. 5325, cf. auch Mot. J 1714.1 und J 21.5.1.

197 Gellert (Fabeln und Erzählungen. Historisch-kritische Ausgabe, bearbeitet von Siegfried Scheibe. Tübingen 1966, 98 sq.: Der Blinde und der Lahme) gibt als Quelle Breitinger (wie not. 192) an.

198 Zum Ganzen cf. auch Wünsche (wie not. 166) 262 sq.

199 Neuere außereuropäische Erzählungen kennen das Motiv der gegenseitigen Hilfe zweier Gebrechlicher auch (cf. Mot. T 125.2: Blind girl marries lame man), z. B. Konitzky (wie Kap. 2, not. 142) num. 3; Esche, Annemarie (ed.): Märchen der Völker Burmas. Leipzig 1976, 209-211, not. p. 505 sq.; Fansler, Dean S. (ed.): Filipino Popular Tales. Lancaster/New York 1921 (Repr. Hatboro, Penna. 1965) num. 6 a-e; cf. auch Naitung Ting 519 (1 Beleg).

200 Angaben nach Löwis of Menar (wie not. 162) 55-57. Zur Verbreitung von AaTh 519 v. außer den dortigen Nachweisen auch Arājs/Medne, SUS und Lőrincz, p. 205.

201 Der Blinde kann auch zugleich ohnhändig sein; häufiger handelt es sich statt eines Blinden um einen Handlosen, cf. Löwis of Menar (wie not. 162) 57. In einer ukrainischen Variante sind es ein Einarmiger und ein Beinloser, cf. Popov, Pavel Mykolajovyč (ed.): Ukraïns'ky narodni kazky, legendy, anekdoty. Kyïv 1957, 148-159.

Begabungen kombinierend, überwältigen sie einen Drachen (die Baba-Jaga) und zwingen ihn (sie), sie zum Wasser des Lebens zu führen: Sie erhalten durch Eintauchen ihre Gliedmaßen wieder, einer der beiden erlöst den Zarensohn aus der Erniedrigung. Die Zarentochter bereut (wird vertrieben).

Die Varianten zu AaTh 519 sehen demnach märchenüblich einen guten Ausgang vor und enden mit der Heilung der Gebrechlichen. Daß zwei Behinderte auf Wanderschaft nicht immer das Wohl ihres Gefährten vor Augen haben, davon künden verschiedene außereuropäische Erzählungen[202], die etwa so ablaufen:

Ein Blinder, bei einer Schatzteilung von seinem tauben Kameraden übervorteilt, merkt den Betrug und gewinnt in dem daraus entstehenden Streit sein Augenlicht wieder, indem ihm der Taube einen Schlag ins Gesicht versetzt. Auch der Taube kann wieder hören, nachdem ihm der Blinde aufs Ohr gehauen hat. Der Taube gesteht den Betrug ein, und es folgt die gerechte Teilung[203].

Die groteske Situation erinnert in manchem an ähnliche Szenen aus dem Bereich der Defektenkomik (v. Kap. 4.4.).

---

202 Siebeck, H[ermann]: Buschnegermärchen aus Surinam. In: Hessische Blätter für Volkskunde 7 (1908) 10-16, hier 11 sq.; Frere, Mary: Old Deccan Days or Hindoo Fairy Legends, Current in Southern India. London ^{4}1889, num. 15; Esche (wie not. 199) 325 sq., 522.

203 Zusammengefaßt nach Frere (wie not. 202).

6. Ergebnisse

Aus der Darstellung geht hervor, daß Blinde den überwiegenden Anteil der Handlungsträger in populären Erzählungen stellen, sie repräsentieren in vielen Bereichen den Behinderten an sich. Eine Erklärung für dieses Faktum dürfte darin liegen, daß Blindheit seit alters interkulturell als schwerste Behinderung angesehen wurde und daß von daher Vorstellungen über Blinde und ihr Gebrechen in besonderem Maße Eingang ins Erzählgut fanden.

Häufigste Ursache der Behinderung ist die Erblindung: Folge böswilliger Schädigung oder mehrheitlich nicht geduldeter oder als strafbar erkannter Handlungen. Im letzteren Fall wird die Behinderung oft durch übernatürliche Mächte bewirkt. Solche Strafwunder sind u. a. schon aus der griechisch-römischen Mythologie bekannt und dürften als Relikte alter Erblindungsvorstellungen nicht nur in mittelalterliche Exempla, sondern vor allem in die Sagen des 19. Jahrhunderts geflossen sein.

Die Darstellung Behinderter weist fast ausschließlich Stereotypen auf. Es sind keine Personen mit individuellen Zügen, sondern der Blinde, der Lahme, der Krüppel. Daneben stehen ihre persönlichen Eigenschaften und Fähigkeiten im Hintergrund. Das Weltbild populärer Erzählungen ist durch Extreme bestimmt. Die in Erzählungen durchweg zu beobachtende Neigung zur Schwarzweißmalerei, zu starken Kontrasten und zur Polarisierung läßt den Behinderten als Vertreter des Bösen erscheinen, dessen charakterliche Eigenschaften durch Häßlichkeitsmerkmale wie Buckel, Hinkefuß, Einäugigkeit etc. angedeutet sind. Solche Häßlichkeitsstereotypen sind zählebig und in der Tradierung schwer auslöschbar.

Die Analyse zeigt ferner, daß erst im ausgehenden Mittelalter und vielerorts in den letzten Jahrhunderten Blindheit und ihre Heilung als Motiv bei älteren und über längere Zeiträume tradierten Erzählungen, vor allem Märchen, klischeehaft hinzukommen, um einen sonst nur allgemein beschriebenen Krankheitszustand zu konkretisieren. Selten erfolgt eine Aussage über die Ursache des Defekts.

In vielen populären Erzählungen neuerer Zeit agieren vereinzelt behinderte Handlungsträger; in keinem Fall haben sich irgendwelche Traditionsketten herausgebildet. Bei älteren und länger tradierten Stoffen mit behinderten Handlungsträgern (z. B. *Schatz des Blinden*, *Der einäugige Ehemann*, *Der verzauberte Birnbaum*) ist zu beobachten, daß sich fast gleichzeitig (oder wenig später) eine zweite Version herauskristallisiert, die durch Wegfall von Einzelmotiven oder durch Motivaustausch ohne den behinderten Handlungsträger auskommt und meistens die möglicherweise ursprünglichere Fassung überlagert und verdrängt.

Die Funktion und das Vorkommen behinderter Handlungsträger müssen sehr differenziert betrachtet werden. Auf der einen Seite ist nicht zu verkennen, daß die Darstellung auch vom jeweiligen Genre abhängt und bestimmten Gesetzmäßigkeiten unterliegt. Legende, Mirakel und Exempel sind durch christliche wie überhaupt religiöse Grundideen bestimmt, was sich auch in Einstellungen zu Behinderten niederschlägt (Pflicht zur Barmherzigkeit, Almosen). Die Heilung Behinderter durch Heilige (positives Empfangen von Wohltaten) erweist die Macht Gottes und seiner irdischen Vertreter über Mensch und Materie (Bestätigungswunder). Das Erdulden von Martern und von damit verbundenen Verstümmelungen, die freiwillige Mutilation zu höheren Zwecken sind im Dienste der Idee gerechtfertigt. Sagen hingegen wollen primär Normen der Mehrheit bestätigen bzw. kontrollieren. Positiv empfundene Verhaltensmuster sollen der Nachahmung dienen. In diesem Sinne werden z. B. selbstlose Dienste für andere belohnt (AaTh 503: *Gaben des kleinen Volkes*). Zur Bestätigung von Normen gehört aber auch, daß deviantes Verhalten bestraft wird. Schädiger erhalten daher ihre gerechte Strafe: Der habgierige Bucklige im genannten Erzähltyp bekommt einen zweiten Buckel, die betrügerischen Geschwister, die ihre blinde Schwester in der Erbteilungssage übervorteilen, finden den Tod, ihre Besitztümer versinken in Schutt und Asche. Im Märchen verliert der Behinderte sein Gebrechen, kann dank wunderbarer Helfer die Behinderung überwinden. Das trifft auch für böswillig erlittene Schädigungen oder für uneigennützig erfolgte Selbstverstümmelungen zu. Den Behinderten wird Hilfe zuteil, ihre Schädiger bekommen wie in der Sage ihre wohlverdiente Strafe. Die Überwindung des Starken durch den Schwachen, vor allem dort, wo es sich um vorsätzliche Behinderung (= Schädigung) handelt, zeigt eine Protest- und mehr noch eine Wunscherfüllungstendenz, die dem Märchen zugleich eine Leitbildfunktion für Behinderte selbst zuweist. In schwankhaften Erzählungen dominiert die Behindertenkomik, die nicht selten mit Diskriminierung verbunden ist. Behinderte agieren in grotesken Situationen, ihre Defekte erscheinen verzerrt und werden oftmals ad absurdum geführt. Nichtbehinderte in der Rolle Behinderter verschaffen sich Vorteile. Sie ziehen aus der allgemeinen Einschätzung dadurch Nutzen, daß Behinderung in den Augen der Mehrheit Tolpatschigkeit bzw. verminderte Leistungsfähigkeit bedeutet.

Auf der anderen Seite ist die Darstellung Behinderter abhängig von den sozialen Determinanten des menschlichen Lebens, d. h., das durch populäre Erzählungen vermittelte 'Weltbild' spiegelt zeitbedingte kulturelle und gesellschaftliche Erscheinungen wider. Dem entspricht, daß die christlich bestimmte Literatur des ausgehenden Mittelalters Behinderte und ihren Defekt mit didaktischer Intention zeigt, um Worte der *Bibel* zu popularisieren oder bestimmte menschliche Verhaltensweisen als vorbildlich herauszustellen. Diese Tradition bleibt bis etwa zur Zeit der Aufklärung bestehen, doch ist bereits wesentlich früher (im 16. Jh.) der Trend zur Säkularisierung von Erzählstoffen feststellbar, was nicht ohne Einfluß auf die Darstellung Behinderter bleibt. So werden Erzählungen mit symbolischer Funktion nicht mehr tradiert oder erhalten einen anderen Sinn. Unter Fortfall der applicatio moralis leben die Stoffe und Motive ohne diese Einkleidung in der Schwank- und Anekdotenliteratur des 17./18. Jahrhunderts weiter; nicht selten hält die Überlieferung bis heute an (*Blinder und Lahmer*).

Hinzu kommt in der Historien- und Kompilationsliteratur des 16./17. Jahrhunderts die Neigung, einzelne Behinderte mit ihren Biographien vorzustellen. Der Vorbildcharakter der Lebensbeschreibungen ist evident, sie sind bis heute verbreitet. Unübersehbar ist aber auch, daß die sozialen Krisen des ausgehenden Mittelalters ihre Spuren in populären Erzählungen hinterlassen haben. Im Gefolge der Fabliaux und Schelmenromane, besonders in der Figurenkombination Blinder/Blindenführer, wird das Bild mitleidheischender, behinderter Bettlerbetrüger gezeichnet, die kirchliche Privilegien als Denkmantel für ihren Müßiggang mißbrauchen. Eine Vielzahl von Betrugsgeschichten, die simulierende Behinderte aufs Korn nehmen und verurteilen, ergänzt um Erzählungen von düpierten Behinderten, sind für diese Zeit typisch. Nicht auszuschließen ist, daß solche Erzählungen 'erfunden' worden sind, um die Auswüchse der Almosenbettelei zu demonstrieren. Ein Anzeichen dafür könnte sein, daß sie bis in die Exempla eines Jacques de Vitry, John Bromyard u. a. zurückverfolgt werden können. Auf jeden Fall findet aber keine pauschale Verurteilung der behinderten Bettler statt, wie nicht zuletzt am Beispiel des *Liber vagatorum* gezeigt werden konnte.

In populären Erzählungen der Neuzeit sind die negativen Beurteilungen Behinderter weitgehend verschwunden, in Sage und Märchen kommen eher Mitleid mit dem Behinderten und Respekt vor ihm zum Ausdruck. Doch darf diese positive Bewertung nicht darüber hinwegtäuschen, daß die Defektenkomik, die ja auf eine lange Tradition zurückblickt, keineswegs ausgestorben ist. Vor allem der aggressive Witz mit seiner bewußten Durchbrechung von tabuisierten Bereichen hat eine ganze Palette von Behinderten- (Blinden-) Witzen entwickelt.

Bibliographie

Abgekürzt zitierte Titel finden sich im Abkürzungsverzeichnis (1), alle anderen Titel in alphabetischer Folge im 2. Verzeichnis. Der Vollständigkeit halber sind auch jene Beiträge genannt (mit *), die zwar eingesehen, nicht aber zitiert worden sind. Weitere Untersuchungen, die in den thematischen Zusammenhang gehören, bis zum Abschluß der Arbeit aber nicht zu beschaffen waren, sind ebenfalls gekennzeichnet (**). Einzelne Handbuch-, Lexikonartikel, Rezensionen etc. und deren Verfasser sind nicht eigens aufgeführt; in den Anmerkungen sind diese Beiträge vollständig erfaßt. Gleiches gilt für die Witzbeispiele aus Illustrierten und Monatsmagazinen.

1. Abkürzungen

AaTh	The Types of the Folktale. A Classification and Bibliography. Antti Aarne's Verzeichnis der Märchentypen (FFC 3) Translated and Enlarged by Stith Thompson. Second Revision. Helsinki 1973 (FFC 184).
Andreev	Andreev, Nikolaj Petrovič: Ukazatel' skazočnych sjužetov po sisteme Aarne. Leningrad 1929.
Arājs/Medne	Arājs, K[arlis]/Medne, A[lma]: Latviešu pasaku tipu rāditājs. Rīga 1977.
Arewa	Arewa, Erastus Ojo: A Classification of the Folktales of the Northern East African Cattle Area by Types. Diss. Berkeley 1966.
Baughman	Baughman, Ernest W.: Type and Motiv-Index of the Folktales of England and North America. The Hague 1966.
Bibel	Die Bibel oder die ganze Heilige Schrift des Alten u[nd] Neuen Testaments nach der deutschen Übersetzung D. Martin Luthers. Neu durchgesehen nach dem vom Deutschen Evangelischen Kirchenausschuß genehmigten Text. Stuttgart 1952.
BP	Bolte, Johannes/Polívka, Georg: Anmerkungen zu den Kinder- und Hausmärchen der Brüder Grimm 1-5. Leipzig 1913-1932 (Nachdr. Hildesheim 1963).
Childers 1977	Childers, J[ames] Wesley: Tales from Spanish Picaresque Novels. Albany, N. Y. 1977.
Choi	Choi, In-hak: A Type Index of Korean Folktales. Seoul 1979.
Cirese/Serafini	Cirese, Alberto Mario/Serafini, Liliana (edd.): Tradizioni orali non cantate. Roma 1975.
Dvořák	Dvořák, Karel: Soupis staročeských exempel. Prag 1978.
Eberhard/Boratav	Eberhard, Wolfram/Boratav, Pertev Naili: Typen türkischer Volksmärchen. Wiesbaden 1953.
EM	Enzyklopädie des Märchens. Handwörterbuch zur historischen und vergleichenden Erzählforschung. Herausgegeben von Kurt Ranke, Hermann Bausinger, Wolfgang Brückner, Max Lüthi, Lutz Röhrich, Rudolf Schenda. Berlin/New York 1977 sqq.

EM-Archiv	Texte im Archiv der Arbeitsstelle ,,Enzyklopädie des Märchens'' im Seminar für Volkskunde, Göttingen.
FFC	Folklore Fellows Communications. Helsinki u. a. 1907 sqq.
Gesta Romanorum	Oesterley, Hermann: Gesta Romanorum. Berlin 1872 (Nachdr. Hildesheim 1963).
Grimm DS	Deutsche Sagen. Herausgegeben von den Brüdern Grimm. Darmstadt 1977 (Nachwort Lutz Röhrich).
György	György, Lajos: A magyar anekdota története és egyetemes kapcsolatai. Budapest 1934.
Hansen	Hansen, Terence Leslie: The Types of the Folktale in Cuba, Puerto Rico, the Dominican Republic, and Spanish South America. Berkeley/Los Angeles 1957.
HDA	Handwörterbuch des deutschen Aberglaubens 1-10. ed. E[duard] Hoffmann-Krayer/Hanns Bächtold-Stäubli. Berlin 1927-1942.
HDA-Archiv	Texte und Literaturhinweise zu publizierten und geplanten Artikeln des ,,Handwörterbuchs des deutschen Aberglaubens'' aus dem Nachlaß der Redaktion, im Seminar für Volkskunde (Göttingen) befindlich.
HDM	Handwörterbuch des deutschen Märchens. ed. Lutz Mackensen unter besonderer Mitwirkung von Johannes Bolte. Berlin 1930-1940 (unvollendet).
Höttges	Höttges, Valerie: Typenverzeichnis der deutschen Riesen- und riesischen Teufelssagen (FFC 122). Helsinki 1937.
Ikeda	Ikeda, Hiroko: A Type and Motif Index of Japanese Folk-Literature (FFC 209). Helsinki 1971.
Jason	Jason, Heda: Types of Jewish-Oriental Oral Tales. In: Fabula 7 (1965) 115-224.
Jason, Types	Jason, Heda: Types of Oral Tales in Israel 2. Jerusalem 1975.
KHM	Kinder- und Hausmärchen, gesammelt durch die Brüder Grimm.
Krzyżanowski	Krzyżanowski, Julian: Polska bajka ludowa w układzie systematycznym 1-2. Wrocław/Warszawa/Kraków ^{2}1962/63.
Legenda aurea	Jacobi a Voragine Legenda aurea [...]. ed. [Johann Georg] Th[eodor] Graesse. Osnabrück 1965 (Nachdr. der 3. Aufl. von 1890).
Lörincz	Lörincz, László: Mongolische Märchentypen (Asiatische Forschungen 61). Wiesbaden 1979 (ung.: Budapest 1977).
De Meyer, Conte	de Meyer, Maurits: Le Conte populaire flamand (FFC 203). Helsinki 1968.
Mot.	Thompson, Stith: Motif-Index of Folk-Literature. Revised and Enlarged Edition. Copenhagen 1955-1958 (Bloomington/London 1975 [Third Printing]).
Nai-tung Ting	Nai-tung Ting: A Type Index of Chinese Folktales in the Oral Tradition and Major Works of Non-Religious Classical Literature (FFC 223). Helsinki 1978.
Nowak	Nowak, Ursula: Beiträge zur Typologie des arabischen Volksmärchens. Diss. Freiburg 1969.
Ó Súilleabháin/ Christiansen	Ó Súilleabháin, Seán/Christiansen, Rheidar Th[oralf]: The Types of the Irish Folktale (FFC 188). Helsinki 1967.
Pauli/Bolte	Johannes Pauli: Schimpff und Ernst 1-2. ed. Johannes Bolte. Berlin 1924 (Nachdr. Hildesheim/New York 1972).
Pauly/Wissowa	Paulys Real-Encyclopädie der classischen Altertumswissenschaft. Neue Bearbeitung ed. Georg Wissowa u. a. Stuttgart etc. 1894-1974 (Index: 1976).

Peuckert-Archiv	Von Will-Erich Peuckert verzettelte Sagensammlungen des 19./20. Jahrhunderts (überwiegend deutschsprachig). Die bis 1961 erstellte Zettelsammlung befindet sich im Seminar für Volkskunde, Göttingen (Register 1977). Duplikate hiervon sowie die bis Peuckerts Tod (1969) weitergeführte Sammlung sind in den Besitz der Germanistischen Seminars, Abteilung Volkskunde, Freiburg (Breisgau) gelangt.
RAC	Reallexikon für Antike und Christentum. ed. Theodor Klauser. Stuttgart 1950 sqq.
Rausmaa	Rausmaa, Pirkko-Liisa: A Catalogue of Anecdotes. Turku 1973.
RDK	Reallexikon zur deutschen Kunstgeschichte. Begonnen von Otto Schmitt. Stuttgart 1937 sqq.
Robe	Robe, Stanley L.: Index of Mexican Folktales. Berkeley/Los Angeles/London 1973.
Seki	Seki, Keigo: Types of Japanese Folktales. In: Asian Folklore Studies 25 (1966) 1-220.
SUS	Sravnitel'nyj ukazatel' sjužetov. Vostočnoslavjanskaja skazka. ed. L/[ev] G. Barag/I[van] P. Berezivskij/K[antstantsin] P. Kabašnikov/N[ikolaj] V. Novikov. Leningrad 1979.
Thompson/Balys	Thompson, Stith/Balys, Jonas: The Oral Tales of India. Bloomington 1958.
Tubach	Tubach, Frederic C.: Index exemplorum. A Handbook of Medieval Religious Tales (FFC 204). Helsinki 1969.
Verflex.	Die deutsche Literatur des Mittelalters. Verfasserlexikon. Begründet von Wolfgang Stammler, fortgeführt von Karl Langosch. Zweite, völlig neu bearbeitete Auflage [...] ed. Kurt Ruh, Gundolf Keil, Werner Schröder, Burghart Wachinger, Franz Josef Worstbrock. Berlin/New York 1978 sqq.
ZfVk.	Zeitschrift des Vereins für Volkskunde (fortgesetzt unter dem Titel: Zeitschrift für Volkskunde). Leipzig u. a. 1893 sqq.

2. Quellen, Literatur, Nachschlagewerke

AARNE, Antti: Schwänke über schwerhörige Menschen. Eine vergleichende Untersuchung (FFC 20). Hamina 1914.

ABEL, Wilhelm: Massenarmut und Hungerkrisen im vorindustriellen Deutschland. Göttingen ²1977.

[ABRAHAM a Sancta Clara:] Centi-Folium Stultorum in Quarto. Oder Hundert Ausbündige Narren [...]. Wien/Nürnberg 1709 (Repr. Dortmund 1978).

[AFANAS'EV, Aleksandr Nicolaevič:] Contes secrets du Russe. In: Kryptádia 1 (1883) 1-292.

AFANAS'EV, Aleksandr Nikolaevič: Narodnye russkie skazki 1-3. ed. Vladimir Jakovlevič Propp. Moskau 1957.

AHMED, Uta: Form und Funktion der 'Cuentos' in den Comedias Calderóns. Berlin/New York 1974.

ALBRECHT, Günter: Die „Erklärung" von Devianz durch die „Theorie" des symbolischen Interaktionismus — Neue Perspektiven und alte Fehler. In: Soziologie 1973, 775-803.

ALDROVANDI, Ulisse: Monstrorum Historia cvm Paralipomenis Historiæ omnium Animalium. Bononiae 1642.

ALEMÁN, Mateo: Das Leben des Guzmán von Alfarache. Übertragen von Rainer Specht. In: Spanische Schelmenromane 1. ed. Horst Baader. München 1964, 65-845.

ALFONSO I., Ferrante I. von Neapel: Schriften von Antonio Beccadelli, Tristano Caracciolo, Camillo Porzio. Übersetzt und eingeleitet von Hermann Hefele. Jena 1912 [Teilübersetzung].

ALLPORT, Gordon W.: The Nature of Prejudice. New York 1958 (deutsch unter dem Titel: Die Natur des Vorurteils. Köln 1971).

AMADES, Joan: Folklore de Catalunya. Barcelona 1950.

ANDERSON, Walter: Zu der Parabel vom Blinden und Lahmen. In: Zeitschrift für slavische Philologie 25 (1956) 311 sq.

ANDRADE, Manuel J.: The Folk - Lore of the Dominican Republic. New York 1930.

[ANONYM:] Brunnen und Quellen in der Überlieferung. In: Deutsche Gaue 22 (1921) 100-109.

[ANONYM:] Buckeliana oder Hand-, Trost- und Hůlfsbuch für Verwachsene beiderlei Geschlechts. Mit Kupfern und Holzschnitten. Leipzig 1826.

[ANONYM:] Ujabb változatok „A két púpos ember" meséjéhez (AaTh 503) [Neue Varianten zum Märchen von den „zwei Buckligen"]. In: Néprajzi Közlemények 7,1 (1962) 34-61 [deutsches Resümee: 60 sq.].

[ANONYM:] Erotische Volksmärchen. [Wien] 1909.

ANTHROPOPHYTEIA 1-10. Jahrbücher für folkloristische Erhebungen und Forschungen. Zur Entwicklungsgeschichte der geschlechtlichen Moral. Leipzig 1904-1913.

ANTIHYPOCHONDRIAKUS v. Keyser, Georg Adam.

ARENDT, Dieter: Der Schelm als Widerspruch und Selbstkritik des Bürgertums. Vorarbeiten zu einer literatur-soziologischen Analyse der Schelmenliteratur. Stuttgart 1974.

ARFERT, P[aul]: Das Motiv von der unterschobenen Braut in der internationalen Erzählungslitteratur [. . .]. (Diss. Rostock) Schwerin 1897.

ARISTOPHANIS Thesmophoriazusae. ed. Adolphus von Velsen. Leipzig 1883.

ARISTOTELES: Poetik. ed. Paul Gohlke. Paderborn 1959.

ARX, Siegfried von: Giovanni Sabadino degli Arienti und seine Porretane. Diss. (Freiburg [Schweiz]) Erlangen 1909.

ASSION, Peter: Das Exempel als agitatorische Gattung. Zu Form und Funktion der kurzen Beispielgeschichte. In: Fabula 19 (1978) 225-240.

ASSION, Peter: Altdeutsche Fachliteratur. Berlin 1973.

ASSION, Peter: Matthias Hütlin und sein Gaunerbüchlein, der „Liber Vagatorum". In: Alemannisches Jahrbuch 1971/72 (1973) 74-92.

ASSION, Peter: Die Mirakel der Hl. Katharina von Alexandrien. Untersuchungen und Texte zur Entstehung und Nachwirkung mittelalterlicher Wunderliteratur. Diss. Heidelberg 1969.

AVÉ-LALLEMANT, Friedrich Christian Benedict: Das Deutsche Gaunerthum in seiner social-politischen, literarischen und linguistischen Ausbildung zu seinem heutigen Bestande. Teil 1-3. Leipzig 1858.

BAADER, Bernhard (ed.): Volkssagen aus dem Lande Baden und den angrenzenden Gebieten. Karlsruhe 1851.

BAADER, Bernhard: Neugesammelte Volkssagen aus dem Lande Baden und den angrenzenden Gebieten. Karlsruhe 1859.

BACZKO, Ludwig von: Ueber mich selbst und meine Unglücksgefährten die Blinden. Leipzig 1807.

BAHARAV, Zalman: Sixty Folktales. Collected from Narrators in Ashkelon. ed. Dov Noy. Haifa 1964.

BARTH, Medard: Die Heilige Odilia, Schutzherrin des Elsaß. Ihr Kult in Volk und Kirche 1-2. Straßburg 1938.

BARTSCH, Karl (ed.): Sagen, Märchen und Gebräuche aus Meklenburg. 1: Sagen und Märchen. Wien 1880.

BARTSCH, W[ilhelm]: Über Simulation und Selbstbeschädigung. In: Medizinische Monatsschrift 13 (1959) 296-299 (geringfügig erweiterte Fassung unter dem Titel: Die Simulation und Selbstbeschädigung in Geschichte und Literatur. In: ibid. 14 [1960] 190-194).

BASSET, René: Contes arabes et orientaux. 4: Le Mythe d' Orion et une fable de Florian. In: Revue des Traditions Populaires 4 (1889) 616-621.

BASSET, René: Mille et un contes. Récits et légendes arabes. 1-3. Paris 1924/1926.

BATH, Marie: Untersuchung des Johannesspiels, der Blindenheilungs- und der Maria-Magdalenenscenen in den deutschen mittelalterlichen Passionsspielen mit besonderer Berücksichtigung ihrer Beziehungen zu den französischen Mysterien. Diss. Marburg 1919.

BAUSINGER, Hermann: Bemerkungen zum Schwank und seinen Formtypen. In: Fabula 9 (1967) 118-136.

BAUSINGER, Hermann: Formen der „Volkspoesie". Berlin (1968) ²1980.

BAUSINGER, Hermann: Max Lüthi zum 70. Geburtstag. In: Fabula 20 (1979) 1-7.

BAUSINGER, Hermann/Brückner, Wolfgang (edd.): Kontinuität? Geschichtlichkeit und Dauer als volkskundliches Problem. Berlin 1969.

BECCADELLI, Antonio: Alfonsi regis dictorum ac factorum memoratu dignorum Libri 4. Pisa 1485.

[BECCADELLI, Antonio:] Der Regiments Personen/vnd sonderlich des Adels Lustbuch. Die hohen reden vnd thaten Alfonsi Weyland Kŏnigs zu Aragonien/dem Durchleuchtigsten/Großmechtigsten/Fűrsten vnd Herren/Herren Christian/der Reich Denemarcken/Sweden v̄n Norweden/der Wenden vnd Gothen/allerchristlichem Kŏnig verdeudscht/vnd sind in vier Bůcher theylt. Frankfurt 1545.

BECHSTEIN, Ludwig: Deutsches Sagenbuch. ed. Karl Martin Schiller. Meersburg/Leipzig 1930.

BECKER, Howard Saul: Outsiders. London 1963 (deutsch unter dem Titel: Außenseiter. Zur Soziologie abweichenden Verhaltens. Frankfurt 1973).

BÉDIER, Joseph: Lex Fabliaux. Paris (1893) ⁵1925.

BEHINDERTE — inmitten oder am Rande der Gesellschaft. Mit Beiträgen von Walter Bärsch, Gerhart Heese, Adrian Kniel, Svetluse Solarová und einer Einführung von Jakob Muth. Berlin (1972) ²1975.

BEIT, Hedwig von: Symbolik des Märchens 1-3. Bern 1952-1957 (t. 1: Symbolik des Märchens. Versuch einer Deutung. Bern [1952] ⁵1975; t. 2: Gegensatz und Erneuerung im Märchen. Bern [1956] ⁴1977; t. 3: Registerband. Bern [1957] ⁴1977).

BEITRÄGE zur Geschichte der Lepra. Von Huldrych M. Koelbing/Monica Schär-Send/Antoinette Stettler-Schär/Hans Trümpy. Zürich 1972.

BELLER, Manfred: Von der Stoffgeschichte zur Thematologie. Ein Beitrag zur kompensatorischen Methodenlehre. In: Arcadia 5 (1970) 1-38.

BENNINGHAUS, Hans: Soziale Einstellungen und soziales Verhalten. Zur Kritik des Attitüdenkonzepts. In: Soziologie 1973, 671-707.

BENZ, Richard (Übers.): Die Legenda aurea des Jacobus de Voragine. Heidelberg ⁸1975.

BERCKMANNS, Johann, Stralsundische Chronik und die noch vorhandenen Auszüge aus alten verloren gegangenen Stralsundischen Chroniken [...]. ed. G[ottlieb] Ch[ristian] F[riedrich]Mohnike/E[rnst] H[einrich] Zober. Stralsund 1833.

BERGSON, Henri: Das Lachen. Meisenheim 1948 (Nachdr. der 2. Auflage Jena 1921).

BERNIER, Hélène: La Fille aux mains coupées (conte-type 706). Québec 1971.

BETTELHEIM, Bruno: The Uses of Enchantment. London 1976 (deutsch unter dem Titel: Kinder brauchen Märchen. Stuttgart 1977 [München 1980]).

BETZ, Eva-Marie: Wieland der Schmied (Materialien zur Wielandüberlieferung). Erlangen 1973.

BILDERWELT der kleinen Leute. Bilderbogen des 18. und 19. Jahrhunderts [Katalog]. ed. Landschaftsverband Westfalen-Lippe. Westfälisches Landesmuseum für Kunst und Kulturgeschichte [Münster 1976].

BÎRLEA, Ovidiu: Antologie de proză populară epică 1-3. Bukarest 1966.

BIRLINGER, Anton: Aus Schwaben. Sagen, Legenden, Aberglauben, Sitten, Rechtsbräuche, Ortsneckereien, Lieder, Kinderreime 1-2. Wiesbaden 1874.

BISKAMP, Karl: Die Eingliederung der Behinderten in unsere Gesellschaft. Marburg 1975.

BJORNSON, Richard: The Picaresque Hero in European Fiction. Madison 1977.

BLASIUS, Wilhelm: Krankheit und Heilung im Märchen. Gießen 1977 [Selbstverlag].

BLAU, Arno: Der Taubstumme im Spiegel der Presse. In: Neue Blätter für Taubstummenbildung 19 (1965) 190-200.

BOCCACCIO, Giovanni: Il Decameron 1-2. ed. Charles S. Singleton. Bari 1955.

BÖCKEL, Otto: Psychologie der Volksdichtung. Leipzig/Berlin ^{2}1913.

BOG, Ingomar: Über Arme und Armenfürsorge in Oberdeutschland und in der Eidgenossenschaft im 15. und 16. Jahrhundert. In: Jahrbuch für fränkische Landesforschung 34/35 (1974/75) 983-1001.

BOLTE, Johannes (ed.): Jakob Freys Gartengesellschaft (1556). Tübingen 1896.

BOLTE, Johannes: Die märkische Sage von der keuschen Nonne. In: ZfVk. 35 (1925) 98-103.

BORATAV, Pertev Naili: „Les trois Compagnons infirmes". In: Fabula 2 (1959) 231-253.

BOREW, Jurij: Über das Komische. Berlin 1960.

BOŠKOVIĆ-STULLI, Maja (ed.): Kroatische Volksmärchen. Düsseldorf/Köln 1975.

BRACCHETTI, Agnes: Studien zur Lebensform des deutschen Volksmärchens. (Diss. Frankfurt) Bühl (Baden) 1935.

BRACKEN, Helmut von: Vorurteile gegen behinderte Kinder, ihre Familien und Schulen. Berlin 1976.

BRAEDER, Anna: Zur Rolle des Körperlichen in der altfranzösischen Literatur mit besonderer Berücksichtigung der Chansons de geste. Gießen 1931.

BRANKY, Franz: Sprichwörter und Redensarten über blind, die Blinden und die Blindheit. In: Der Blindenfreund 18 (1898) 136-145, 170-176.

BRAUN, G[eorg] Chr[istian]: Das Rheintal, eine Reiseidylle in sechs Gesängen. Auch als Fortsetzung der Rheinfahrt anzusehen. Mainz 1828.

BRECHT, Franz Josef: Motiv- und Typengeschichte des griechischen Spottepigramms (Philologus Supplementband 22,2). Leipzig 1930.

BREITINGER, Johann Jacob: Critische Dichtkunst, Worinnen die Poetische Mahlerey in Absicht auf die Erfindung Im Grunde untersuchet und mit Beyspielen aus den berůhmtesten Alten und Neuern erlåutert wird. Mit einer Vorrede eingefůhret von Johann Jacob Bodemer. t. 1-2. Zürich/Leipzig 1740 (Nachdr. Stuttgart 1966).

BRÜCKNER, Wolfgang: Historien und Historie. Erzählliteratur des 16. und 17. Jahrhunderts als Forschungsaufgabe. In: Brückner 1974, 13-123.

BRÜCKNER, Wolfgang (ed.): Volkserzählung und Reformation. Ein Handbuch zur Tradierung und Funktion von Erzählstoffen und Erzählliteratur im Protestantismus. Berlin 1974.

BRUNNER, Thomas: Tobias (Die schöne geistliche Geschicht oder Historia von dem fromm und gottesfürchtigen Tobia). Faksimile Druck nach der Auflage (Wittenberg) 1569. ed. und eingeleitet von Wolfgang F. Michael und Dona Reeves. Bern/Frankfurt/Las Vegas 1978.

BRUNNER-TRAUT, Emma: Altägyptische Märchen. Düsseldorf/Köln (1963) ^{5}1979.

BRUSTEN, Manfred/Hohmeier, Jürgen (edd.): Stigmatisierung 1-2. Zur Produktion gesellschaftlicher Randgruppen. Neuwied/Darmstadt 1975.

BUCK, August: Die Rezeption der Antike in den romanischen Literaturen. Berlin 1976.

BUCK, August: Studien zu den „Volgarizzamenti" römischer Autoren in der italienischen Literatur des 13. und 14. Jahrhunderts. In: Abhandlungen der Marburger gelehrten Gesellschaft 1977, num. 1 (1978) 7-43.

BUCKNER, H. Taylor: Deviance, Reality und Change. New York 1971.

BÜLOW, Gabriele von: Ḥadithe über Wunder des Propheten Muḥammad, insbesondere in der Traditionssammlung des Buḫārī. Diss. Bonn 1964.

BURDE-SCHNEIDEWIND, Gisela (ed., unter Mitarbeit von Christiane Agricola): Historische Volkssagen aus dem 13. bis 19. Jahrhundert 4. Berlin 1977.

BÜRGER, Christa: Die soziale Funktion volkstümlicher Erzählformen — Sage und Märchen. In: Projekt Deutschunterricht 1. ed. Helmut Ide. Stuttgart ^{3}1973, 26-56.

BÜRKLEN, Karl: Der Blinde des Orients im Spiegel des morgenländischen Schriftums. In: Zeitschrift für das österreichische Blindenwesen 4 (1917) 771-775, 795-797, 805-808, 821-823, 837-839.

BÜTNER, Wolfgang: Epitome historiarum [...] auffs Newe vbersehen durch Georgium Steinhart. Leipzig 1596.

CAMMANN, Alfred (ed.): Westpreußische Märchen. Berlin 1961.
CASCUDO, Luis da Câmara: Contos tradicionais do Brasil. Bahia ²1955.
CASO GONZÁLEZ, Jose M.: La primera edición del Lazarillo de Tormes y su relación con los textos de 1554. In: Studia hispanica in honorem Rafael Lapesa. t. 1. Madrid 1972, 189-206.
CATHOLY, Eckehard: Fastnachtspiel. Stuttgart 1966.
CENTI-FOLIUM Stultorum v. Abraham a Sancta Clara.
CHAPISEAU, Félix: Le Folk-Lore de la Beauce et du Perche 2. Paris 1902.
CHAUVIN, Victor: Bibliographie des ouvrages arabes 1-12. Liège/Leipzig 1892-1922.
CHEVIGNY, Hector/Braverman, Sydell: The Adjustment of the Blind. New Haven 1950.
CHRISTIANSEN, Reidar Th[oralf]: The Tale of the two Travellers or the Blinded Man (FFC 24). Hamina 1916.
CHRONICA novella, Die, des Hermann Korner. ed. Jakob Schwalm. Göttingen 1895.
CHRONIKEN, Die, der deutschen Städte vom 14. bis zum 16. Jahrhundert. ed. Historische Kommission bei der Bayerischen Akademie der Wissenschaften. Leipzig 1862 sqq. (Nachdr. Göttingen ²1961 sqq.).
CLAUSSEN, H[artwig]: Schwerhörigensterotype. Vorurteile über Schwerhörige und von Schwerhörigen. In: Neue Hörgeschädigtenpädagogik. Neue Blätter für Taubstummenbildung 27 (1973) 223-239.
COCCHIARA, Giuseppe: Il mondo alla rovescia. Torino 1963.
*COHEN, Gustave: La Scène de l'aveugle et de son valet dans le théâtre français du moyen âge. In: Romania 41 (1912) 346-372 (wiederabgedruckt in id.: Études d'histoire du théâtre en France au moyen-âge et à la renaissance. Paris 1956, 126-151).
COHEN, Gustave: Le Théme de l' aveugle et du paralytique dans la littérature française. In: Mélanges offerts à M. Émile Picot. Paris 1913, t. 1, 393-404.
COSQUIN, Émmanuel: Contes populaires de Lorraine comparés avec les contes des autres provinces de France et des pays étrangers [...] 1-2. Paris 1887.
**COURTNEY, Abram V.: The Adventures of a Blind Man and his Faithful Dog. A True Narrative of his Eventful Wanderings, by Land and Sea. Boston 1856.
**COURTNEY, Abram V.: Anecdotes of the Blind. Boston 1835.
CRAMES, Christa: Das Märchen in der Psychiatrie. Diss. Tübingen 1975.
CRANE, J[ohn] J[ay]: Two Mediaeval Folk-Tales. In: Germania 30 (1885) 203-205.
CRANE, Thomas Frederick (ed.): The Exempla or Illustrative Stories from the Sermones Vulgares of Jacques de Vitry. London 1890 (Nachdr. Nendeln 1967).
ČYŽEVŠKYJ, D[mytro]: Neue Lesefrüchte. In: Zeitschrift für slavische Philologie 24 (1956) 68-82, hier 70-72: Die Erzählung vom Blinden und Lahmen.

DÄHNHARDT, Oskar (ed.): Natursagen 1-4. Leipzig/Berlin 1907-1912.
DÄUMLING, Heinrich: Studie über den Typus des „Mädchens ohne Hände" innerhalb des Konstanze-Zyklus. Diss. München 1912.
DAWKINS, R[ichard] M[cGillivray] (ed.): Forty-Five Stories from the Dodekanese. Cambridge 1950.
DAWKINS, Richard M[cGillivray]: Modern Greek Folktales. Oxford 1953.
DAXELMÜLLER, Christoph: Barockdissertationen und Polyhistorismus. Die Curiositas der Ethnica und Magica im 17. und 18. Jahrhundert. (Diss. Würzburg 1979) [Teildruck] Würzburg 1979.
DEECKE, Ernst: Lübische Geschichten und Sagen. Mit Quellen und Literaturnachweisen versehen von Heinrich Wohlert. Lübeck ⁶1925.
DELARUE, Paul: Le Conte populaire français 1. Paris 1957.
DELARUE, Paul/Tenèze, Marie-Louise: Le Conte populaire français 2. Paris 1964.

DENEKE, Bernward: Legende und Volkssage. Untersuchungen zur Erzählung vom Geistergottesdienst. Diss. Frankfurt (Main) 1958.

DEPINY, Albert (ed.): Oberösterreichisches Sagenbuch. Linz 1932.

DES PERIERS, Bonaventure: Die neuen Schwänke und lustigen Unterhaltungen. Erotische Geschichten aus dem alten Frankreich. München 1969.

DICKHOFF, E[mil]: Das Problem des Krüppels und Richtlinien für die Erziehung des Krüppelkindes (Beiträge zur Kinderforschung und Heilerziehung. Beiheft 138 zur „Zeitschrift für Kinderforschung"). Langensalza 1917.

DICTIONARY Catalog of the M. C. Migel Memorial Library 1-2. [ed.] American Foundation for the Blind. Boston, Mass. 1966.

[DIELHELM, Johann Hermann:] Denkwůrdiger und nůtzlicher Rheinischer Antiquarius, Welcher die Wichtigsten und angenehmsten geograph= histor= und politischen Merkwůrdigkeiten des ganzen Rheinstroms [...] darstellet. Frankfurt (Main) 1739 (neue und vermehrte Auflage Frankfurt 1744).

DIETZ, Joseph: Lachende Heimat. Schwänke und Schnurren aus dem Bonner Land. Bonn 1951.

DIRR, A[dolf]: Kaukasische Märchen. Jena 1920.

DÖLGER, Franz Josef: Die Kaiservergötterung bei Martial und „Die heiligen Fische Domitians". In: Antike und Christentum 1 (1929) 163-173.

DOUGLAS, Jack D. (ed.): Research on Deviance. New York 1972.

DUBLER, Anne-Marie: Armen- und Bettlerwesen in der Gemeinen Herrschaft „Freie Ämter" (16-18. Jh.). Basel 1970.

DULAC, Édouard: Histoires gasconnes. Gasconnades, contes, légendes et proverbes de Gascogne. Paris 1925.

DUNN, Thomas F.; The Facetiae of the Mensa philosophica. St. Louis 1934.

EIS, Gerhard: Mittelalterliche Fachliteratur. Stuttgart ^{2}1967.

EISEL, Robert: Sagenbuch des Voigtlandes. Gera 1871.

ELIADE, Mirçea: Schmiede und Alchemisten. Stuttgart [1960].

ENGELSING, Rolf: Zur Sozialgeschichte deutscher Mittel- und Unterschichten. Göttingen (1973) ^{2}1978.

ENGELSING, Rolf: Sozial- und Wirtschaftsgeschichte Deutschlands. Gottingen (1973) ^{2}1976.

ERDÉSZ, Sándor: A pupos meg a ducos [Das Märchen vom vorne Buckligen und vom hinten Buckligen]. In: Néprajzi Közlemények 6,1 (1961) 115-118.

ERK, Ludwig/Böhme, Franz M.: Deutscher Liederhort 1-3. Leipzig 1893-1894.

ERZÄHLUNGEN, Die hundert alten. Deutsch von Jacob Ulrich. Leipzig 1905.

ERZÄHLUNGEN, Die, aus den tausendundein Nächten. 1-6. Übertragen von Enno Littmann. Wiesbaden 1953.

ESCHE, Annemarie (ed.): Märchen der Völker Burmas. Leipzig 1976.

ESPINOSA, Aurelio M.: Cuentos populares españoles 1-3. Madrid ^{2}1946-1947.

ESSER, Albert: Das Antlitz der Blindheit in der Antike. Die kulturellen und medizinhistorischen Ausstrahlungen des Blindenproblems in den antiken Quellen. Leiden ^{2}1961.

FADEL, Ayten: Beiträge zur Kenntnis des arabischen Märchen[s] und seiner Sonderart. Diss. Bonn 1978.

FANSLER, Dean S. (ed.): Filipino Popular Tales. Lancaster/New York 1921 (Repr. Hatboro, Penna. 1965).

FEHLING, Detlef: Amor und Psyche. Die Schöpfung des Apuleius und ihre Einwirkung auf das Märchen, eine Kritik der romantischen Märchentheorie (Akademie der Wissenschaften und der Literatur. Mainz. Abhandlungen der geistes- und sozialwissenschaftlichen Klasse. Jahrgang 1977, 9). Mainz 1977.

FERENCZI, S[ándor]: Zur Augensymbolik. In: Internationale Zeitschrift für ärztliche Psychoanalyse 1 (1913) 161-164.

FISCHER, Edda: Die ,,Diquisitionum magicarum Libri sex'' von Martin Delrio als gegenreformatorische Exempel-Quelle. Diss. Frankfurt 1975.

FISCHER, Hanns (ed.): Die deutsche Märendichtung des 15. Jahrhunderts. München 1966.

FISCHER, Hanns: Studien zur deutschen Märendichtung. Tübingen 1968.

FISCHER, Helmut: Erzählgut der Gegenwart. Mündliche Texte aus dem Siegraum. Köln 1978.

FISCHER, Kuno: Kleine Schriften. Erste Reihe. t. 2: Ueber den Witz. Heidelberg ^{2}[1889].

FLÖGEL, Karl Friedrich: Geschichte des Burlesken. ed. Friederich Schmit. Leipzig 1794.

FLÖGEL'S Geschichte des Grotesk-Komischen. Neu bearbeitet und erweitert von Friedrich W. Ebeling. Leipzig 1862 (Nachdr. Dortmund 1978).

FLÖGEL, Karl Friedrich: Geschichte der Hofnarren. Liegnitz/Leipzig 1789.

FLÖGEL, Carl Friedrich: Geschichte der komischen Litteratur 1-4. Liegnitz/Leipzig 1784-1787 (Nachdr. Hildesheim/New York 1976).

FOURNIER, Édouard (ed.): Le Théâtre français avant la renaissance, 1450-1550. Mystères, moralités et farces. Paris [1872].

FRANÇOIS, Etienne: Unterschichten und Armut in rheinischen Residenzstädten des 18. Jahrhunderts. In: Vierteljahrsschrift für Sozial- und Wirtschaftsgeschichte 62 (1975) 433-464.

FRANKE, Else: Sagen vom deutschen Rhein. Erzählt von —. Oldenburg (1922) ^{2}1925.

FRAUTSCHI, Richard L. v. Pierre Gringore.

[FREGOSO, Battista:] Baptistae FVlgosii Genvensis Factorvm et Dictorvm memorabilivm Lib. IX. A. P. Iusto Gaillardo Campano, in Parisiensi Senatu Aduocato, locupletat: Praefixa Eivsdem De Vtilitate & ordine historiarum præfatione, Adiecto Dvplici Indice i Capitum & Nominum, de quibus agitur. Coloniae Agrippinae 1604.

FRENZEL, Elisabeth: Motive der Weltliteratur. Stuttgart 1976.

FRENZEL, Elisabeth: Stoffe der Weltliteratur. Stuttgart ^{4}1976.

FRERE, Mary: Old Deccan Days or Hindoo Fairy Legends, Current in Southern India. London ^{4}1889.

FREUD, Sigm[und]: Gesammelte Werke. Chronologisch geordnet. t. 1-18. London 1947 [Auflagenhöhe der einzelnen Bände unterschiedlich].

FRICKE, Henricus Augustus: De Coecis Ervditis, Favente Deo et Consensv Inclvti Philosophorvm Ordinis, In Academia Lipsiensi Die XIX. Oct. 1715. Diss. Leipzig 1715.

FRIEDMANN, M[eïr]: Der Blinde in dem biblischen und rabbinischen Schriftthume. Beitrag zur jüdischen Alterthumskunde. Wien 1873.

FROSCH[-FREIBURG], Frauke: Schwankmären und Fabliaux. Ein Stoff- und Motivvergleich. Göppingen 1971 (Diss. Tübingen 1972).

FUCHS, Peter: Afrikanisches Dekamerone. Erzählungen aus Zentralafrika. Stuttgart [1961].

FULLER, Edmund (ed.): Thesaurus of Anecdotes. New York (1942) 1948.

GASTER, Moses: The Exempla of the Rabbis 1-2. London/Leipzig 1924.

GEIGER, Klaus F.: Kriegsromanhefte in der BRD. Inhalte und Funktionen. Tübingen 1974.

GELLERT, Christian Fürchtegott: Fabeln und Erzählungen. Historisch-kritische Ausgabe, bearbeitet von Siegfried Scheibe. Tübingen 1966.

GERSTNER-HIRZEL, Emily (ed.): Aus der Volksüberlieferung von Bosco Gurin. Sagen, Berichte und Meinungen, Märchen und Schwänke. Basel 1979.

GOETZE, Edmund: Elf Fastnachtspiele aus den Jahren 1553 und 1554 von Hans Sachs (Sämmtliche Fastnachtspiele von Hans Sachs 5). Halle 1884.

GOFFMAN, Erving: Stigma. Notes on the Management of Spoiled Identity. Englewood Cliffs, N. J. 1963 (deutsch unter dem Titel: Stigma. Frankfurt 1967).

GONZENBACH, Laura: Sicilianische Märchen. Theil 1-2. Leipzig 1870.

GRABER, Georg (ed.): Sagen aus Kärnten. Graz ^{5}1941.

GRÄSSE, J[ohann] G[eorg] Th[eodor]: Sagenbuch des Preußischen Staats 1-2. Glogau 1866/1871.

GREVERUS, Ina-Maria: Die Geschenke des kleinen Volkes — KHM 182 — Eine vergleichende Untersuchung. Diss. (masch.) Marburg 1956 (Auzug abgedruckt in: Fabula 1 [1958] 263-279).
GRIMM, Jacob: Deutsche Rechtsalterthümer 2. Leipzig [4]1899.
GROHMANN, Josef Virgil (ed.): Sagen aus Böhmen. Prag 1863.
GUNKEL, Hermann: Das Märchen im Alten Testament. Tübingen [2]1921.
GÜNTER, Heinrich: Buddha in der abendländischen Legende? Leipzig 1922.
GÜNTER, Heinrich: Psychologie der Legende. Studien zur einer wissenschaftlichen Heiligen-Geschichte. Freiburg 1949.
GUTTENBERG, Anthony Charles von: Der blinde Mensch. Einführung in die kulturgeschichtlichen Grundlagen des Blindenwesens. Weinheim/Berlin 1968.

HABERLING, W[ilhelm]: Die Entwicklung der Kriegsbeschädigtenfürsorge von den ältesten Zeiten bis zur Gegenwart. Berlin 1918.
HACKMAN, Oskar: Die Polyphemsage in der Volksüberlieferung. Helsingfors 1904.
HÄFELE, Karl: Die Godivasage und ihre Behandlung in der Literatur. Mit einem Überblick über die Darstellungen der Sage in den bildenden Kunst. Heidelberg 1929.
HAGEN, Friedrich Heinrich von der: Gesammtabenteuer 1-3. Hundert altdeutsche Erzählungen. Stuttgart/Tübingen 1850 (Nachdr. Darmstadt 1961).
HAHN, J[ohann] G[eorg] v[on]: Griechische und albanesische Märchen. Leipzig 1864.
HAIDING, Karl: Märchen und Schwänke aus Oberösterreich. Berlin 1969.
HAIDING, Karl: Österreichs Märchenschatz. Ein Hausbuch für Jung und Alt. Wien 1953.
HAIDING, Karl: Alpenländischer Sagenschatz. Wien/München 1977.
HAMMER, Matthæus: Rosetum Historiarum. Das ist: Historischer Rosengarten/Darinen aus vielen bewehrten Historicis kurtze und denckwürdige Historien als liebliche Rosen/abgebrochen [...]. Zwickau 1654.
HAND, Wayland D.: The Curing of Blindness in Folk Tales. In: Volksüberlieferung. Festschrift Kurt Ranke. Göttingen 1968, 81-87.
HANDBOOK, A, of Social Psychology. ed. Carl Allanmore Murchison. Worcester, Mass. 1935.
HANDBUCH, Enzyklopädisches, der Heilpädagogik 1. ed. Adolf Dannemann, Georg Guerlich u. a. Halle (Saale) [2]1934.
HANDBUCH DER SOZIALERZIEHUNG 1-3. ed. Ernst Bornemann/Gustav von Mann-Tiechler. Freiburg 1963-1964.
HANDBUCH der deutschen Wirtschafts- und Sozialgeschichte 1. ed. Hermann Aubin/Wolfgang Zorn. Stuttgart 1971.
[HARSDÖRFFER, Georg Philipp:] Mercurius Historicus. Der Historische Mercurius. Das ist: Hundert Neue und denckwürdige Erzehlungen/Theils trauriger/theils frölicher Geschichte: aus Parival, Sarpetro, Astolvi Balvacensi und etlich andern wenig bekanten Scribenten/gedolmetscht und Mit nützlichen Lehren und Sprüchen der H. Schrifft beleuchtet; Mit Anfügung Eines umbständigen Discursus Von der Höflichkeit/Durch Octavianum Chiliadem. Hamburg 1658.
HAYDUK, Alfons (ed.): Das Hausbuch des schlesischen Humors (rororo 4130). Reinbek bei Hamburg 1977.
HEBENSTREIT-WILFERT, Hildegard: Wunder und Legende. Studien zu Leben und Werk von Laurentius Surius (1522-1578), insbesondere zu einer Sammlung „De probatis Sanctorum historiis". Diss. Tübingen 1975.
HECKER, J[ustus] F[riedrich] C[arl]: Die großen Volkskrankheiten des Mittelalters. Gesammelt und in erweiterter Bearbeitung herausgegeben von August Hirsch. Berlin 1865.
HEILFURTH, Gerhard: Sankt Barbara als Berufspatronin des Bergbaues. In: ZfVk. 53 (1956/57) 1-64.
HENKEL, Arthur/Schöne, Albrecht (edd.): Emblemata. Handbuch zur Sinnbildkunst des 16. und 17. Jahrhunderts. Ergänzte Neuausgabe. Stuttgart 1976.
HERRMANN, Wolfram: Das Wunder in der evangelischen Botschaft. Zur Interpretation der Begriffe „blind" und „taub" im Alten und Neuen Testament. Berlin 1961.

HERVIEUX, Léopold: Les Fabulistes latins 1-5. Paris 1893-1899 (Nachdr. Hildesheim/New York 1970).
HERZOG, Rudolf: Die Wunderheilungen von Epidauros. Ein Beitrag zur Geschichte der Medizin und der Religion (Philologus Supplementband 22,3). Leipzig 1931.
HESS, Rainer: Das romantische geistliche Schauspiel als profane und religiöse Komödie. 15. und 16. Jahrhundert. München 1965.
HEYDEN, Hellmuth: Fürsorgearbeit und Hospitalwesen in Pommern bis zum 16. Jahrhundert. In: Greifswald-Stralsunder Jahrbuch 3 (1963) 17-44.
HINKEL, Hermann: Visualisierungsmechanismen in Comics. In: Pforte, Dieter (ed.): Comics im ästhetischen Unterricht. Frankfurt 1974, 104-150.
HNATJUK, Vołodymyr: Das Geschlechtleben des ukrainischen Bauernvolkes 1-2. Leipzig 1909/1912.
HÖFLER, M[ax]: Krankheits-Dämonen. In: Archiv für Religionswissenschaft 2 (1899) 86-164.
HOLBEK, Bengt: Formal and Structural Studies of Oral Narrative. A Bibliography. In: Unifol, Årsberetning 1977 (1978) 149-194.
HOLLÄNDER, Eugen: Wunder, Wundergeburt und Wundergestalt in Einblattdrucken des 15. bis 18. Jahrhunderts. Stuttgart 1921.
HÖNN, Georg Paul: Betrugs-Lexicon, worinnen die meiste Betrügereyen in allen Ständen nebst denen darwider guten Theils dienenden Mitteln entdecket von —. Coburg ²1721.
HUFELAND, Klaus: Die deutsche Schwankdichtung des Spätmittelalters. Beiträge zur Erschließung und Wertung der Bauformen mittelhochdeutscher Verserzählungen. Diss. Basel 1966.
HUMOR seit Homer v. Radecki, Sigismund von.

ILG, B[ertha]: Maltesische Märchen und Schwänke. 2 Theile. Leipzig 1906.
IRLE, Gerhard: Der psychiatrische Roman. Stuttgart 1965.
ISLER, Gotthilf: Zur psychologischen Deutung von Volkserzählungen. In: Fabula 14 (1973) 141-155.

JACKE, Hedwig: Die rheinische Sage von den feindlichen Brüdern in ihrer von der Romantik beeinflußten Entwicklung. Wuppertal-Elberfeld 1932.
JAEDICKE, Martin: Geschichte des deutschen Blindenwesens und des Allgemeinen-Deutschen-Blinden-Verbandes. Teil 1 (von den Anfängen um 1800-1945). Diss. Leipzig 1968.
JAEGER, Wolfgang: Augenvotive. Votivgaben, Votivbilder, Amulette. Sigmaringen 1979.
JANSEN, Gerd W.: Die Einstellung der Gesellschaft zur Körperbehinderten. Eine psychologische Analyse zwischenmenschlicher Beziehungen aufgrund empirischer Untersuchungen.Neuburgweier (1972) ²1974.
JANTKE, Carl/Hilger, Dietrich (edd.): Die Eigentumslosen. Der deutsche Pauperismus und die Emanzipationskrise in Darstellungen und Deutungen der zeitgenössischen Literatur. München/Freiburg 1965.
JANTZEN, Wolfgang: Sozialisation und Behinderung. Studien zu sozialwissenschaftlichen Grundfragen der Behindertenpädagogik. Gießen 1974.
JASON, Heda: A Multidimensional Approach to Oral Literature. In: Current Anthropology 10 (1969) 413-426.
JAVORSKIJ, Julian A[ndreevič]: Pamjatnicki galicko - russkoj slovesnosti [Denkmäler der galizisch-russischen Volksliteratur]. Kiev 1915.
JECH, Jaromír (ed.): Tschechische Volksmärchen. Berlin 1961.
JOLLES, André: Einfache Formen (Halle 1929) Tübingen ⁵1972.
JONES, W. Henry/Kropf, Lewis L. (edd.): The Folk-Tales of the Magyars. London 1889.
JUNG, C[arl] G[ustav]: Gestaltungen des Unbewußten. Mit einem Beitrag von Aniela Jaffé. Zürich 1950.
JUNGBAUER, Gustav (ed.): Böhmerwald-Sagen. Jena 1924.
JÜNGER, Friedrich Georg: Über das Komische. (Hamburg 1936) Frankfurt (Main) ³1948.

KARLINGER, Felix/Ehrgott, Ulrike (edd.): Märchen aus Mallorca. Düsseldorf/Köln 1968.
KARLINGER, Felix/Mykytiuk, Bohdan (edd.): Legendenmärchen aus Europa. Düsseldorf/Köln 1967.
KASPRZYK, Krystyna: Nicolas de Troyes et le genre narratif en France au XVIe siècle. Warschau/Paris 1963.
KAUFMANN, Alexander: Quellenangaben und Bemerkungen zu Karl Simrocks Rheinsagen und Alexander Kaufmanns Mainsagen. Köln 1862.
KAUTZSCH, E[mil Friedrich]: Die Apokryphen und Pseudepigraphen des Alten Testaments. 1-2. Tübingen 1900 (Nachdr. Darmstadt 1962).
KEIST, Erika: Abnormes Seelenleben als dramatisches Ausdrucksmittel. Beiträge zur Darstellung der Geisteskrankheit im deutschen Drama. Diss. (masch.) Wien 1950.
KELLER, Walter: Italienische Märchen. Jena 1929.
KENNER, Hedwig: Das Phänomen der verkehrten Welt in der griechisch-römischen Antike. Klagenfurt 1970.
KESSLER, H.: Die Blendung als Strafmittel in der Rechtspflege früherer Zeit. In: Nachrichten. Westfälischer Blindenverein 36 (1927) 103-105.
KEUSSEN, Hermann (ed.): Die drei Reisen des Utrechters Arnoldus Buchelius nach Deutschland, insbesondere sein Kölner Aufenthalt. In: Annalen des Historischen Vereins für den Niederrhein 84 (1907) 1-102.
[KEYSER, Georg Adam:] Antihypochondriakus oder etwas zur Erschütterung des Zwergfells und zur Beförderung der Verdauung. Erfurt 1782.
KIEFER, F[ranz] J[osef]: Die Sagen des Rheinlandes. Köln 1845 (Nachdr. Dortmund 1978).
KIENLE, Gerhard: Das Märchen in der Psychotherapie. In: Zeitschrift für Psychotherapie und medizinische Psychologie 9 (1959) 47-53.
KINDLERS Literatur Lexikon im dtv. 1-25. München 1974.
KLAPPER, Joseph (ed.): Erzählungen des Mittelalters in deutscher Übersetzung und lateinischem Urtext. Breslau 1914.
KLAPPER, J[oseph]: Das Märchen von dem Mädchen ohne Hände als Predigtexempel. In: Mitteilungen der Schlesischen Gesellschaft für Volkskunde 10, Heft 19 (1908) 29-45.
KLEE, Ernst: Behinderten-Report. Frankfurt (1974) ⁴1976.
KLEE, Ernst: Behinderten-Report II. „Wir lassen uns nicht abschieben". Bewußtwerdung und Befreiung der Behinderten. Frankfurt 1976.
KLEE, Ernst: Behindertsein ist schön. Unterlagen zur Arbeit mit Behinderten. Düsseldorf 1974.
KLOTZ, Volker: Das Märchen als Weltordnung. In: Neue Rundschau (1970) 73-91.
KLUGE, Friedrich: Rotwelsch. Quellen und Wortschatz der Gaunersprache und der verwandten Geheimsprachen. 1: Rotwelsches Quellenbuch [mehr nicht erschienen]. Straßburg 1901.
KNOOP, Otto: Sagen und Erzählungen aus der Provinz Posen. Posen 1893.
KOELBING, Huldrych M. v. Beiträge.
KOENIG, Otto: Urmotiv Auge. Neuentdeckte Grundzüge menschlichen Verhaltens. München/Zürich 1975.
KOJ, Peter: Die frühe Rezeption der Fazetien Poggios in Frankreich. Diss. Hamburg 1969.
KONITZKY, Gustav A.: Nordamerikanische Indianermärchen. Düsseldorf/Köln 1963.
KONKKA, U[nelma] S[emenovna] (ed.): Karel'ski narodnye skazki. Petrozavodsk 1959.
KORNER, Hermann v. Chronica novella.
KOVÁCS, Ágnes: A pupos meg a duccos [Das Märchen vom vorne Buckligen und vom hinten Buckligen]. In: Néprajzi Közlemények 6,1 (1961) 119-124.
KRAMER, Karl-S.: Marginalien zu Georg Paul Hönns Betrugs-Lexicon. In: Schweizerisches Archiv für Volkskunde 68/69 (1972-1973) 299-307.
KRAPPE, A[lexander] Haggerty: Zur Wielandsage. In: Archiv für das Studium der neueren Sprachen 160, N. S. 60 (1931) 161-175.
KRAUSS, Friedrich S[alomon]: Tausend Sagen und Märchen der Südslaven 1 [mehr nicht erschienen]. Leipzig [1914].

KRETSCHMER, Reinhold: Geschichte des Blindenwesens vom Altertum bis zum Beginn der allgemeinen Blindenbildung. Ratibor 1925.

KRETZENBACHER, Leopold: Das verletzte Kultbild. Voraussetzungen, Zeitschichten und Aussagewandel eines abendländischen Legendentypus (Sitzungsberichte der Bayerischen Akademie der Wissenschaften, Philosophisch-Historische Klasse. Jahrgang 1977, 1). München 1977.

KRETZENBACHER, Leopold: „Lebenspendender Quell", Blindenheilung und Prophetie der Kaiserwürde. In: Fabula 16 (1975) 209-226.

KRETZENBACHER, Leopold: Santa Lucia und die Lutzelfrau. Volksglaube und Hochreligion im Spannungsfeld Mittel- und Südosteuropas. München 1959.

KRISTENSEN, Evald Tang: Æventyr fra Jylland 1. Kopenhagen 1881.

KROHN, Kaarle: Die folkloristische Arbeitsmethode. Oslo 1926.

KRZYŻANOWSKI, Julian: Bajka o „Kulawym i ślepym" w literaturze polskiej [Das Märchen von dem Lahmen und dem Blinden in der polnischen Literatur]. In: Sprawozdania z czynnósci i posiedzén Pol. Akademii Umiejetności [PAU] 3 (Kraków 1933) 11-13.

KUHN, A[dalbert]/Schwartz, W[ilhelm] (edd.): Norddeutsche Sagen, Märchen und Gebräuche aus Meklenburg, Pommern, der Mark, Sachsen, Thüringen, Braunschweig, Hannover, Oldenburg und Westfalen. Leipzig 1848.

KÜHNAU, Richard: Schlesische Sagen 1-4. Leipzig/Berlin 1910-1913.

KURZ, Heinrich (ed.): Esopus von Burkhard Waldis 1-2. Leipzig 1862.

LACOURCIÈRE, Luc: Les Transplantations fabuleuses: Conte Type 660. In: Cahiers d'Histoire 22 (1970) 194-204.

LAIBLIN, Wilhelm: Märchen und Tiefenpsychologie. Darmstadt 1969 (Nachdr. 1975).

LAND und Leute des Amtsbezirks Buchen. Heimatbuch für Odenwald und Bauland. ed. Emil Baader. Buchen 1928.

LANGWORTHY, Jessica L.: Blindness in Fiction. A Study of the Attitude of Authors Towards Their Blind Characters. In: Journal of Applied Psychology 14 (Lancaster 1930) 269-286.

LARSON, Gerald James: Classical Sāṃkhya. An Interpretation of Its History and Meaning. Delhi/Varanasi/Patna 1969.

LAUDAN, Hans: Die 'halbe bir' nicht von Konrad von Würzburg. In: Zeitschrift für deutsches Altertum 50 (1908) 158-166.

LAUTMANN, Rüdiger/Schönhals-Abrahamsohn, Marta/Schönhals, Michael: Zur Struktur von Stigmata. Das Bild der Blinden und Unehelichen. In: Kölner Zeitschrift für Soziologie und Sozialpsychologie (1972) 83-100.

LAZARIL von Tormes, Leben vnd Wandel. Verdeutzscht 1614. Nach der Handschrift herausgegeben und mit Nachwort und Glossar versehen von Hermann Tiemann. Hamburg 1951.

LEBEN der Heiligen. Winterteil. Augsburg [vor 1485] [= Hain 9978].

LEGMAN, Gershon: Der unanständige Witz. Hamburg 1970 (englische Ausgabe: New York 1968).

LEGMAN, G[ershon]: Rationale of the Dirty Joke. An Analysis of Sexual Humor. Second Series. New York 1975.

[LE GRAND D' AUSSY:] Erzählungen aus dem 12. und 13. Jahrhundert mit historischen und kritischen Anmerkungen. Aus dem Französischen des Le Grand. 5 Theile. Halle/Leipzig 1795-1798.

LEHTIPURO, Outi: Trends in Finnish Folkloristics. In: Finnish Folkloristics 2. ed. Pentti Leino. Helsinki 1975, 7-36.

LEIBFRIED, Erwin: Fabel. Stuttgart (1967) ³1976.

LENDE, Helga: Books about the Blind. A Bibliographical Guide to Literature Relating to the Blind. New Revised Edition. New York 1953.

LEVI, Israel: L'Aveugle et le cul-de-jatte. In: Revue des Études Juives 23 (1891) 199-205.

LEXIKON der Ägyptologie. ed. Wolfgang Helck/Eberhard Otto. Wiesbaden 1975 sqq.

[LIBER VAGATORUM:] Von der falschen Betler buberey/Mitt einer vorrede Martini Luther [...]. Wittenberg 1528.
LICHTENBERGS, Georg Christian, Aphorismen. Nach den Handschriften herausgegeben von Albert Leitzmann. 3. Heft: 1775-1779. Berlin 1906.
LIDZBARSKI, Mark: Geschichten und Lieder aus den neuaramäischen Handschriften der Königlichen Bibliothek zu Berlin. Weimar 1896.
LIEBRECHT, Felix: Zur Volkskunde. Alte und neue Aufsätze. Heilbronn 1879.
LILJEBLAD, Sven: Die Tobiasgeschichte und andere Märchen mit toten Helfern. Lund 1927.
LINSIUS, Johanne Jacobus v. Wolf, Johannes.
LINTUR, P[etro] V[asyl'ovyč] (ed.): Ukrainische Volksmärchen. Berlin 1972.
LIUNGMAN, Waldemar: Die schwedischen Volksmärchen. Berlin 1961.
LIXFELD, Hannjost: Witz und Aggression. Zur Begriffsbestimmung und Funktion der Textsorte. In: ZfVk. 74 (1978) 1-19.
LOHMEYER, Karl: Die Sagen von der Saar, Blies, Nahe, vom Hunsrück, Soon- und Hochwald. Saarbrücken [3]1935.
LOTZ, Erich: Den versiegelten Blick in die Ferne gerichtet ... Der Blinde als Gestalt und Metapher in der modernen deutschsprachigen Literatur. 1945-1965. In: Begegnung. Zeitschrift für Kultur und Geistesleben 21 (1966) 85-90.
LOUKATOS, Demetrios S.: Neoellēnika laographika keimena. Athen 1957.
LÖWIS OF MENAR, August von: Die Brünhildsage in Rußland. Leipzig 1923.
LÖWIS OF MENAR, August von (Übers.): Russische Volksmärchen. Jena 1927.
LÜCK, Alfred: Aller Schmiede Meister. Wieland der Schmied. Siegen 1970.
LUDWIG, Heinz: Zur Handlungsstruktur von Comics und Märchen. In: Fabula 19 (1978) 262-286.
LÜTGE, Friedrich: Deutsche Sozial- und Wirtschaftsgeschichte. Berlin/Heidelberg/New York (1952) [3]1966 (Repr. 1976).
LUTHERS, D. Martin, Werke. Kritische Gesamtausgabe. Tischreden. 5: Tischreden aus den Jahren 1540-1544. Weimar 1919.
LÜTHI, Max: Aspekte der Blümlisalpsage. In: Schweizerisches Archiv für Volkskunde 76 (1980) 229-243.
LÜTHI, Max: Von der Freiheit der Erzähler. Anmerkungen zu einigen Versionen des „Treuen Johannes". In: Miscellanea Prof. em. Dr. K[arel] C. Peeters. Antwerpen 1975, 458-472.
LÜTHI, Max: Die Gabe im Märchen und in der Sage. Diss. Bern 1943.
LÜTHI, Max: Gebrechliche und Behinderte im Volksmärchen. In: id.: Volksliteratur und Hochliteratur. Bern/München 1970, 48-62 (= Pro Infirmis. 25. Jahrgang [1966] 358-373).
LÜTHI, Max: Ironien in der Volksdichtung. In: Pentikäinen/Juurikka, 67-74.
LÜTHI, Max: Das Märchen. Stuttgart (1962) [7]1979.
LÜTHI, Max: Zur Präsenz des Themas Selbstschädigung in Volkserzählungen. In: Volkskunde. Fakten und Analysen. Festgabe Leopold Schmidt. Wien 1972, 482-495.
LÜTHI, Max: So leben sie noch heute. Betrachtungen zum Volksmärchen. Göttingen [2]1976.
LÜTHI, Max: Das europäische Volksmärchen. München (1947) [6]1978.
LÜTHI, Max: Das Volksmärchen als Dichtung. Ästhetik und Anthropologie. Düsseldorf/Köln 1975.

MAROLD, Edith: Der Schmied im germanischen Altertum. Diss. Wien 1967.
MASCHE, Urs: Zum Problem des Außenseiters. (Diss. Basel 1971) Freiburg 1973.
MAURUS, Peter: Die Wielandsage in der Literatur. Leipzig 1902 (Nachträge 1 und 2: Programm München Gisela-Realschule 1910, 1911; 3 und 4: Programm München Rupprecht-Oberrealschule 1921, 1928; 5: in: Bayreuther Blätter 54 [1931] 200-205; 6: München 1949 [masch.]).
MEDICINISCHE ANECDOTEN; Oder Sammlung besonderer Fälle, welche in die Anatomie, Pharmacevtik, Naturgeschichte etc. einschlagen, nebst einigen merkwürdigen Nachrichten

von den berühmtesten Aerzten. Aus dem Französischen übersetzt. 1. Theil. Frankfurt/Leipzig 1767 (Faksimile-Ausgabe Zürich/München 1977).

MEIER, Ernst: Deutsche Sagen, Sitten und Gebräuche aus Schwaben. Stuttgart 1856.

MEIER, Fritz: Das Problem der Natur im esoterischen Monismus des Islams. In: Eranos-Jahrbuch 14 (1946) 149-227, Exkurs: Zur Geschichte der Legende von den Blinden und dem Elefanten, 174-180.

MEISTER, Rolf: Über die Darstellung von Psychosen in Dichtung und Literatur der Moderne. Eine psychiatrische Betrachtung. Diss. (masch.) Münster 1968.

MELL, Alexander (ed.): Encyklopädisches Handbuch des Blindenwesens. Wien/Leipzig 1900.

MENDIANTS, Les, en pays d'Oc au XIIIe siècle (Cahiers de Fanjeaux 8). [Toulouse 1973].

MENSCHING, Gustav: Das Wunder im Glauben und Aberglauben der Völker. Leiden 1957.

MERCURIUS HISTORICUS v. Harsdörffer, Georg Philipp.

MERKEL, Johannes: Form und Funktion der Komik im Nürnberger Fastnachtsspiel. Freiburg 1971.

MERKELBACH-PINCK, Angelika (ed.): Lothringer Volksmärchen. Kassel [1940].

MERKENS, Heinrich: Was sich das Volk erzählt 1-3. Deutscher Volkshumor. Jena 1892-[1900].

MICHEL, Paul: „Formosa deformitas". Bewältigungsformen des Häßlichen in mittelalterlicher Literatur. Bonn 1976.

MILLS, D[ouglas] E[dgar]: A Collection of Tales from Uji. A Study and Translation of Uji Shūi Monogatari. Cambridge 1970.

MONBECK, Michael E.: The Meaning of Blindness. Attitudes Toward Blindness and Blind People. Bloomington/London [1973] ^{2}1974.

MONTANUS, Martin: Schwankbücher (1557-1566). ed. Johannes Bolte. Tübingen 1899 (Nachdr. Hildesheim/New York 1972).

MORLINIS, Die Novellen Girolamo. Zum ersten Male übersetzt, eingeleitet und erläutert von A[lbert] Wesselski. München [1908].

MOSER, Dietz-Rüdiger: Die Homerische Frage und das Problem der mündlichen Überlieferung aus volkskundlicher Sicht. In: Fabula 20 (1979) 116-136.

MOSER, Dietz-Rüdiger: Kritik der oralen Tradition. In: Pentikäinen/Juurikka, 209-221.

MOSER, Dietz-Rüdiger: Veritas und fictio als Problem volkstümlicher Bibeldichtung. In: ZfVk. 75 (1979) 181-200.

MOSER, Hans Joachim: Blinde Musiker aus sieben Jahrhunderten. Für die Konzertgemeinschaft blinder Künstler Deutschlands e. V. anläßlich ihres zehnjährigen Bestehens März 1956. Hamburg 1956.

MOSER, Hugo: Karl Simrock. Universitätslehrer und Poet, Germanist und Erneuerer der „Volkspoesie" und älterer „Nationalliteratur". Ein Stück Literatur-, Bildungs- und Wissenschaftsgeschichte des 19. Jahrhunderts. Berlin 1976.

MOSER-RATH, Elfriede: Gedanken zur historischen Erzählforschung. In: ZfVk. 69 (1973) 61-81.

MOSER-RATH, Elfriede: Predigtmärlein der Barockzeit. Exempel, Sage, Schwank und Fabel in geistlichen Quellen des oberdeutschen Raumes. Berlin 1964.

MUDRAK, Edmund: Der Blinde und der Lahme. In: Bausteine zur Geschichte, Völkerkunde und Mythenkunde 2 (1932) 18-27.

MÜLLENHOFF, Karl (ed.): Sagen, Märchen und Lieder der Herzogtümer Schleswig-Holstein und Lauenburg. Neue Ausgabe besorgt von Otto Mensing. Schleswig 1921 (Nachdr. Kiel 1975).

MUSEUM des Wundervollen oder Magazin des Außerordentlichen in der Natur, der Kunst und im Menschenleben. t. 10, 1-6. Bearbeitet von einer Gesellschaft Gelehrter und herausgegeben von J[ohann] A[dam] Bergk und [Adam] F[riedrich] G[otthelf] Baumgärtner. Leipzig 1810-1811.

NAGY, Maria de/Nagy, Niclas Christoph de: Die Legenda aurea und ihr Verfasser Jacobus de Voragine. Bern/München 1971.

NEUMANN, Siegfried: Der mecklenburgische Volksschwank. Sein sozialer Gehalt und seine soziale Funktion. Berlin 1964.

NOVELLEN, Die hundert neuen. Aus dem Französischen von Alfred Semerau. München 1965.

NOY, Dov (ed.): Jefet Schwili erzählt. 169 jemenitische Volkserzählungen aufgezeichnet in Israel 1957-1960. Berlin 1963.

OHLY, Ernst Friedrich: Sage und Legende in der Kaiserchronik. Untersuchungen über Quellen und Aufbau der Dichtung. Darmstadt [2]1968.

OLSEN, Michel: Les Transformations du triangle erotique. Kopenhagen 1976.

ÖSTERLEY, Hermann (ed.): Wendunmuth von Hans Wilhelm Kirchhof. 1-7. Tübingen 1866-1869.

PALAZZI, Fernando: Enciclopedia degli anecdoti 1-3. Milano [4]1946-1950.

PAMPHILUS Gengenbach. SRF. ed. Karl Goedeke. Hannover 1856.

PANZER, Friedrich (ed.): Die Kinder- und Hausmärchen der Brüder Grimm. In ihrer Urgestalt herausgegeben von —. Hamburg-Bergedorf 1948.

PANZER, Friedrich: Bayerische Sagen und Bräuche 1-2. Beitrag zur deutschen Mythologie. München 1848/1855 (Neudr. Göttingen 1956).

PARKER, Alexander A.: Los pícaros en la literatura. La novela picaresca en España y Europa (1599-1753). Madrid 1971.

PARKER, Henry: Village Folk-Tales of Ceylon 1-3. London 1910/1914.

**PATERSON, Janet G.: The Blind in Fiction. In: Outlook for the Blind 6 (1912) 68-76.

PENTIKÄINEN, Juha/Juurikka, Tuula (edd.): Folk Narrative Research. Some Papers at the VI Congress of the International Society for Folk Narrative Research. Helsinki 1976.

PERL, Otto: Krüppeltum und Gesellschaft im Wandel der Zeit. Gotha 1926.

PETRUS ALFONSI: Die Kunst, vernünftig zu leben (Disciplina clericalis). Dargestellt und aus dem Lateinischen übertragen von Eberhard Hermes. Zürich/Stuttgart 1970.

PEUCKERT, Will-Erich: Deutsches Volkstum in Märchen und Sage, Schwank und Rätsel. Berlin 1938.

PEUCKERT, Will-Erich: Die große Wende 1-2. Hamburg 1948 (Nachdr. Darmstadt 1966).

PFISTER, Friedrich: Von den Wundern des Morgenlandes. In: Deutsches Jahrbuch für Volkskunde 1 (1955) 127-146.

PIERRE GRINGORE'S Les Fantasies de Mère Sote. ed. R[ichard] L. Frautschi. Chapel Hill 1962.

PILLET, Alfred: Das Fableau von den trois bossus ménestrels und verwandte Erzählungen früher und später Zeit. Ein Beitrag zur altfranzösischen und zur vergleichenden Litteraturgeschichte. Halle 1901.

PIRENNE, Henri: Sozial- und Wirtschaftsgeschichte Europas im Mittelalter. (Bern 1946) München [2]1971 (französisch: Paris 1933).

[PITRÈ, Giuseppe:] Note comparative. In: Kryptádia 4 (1888) 192-261.

PITRÈ, Giuseppe: Novelle popolari toscane 1. Roma 1941.

POGGIO Bracciolini, Die Schwänke und Schnurren des Florentiners Gian-Francesco. Übersetzung, Einleitung und Anmerkungen von Alfred Semerau. Leipzig 1905.

POLSTERER, Josef: Schwänke und Bauernerzählungen aus Nieder-Österreich (Futilitates 2). Wien 1908.

POPOV, Pavel Mykolajovyč (ed.): Ukrains'ky narodni kazky, legendy, anekdoty. Kyïv 1957.

PÖTSCH, Anna: Der Blinde im modernen Drama. Berlin 1903.

PÖTSCH, Anna: Wahrheit und Dichtung über Blinde. In: Der Blindenfreund 13 (1893) 124-137.

PRATO, Stanislao: Zwei Episoden aus zwei tibetanischen Novellen in der orientalischen und occidentalen Überlieferung. In: ZfVk. 4 (1894) 347-373.

PROPP, Vladimir [Jakovlevič]: Morphologie des Märchens. ed. Karl Eimermacher (Suhrkamp Taschenbuch Wissenschaft 131). [Frankfurt] 1975 (erstmals Leningrad 1928 unter dem Titel: Morfologija skazki).

QUANTER, Rudolf: Die Leibes- und Lebensstrafen bei allen Völkern und zu allen Zeiten. (Dresden 1901) Leipzig ²1906 (Neudr. Aalen 1970).
QUASTHOFF, Uta: Soziales Vorurteil und Kommunikation — eine sprachwissenschaftliche Analyse des Stereotyps. Frankfurt (Main) 1973 (Diss. unter dem Titel: Zum Begriff und zur Funktion des Stereotyps. Versuch zur linguistischen Beschreibung und Analyse eines nicht sprachimmanenten Gegenstandes. Berlin 1972).
QUENSEL, Paul (ed.): Thüringer Sagen. Jena 1926.

[RADECKI, Sigismund von:] Humor seit Homer (rororo 625). Reinbek bei Hamburg 1964 (109.-113. Tausend 1976).
RAEITHEL, Gert: Lach, wenn du kannst. Der aggressive Witz von und über Amerikas Minderheiten. München 1972 (Fischer Taschenbuch 1613. Frankfurt 1975).
RANK, Otto: Das Inzest-Motiv in Dichtung und Sage. Leipzig/Wien ²1926.
RANKE, Kurt (ed.): Folktales of Germany. Chicago/London/Toronto 1966.
RANKE, Kurt: Schleswig-holsteinische Volksmärchen 1-3. Kiel 1955, 1958, 1962.
RANKE, Kurt: Via grammatica. In: Fabula 20 (1979) 160-169.
RANKE, Kurt: Die Welt der Einfachen Formen. Berlin/New York 1978.
RAU, Hans: Die Grausamkeit mit besonderer Bezugnahme auf sexuelle Faktoren. Berlin (1903) ³1913.
REGER, Anton: Das Bettlerunwesen im Mittelalter. In: Die Oberpfalz 59 (1971) 14-17.
REHERMANN, Ernst Heinrich: Das Predigtexempel bei protestantischen Theologen des 16. und 17. Jahrhunderts. Göttingen 1977.
REINARTZ, Manfred: Genese, Struktur und Variabilität eines sogenannten Ehebruchschwanks (Blindfüttern aus Untreue. AT 1380). (Diss. Freiburg 1969) Mainz 1970.
RESCH, Alfred (ed.): Agrapha. Außercanonische Schriftfragmente. Leipzig ²1906.
REUSCH, R[udolf Friedrich]: Sagen des preußischen Samlandes. ed. Literarisches Kränzchen zu Königsberg. Königsberg ²1863.
**REUSS, August Ritter von: Blindenheilungen in der Literatur (Der Stein der Weisen 19, Heft 11). Wien 1906.
RHAUE, Hans: Über das Fabliau ,,Des Trois Aveugles de Compiègne" und Verwandte Erzählungen. (Diss. Königsberg) Braunsberg 1914.
RIBTON-TURNER, Charles James: A History of Vagrants and Vagrancy and Beggars and Begging. London 1887.
RIESSLER, Paul: Altjüdisches Schrifttum außerhalb der Bibel. (Augsburg 1928) Darmstadt ⁴1979.
ROBERTS, Leonard: Old Greasybeard. Tales from the Cumberland Gap. Detroit 1969.
ROCK, Paul/McIntosh, Mary (edd.): Deviance and Social Control. London 1974.
ROHDE, Erwin: Psyche. Seelencult und Unsterblichkeitsglaube der Griechen 1-2. Tübingen 1925 (9. und 10.Auflage).
ROHDE, Erwin: Der griechische Roman und seine Vorläufer. Hildesheim ⁴1960.
RÖHRICH, Lutz: Die Erzählungen des späten Mittelalters und ihr Weiterleben in Literatur und Volksdichtung bis zur Gegenwart 1-2. Bern/München 1962/1967.
RÖHRICH, Lutz (ed.): Lexikon der sprichwörtlichen Redensarten 1-2. Freiburg/Basel/Wien 1973 (Nachdr. 1977).
RÖHRICH, Lutz: Märchen und Wirklichkeit. Wiesbaden ³1974.
RÖHRICH, Lutz: Sage. Stuttgart ²1971.
RÖHRICH, Lutz: Sage und Märchen. Erzählforschung heute. Freiburg/Basel/Wien 1976.
RÖHRICH, Lutz: Der Witz. Figuren, Formen, Funktionen. (Stuttgart 1977) München 1980.
RÖHRICH, Lutz/Brednich, Rolf Wilhelm (edd.): Deutsche Volkslieder. Texte und Melodien. Düsseldorf 1965/1967.
ROQUES, Mario (ed.): Le Garçon et l'aveugle. Jeu du XIIIᵉ siècle. Paris ²1921 (Nachdr. 1969).
ROSENFELD, Hans-Friedrich: Der heilige Christophorus. Seine Verehrung und seine Legende. Eine Untersuchung zur Kultgeographie und Legendenbildung des Mittelalters. Leipzig 1937.

ROSENFELD, Hellmut: Legende. Stuttgart ^{3}1972.

ROSENFELD, Hellmut: Die Legende von der keuschen Nonne. Beitrag zur Soziologie und Psychologie von Legenden- und Sagenbildung. In: Bayerisches Jahrbuch für Volkskunde (1953) 43-46.

ROSENFELD, Hellmut: Wielandlied, Lied von Frau Helchen Söhnen und Hunnenschlachtlied. In: Beiträge zur Geschichte der deutschen Sprache und Literatur 77 (1955) 204-248.

ROSENTHAL, Oskar: Wunderheilungen und ärztliche Schutzpatrone in der bildenden Kunst. Leipzig 1925.

ROSS, Ishbel: Journey into Light. The Story of the Education of the Blind. New York 1951.

ROTH, Klaus: Ehebruchschwänke in Liedform. Eine Untersuchung zur deutsch- und englischsprachigen Schwankballade. München 1977.

RUBEN, Walter: Eisenschmiede und Dämonen in Indien. Leiden 1939.

RUELLAND, Suzanne: La Fille sains mains. Analyse de dix-neuf versions africaines du conte 706. Paris 1973.

RÜGER, Willi: Mittelalterliches Almosenwesen. Die Almosenordnungen der Reichsstadt Nürnberg. Nürnberg 1932.

SALM, Heinrich: Von der Armenpflege in Kaufbeuren bis zur Sozialversicherung. Die Sorge um Arme und Alte in früherer Zeit. In: Kaufbeurer Geschichtsblätter 6 (1972) 49-58.

SANDERSON, Stewart: The Folklore of the Motor-car. In: Folklore 80 (1969) 241-252.

SANN, Hans von der: Sagen aus der grünen Mark. Graz ^{3}1922.

SARRAZIN, G[regor]: Germanische Heldensage in Shaksperes Titus Andronicus. In: Archiv für das Studium der neueren Sprachen und Litteraturen 97 (1896) 373-275.

SARTORI, Paul: Glockensagen und Glockenaberglaube (Forts.). In: ZfVk. 7 (1897) 270-286.

SAS, Stephan: Der Hinkende als Symbol. Zürich/Stuttgart 1964.

SAXE, John Godfrey: The Blind Man and the Elephant. New York/Toronto/London ^{4}1963.

SCHADEWALDT, H[ans]: Die Einstellung der Gesellschaft zum Behinderten im Laufe der Geschichte. In: Der behinderte Mensch und die Eugenik. Referate einer Arbeitstagung am 20. und 21. Nov. 1969 in Düsseldorf. ed. Bundesarbeitsgemeinschaft Hilfe für Behinderte e. V. Neuburgweier 1970, 29-43.

SCHAMBACH, Georg/Müller, Wilhelm (edd.): Niedersächsische Sagen und Märchen. Göttingen 1855.

SCHAU-PLATZ der Betrieger/Entworffen in vielen List- und Lustigen Welt-Händeln/Als/In behender Dieberey/Kartenspiel/Liebes-Räncken/Rechts-Sachen/ Discursen/Todtschlägen/Rauben/Heurathen/Kauffmanschaften/und andern unzählichen vielen Begebenheiten. [...] Hamburg/Frankfurt 1687.

SCHAUERTE, Heinrich: Die volkstümliche Heiligenverehrung. München 1948.

SCHELL, Otto: Bergische Sagen. Elberfeld 1897.

SCHELL, Otto: Bergische Sagen. Elberfeld ^{2}1922.

SCHELL, Otto: Neue bergische Sagen. Elberfeld 1925.

SCHELMENNOVELLEN, Romanische. Deutsch von Jakob Ulrich. Leipzig 1905.

SCHENDA, Rudolf: Prinzipien einer sozialgeschichtlichen Einordnung von Volkserzählungsinhalten. In: Pentikäinen/Juurikka, 185-191.

SCHENDA, Rudolf: Die französische Prodigienliteratur in der zweiten Hälfte des 16. Jahrhunderts. München 1961.

SCHENDA, Rudolf: Die deutschen Prodigiensammlungen des 16. und 17. Jahrhunderts. In: Archiv für Geschichte des Buchwesens 4 (1963) 637-710.

SCHENDA, Rudolf: Hieronymus Rauscher und die protestantisch-katholische Legendenpolemik. In: Brückner, 179-259.

SCHENDA, Rudolf: Stand und Aufgaben der Exemplaforschung. In: Fabula 10 (1969) 69-85.

SCHENDA, Rudolf: Volk ohne Buch. Studien zur Sozialgeschichte der populären Lesestoffe 1770-1910. (Frankfurt 1970) München 1977.

SCHERPNER, Hans: Theorie der Fürsorge. ed. Hanna Scherpner. Göttingen 1962.

SCHMEÏNG, Karl: Flucht- und Werbungssagen in der Legende. Diss. Münster 1911.

*SCHMIDT, Werner: Der Blinde in der Literatur. In: Die Literatur. Monatsschrift für Literaturfreunde 27 (1924/25) 583-588.

SCHMIDT, Werner: Der Blinde in der schönen Literatur. In: Freie Wohlfahrtspflege 4 (1929) 345-357, 406-418 und ibid. (1930) 466-475.

*SCHMIDT, Werner: Die Blindheit als dichterisches Mittel. In: Die Literatur. Monatsschrift für Literaturfreunde 29 (1926/27) 80-83.

SCHMIDT, Werner: Die Darstellung der Blindheit in der Jugendschrift. In: Jugendschriften-Warte. Beilage zur Allgemeinen deutschen Lehrerzeitung 32, 3 (1927) 17-19.

SCHMIDT, Werner/Schmidt, Hedwig: Schriftenreihe über das Blindenwesen. 1: Verzeichnis der Abhandlungen und Nachrichten über das Blindenwesen [. . .]. [2:] und 3: Bibliographie des Blindenwesens. Hannover-Kirchrode 1927, Berlin-Steglitz 1928/1935.

SCHMITT, Franz Anselm: Stoff- und Motivgeschichte der deutschen Literatur. Eine Bibliographie. Berlin/New York ^{3}1976.

SCHNEIDER, Adam: Spaniens Anteil an der deutschen Literatur des 16. und 17. Jahrhunderts. Straßburg 1898.

SCHOELL, Konrad: Das komische Theater des französischen Mittelalters. Wirklichkeit und Spiel. München 1975.

SCHÖFFLER, Max: Der Blinde im Leben des Volkes. Eine Soziologie der Blindheit. Leipzig/Jena 1956.

SCHÖNE, Albrecht: Interpretationen zur dichterischen Gestaltung des Wahnsinns in der deutschen Literatur. Diss. (masch.) Münster 1952.

SCHOTT, Kaspar: P. Gasparis Schotti Regis Curiani e Societate Jesu, Olim in Panormitano Siciliæ, nunc in Herbipolitano Franconiæ Gymnasio ejusdem Societatis Jesu Matheseos Professoris, Physica Curiosa, Sive Mirabilia Naturæ et Artis Libris XII. Comprehensa [...]. Würzburg 1662.

SCHULTHEIS, Josef R.: Die Integration der Blinden in historischer und systematischer Hinsicht. Diss. Marburg 1969.

SCHULTZ, Alwin: Deutsches Leben im XIV. und XV. Jahrhundert. Große Ausgabe. Prag/Wien/Leipzig 1892.

SCHUMANN, Paul: Geschichte des Taubstummenwesens. Frankfurt (Main) 1940.

SCHUMANN, Paul: Der Taubstumme in der schönen Literatur. In: Blätter für Taubstummenbildung 44 (1931) 289-299, 308-316, 321-330, 420-422; ibid. 45 (1932) 357 sq. (ergänzt von E. Engblom).

SCHWARZBAUM, Haim: International Folklore Motifs in Petrus Alphonsi's „Disciplina clericalis". In: Sefarad 2 (1962) 17-59.

SCHWARZBAUM, Haim: Studies in Jewish and World Folklore. Berlin 1968.

SEESSLEN, Georg/Kling, Bernt: Unterhaltung. Lexikon zur populären Kultur 1-2 (rororo 6209/10). Reinbek bei Hamburg 1977.

SEITZ, Barbara: Die Darstellung häßlicher Menschen in mittelhochdeutscher erzählender Literatur von der Wiener Genesis bis zum Ausgang des 13. Jahrhunderts. Diss. Tübingen 1967.

SEPP, J[ohann] N[epomuk]: Altbayerischer Sagenschatz zur Bereicherung der indogermanischen Mythologie. München 1876.

SERAPHIM, Peter-Heinz: Deutsche Wirtschafts- und Sozialgeschichte. Von der Frühzeit bis zum Ausbruch des zweiten Weltkrieges. Wiesbaden ^{2}1966.

SEYWALD, Aiga: Physische Abweichung und soziale Stigmatisierung. Zur sozialen Isolation und gestörten Rollenbeziehung physisch Behinderter und Entstellter. Rheinstetten 1976.

SEYWALD, Aiga: Körperliche Behinderung. Grundfragen einer Soziologie der Benachteiligten. Frankfurt/New York 1977.

SIEBECK, H[ermann]: Buschnegermärchen aus Surinam. In: Hessische Blätter für Volkskunde 7 (1908) 10-16.

SILBERER, Herbert: Das Zerstückelungsmotiv im Mythos. In: Imago 3 (1914) 502-523.

SILLER, Jerome/Ferguson, Linda/Vann, Donald H./Holland, Bert: Structure of Attitudes Toward the Pysically Disabled. Disability Factor Scales — Amputation, Blindness, Cosmetic Conditions (Studies in Reactions to Disability 12). New York 1967.

SIMROCK, Karl: Das Malerische und Romantische Rheinland. Leipzig 1838/40 (4. verbesserte und vermehrte Auflage Bonn 1865).

SIMROCK, Karl: Rheinsagen aus dem Munde des Volks und deutscher Dichter. Für Schule, Haus und Wanderschaft. Bonn 1836 ([10]1891 und öfter).

SIUTS, Hans: Jenseitsmotive im deutschen Volksmärchen. Leipzig 1911.

SÖDERHJELM, W[erner]: Oculus-Linteus. Zwei Geschichten von Weiberlist. In: Neuphilologische Mitteilungen 14 (1912) 57-67.

SOLOLICEK, Ferdinand: Der Hinkende im brauchtümlichen Spiel. In: Festschrift Otto Höfler 2. Wien 1968, 423-432.

SOMMER = KLEE, Lieblicher, und Anmuthiges Winter = Grůn. das ist: Allerhand lächerliche/ iedoch höfliche Schwänk/ũd kurz = weilige Schnacken [...]. Also zusammen gelesen und gebunden durch Ernst Immerlustig. s. l. 1670.

SOZIOLOGIE. Sprache, Bezug zur Praxis, Verhältnis zu anderen Wissenschaften. Festschrift R. König. ed. Günter Albrecht/Hansjürgen Daheim/Fritz Sack. Opladen 1973.

SPEYER, Wolfgang: Die Geschichte vom Blinden und Lahmen. Erwägungen zu ihrer Entstehung. In: Elemente der Literatur 2. Beiträge zur Stoff-, Motiv- und Themenforschung. Elisabeth Frenzel zum 65. Geburtstag. In Verbindung mit Herbert A. Frenzel herausgegeben von Adam J. Bisanz/Raymond Trousson. Stuttgart 1980, 18-22.

SPIEGEL, Nic[olaus]: Gelehrtenproletariat und Gaunertum vom Beginn des XIV. bis zur Mitte des XVI. Jahrhunderts (Programm des kgl. humanistischen Gymnasiums Schweinfurt für das Schuljahr 1901/02).

SPIES, Otto: Die orientalische Herkunft des Stoffes ,,Knoist un sine dre Sühne". In: Rheinisches Jahrbuch für Volkskunde 12 (1961) 47-52.

SPIES, Otto: Eine altägyptische Quelle zum Märchen ,,Die beiden Wanderer" der Brüder Grimm. In: Festschrift Elmar Edel. Bamberg 1979, 397-408.

SPIES, Otto: Arabische Stoffe in der Disciplina clericalis. In: Rheinisches Jahrbuch für Volkskunde 21 (1973) 170-199.

SPIES, Otto: Orientalische Stoffe in den Kinder- und Hausmärchen der Brüder Grimm. Walldorf 1952.

SPITZBUBEN und Betrieger, Der alten und neuen, bößhafften und gewissenlosen Practiquen, und anderer vielen list- und lustigen Welt-Händeln ander Theil/Nebenst einem Anhang der verwegenen Lüneburgischen güldenen Tafel-Dieben/und deren Execution. s. l. 1700.

STANOVSKÝ, Vladislav: Das formale Prinzip als wichtiger Faktor in der Katalogisierung der Märchenstoffe. In: Fabula 9 (1967) 105-110.

STEMPEL, Johann Georg: Biblisches Ehren = Gedächtnüß Aus Den schönen und trost = reichen Worten: Ich wil dich nicht verlassen/noch verseumen/geschrieben in der Epistel an die Ebreer am 13. cap. vers. 5. Dem Ehrenbesten/Vorachtbahren/und recht = wohl/ja wunder = gelehrten Mann/Hn. Huldarico Schönbergero Philosophiæ & artium liberalium Magistro [...]. Nebenst außführlicher Beschreibung [...] Lebenslauf [...]. Königsberg 1649.

STENGEL, Georg: De monstris et monstrosis, quam mirabilis, bonus, et iustus, in mundo administrando, sit deus, monstrantibus. Ingolstadt 1647.

STIEFEL, Arthur Ludwig: Über den Esopus des Burkhard Waldis. In: Studien zur vergleichenden Literaturgeschichte 3 (1903) 486-495.

STOLL, Andreas: Wege zu einer Soziologie des pikaresken Romans. In: Spanische Literatur im Goldenen Zeitalter. Fritz Schalk zum 70. Geburtstag. Frankfurt (Main) 1973, 461-518.

STRASSNER, Erich: Schwank. Stuttgart (1968) [2]1976.

STREHL, Carl (ed.): Handbuch der Blindenwohlfahrtspflege. [Teil 1] und 2. Berlin 1927, Marburg 1930.

STRICKERS, Des, Pfaffe Amis. ed. K[in'ichi] Kamihara. Göppingen 1978.

STUMME, W[olfgang]: Faszination und Relevanz der Vorurteilsforschung. Eine Diskussion zur Erforschung von Vorurteilen der Bevölkerung gegenüber psychisch Kranken. In: Psychiatrische Praxis 1 (1974) 4-10.

STUMME, Wolfgang: Die differenzierten Vorstellungen des Laien zum Problemkreis psychischer Erkrankungen. Eine Kritik der Vorurteilsforschung. Diss. Köln. 1972.

SUCHOMSKI, Jürgen: 'Delectatio' und 'Utilitas'. Ein Beitrag zum Verständnis mittelalterlicher komischer Literatur. Bern/München 1975.

SZÖVÉRFFY, Josef: Irisches Erzählgut im Abendland. Studien zur vergleichenden Volkskunde und Mittelalterforschung. Berlin 1957.

TALMUD, Der Babylonische. 1-12. Neu übertragen durch Lazarus Goldschmidt. Berlin 1929-1934.

TEGETHOFF, Franz: Französische Volksmärchen 1-2. Jena 1922.

TETTAU, W[ilhelm] J[ohann] A[lbert] von/Temme, J[odocus] D[onatus] H[ubertus]: Die Volkssagen Ostpreußens, Litthauens und Westpreußens. Berlin 1837.

THIBAULT, Charles: Contes de Champagne. Paris 1960.

THIMM, Walter: Blindheit als gesellschaftliche Kategorie. Untersuchungen zu einer Soziologie der Blindheit. Diss. Hannover 1970.

THIMM, Walter (ed.): Soziologe der Behinderten. Neuburgweier 1972.

TOBLER, Alfred: Der Appenzeller Witz. Eine Studie aus dem Volksleben. Heiden [3]1905.

TOLDO, Pietro: Leben und Wunder der Heiligen im Mittelalter, In: Studien zur vergleichenden Litteraturgeschichte 2 (1902) 87-103, 304-328.

TRINKHUSIUS, Georg:Dissertatiuncula de cæcis sapientia ac eruditione claris, mirisque cæcorum quorundam actionibus. Gera 1672.

TROSCHKE, Paul: Der Kampf gegen Bettel und Landstreicherei im nachchristlichen Altertum und in der Geschichte Frankreichs. Potsdam 1922.

TWERSKY, Jacob: Blindness in Literature. Examples of Depictions and Attitudes (American Foundation for the Blind). [New York] 1955.

TYLOR, Edward B[urnett]: Primitive Culture 1-2. London 1871 (deutsch unter dem Titel: Die Anfänge der Cultur. Untersuchungen über die Entwicklung der Mythologie, Philosophie, Religion, Kunst und Sitte 1-2. Leipzig 1873).

UHLHORN, [Johann[G[erhard] [Wilhelm]: Die christliche Liebesthätigkeit [...] 1-3. Stuttgart [2]1882, 1884, 1890.

UNTERPRIVILEGIERT. Eine Studie über sozial benachteiligte Gruppen in der Bundesrepublik Deutschland. ed. Spiegel-Redaktion. Neuwied/Berlin 1973.

VILLEY, Pierre: L'Aveugle dans le monde des voyants. Essai de sociologie. Paris 1927.

VISCHER, Friedr[ich] Theod[or]: Ueber das Erhabene und Komische, ein Beitrag zu der Philosophie des Schönen. Stuttgart 1837 (Nachdruck Frankfurt 1966).

VOGT, Gustav: Der Schwerhörige in der Literatur und Kunst. In: Deutsche Zeitschrift für Schwerhörige und Ertaubte 1 (1932) 55-58, 71-76.

VOGT, [Niklas]: Die Bildergallerie des Rheins. In: Rheinisches Archiv für Geschichte und Litteratur 5 (1811) 53-79.

VOGT, N[iklas] (ed.): Die Ruinen am Rhein. Frankfurt (Main) 1809.

VOIGT, Vilmos: Towards a Theory of Theory of Genres in Folklore. In: Folklore Today. A Festschrift for R. M. Dorson ed. Linda Dégh/Henry Glassie/Felix J. Oinas, Bloomington 1976, 485-496.

VOLKMANN-LEANDER, Richard von: Träumereien an französischen Kaminen. Marburg [3]1977.

VOLLERT, Konrad: Zur Geschichte der lateinischen Facetiensammlungen des XV. und XVI. Jahrhunderts. Berlin 1912.

WAGG, Henry J. (assisted by Mary G. Thomas): A Chronological Survey of Work for the Blind (With an Appendix on the Prevention of Blindness, and a Bibliography). From the Earliest Records up to the Year 1930. London 1932.

WALTHER, Hans (ed.): Carmina medii aevi posterioris latina. 2, 1-6: Proverbia sententiaeque latinitatis medii aevi. Lateinische Sprichwörter und Sentenzen des Mittelalters in alphabetischer Anordnung. Göttingen 1963-1969.

WANDER, Karl Friedrich Wilhelm (ed.): Deutsches Sprichwörter-Lexikon 1-5. Ein Hausschatz für das deutsche Volk. Leipzig 1867-1880.

WANECEK, Ottokar: Der Blinde in der Sage, im Märchen und in der Legende. In: Zeitschrift für das österreichische Blindenwesen 6 (1919) 1075-1080, 1095-1097, 1111-1114.

WANECEK, Ottokar: Blindheit und Humor. In: Zeitschrift für das österreichische Blindenwesen 3 (1916) 528-532, 546-548, 564-566, 581-584, 601-603, 616-620, 632-636, 644-646.

WEHSE, Rainer: Schwanklied und Flugblatt in Großbritannien. Frankfurt/Bern/Las Vegas 1979.

WEINLÄDER, Helga [G]: ,,Einstellung'' als Grundbegriff einer Sozialpsychologie der Sehgeschädigten. In: Der Sehgeschädigte 1 (1972) 73-94.

WEINLÄDER, Helga G.: Leistungen Behinderter im Urteil Nichtbehinderter. Empirische Untersuchung zur Kausalinterpretation von Handlungsergebnissen Blinder. (Diss. Heidelberg 1975) Rheinstetten 1976.

WEINREICH, Otto: Zu antiken Epigrammen und einer Fabel des Syntipas. In: Annuaire de l'Institut de Philologie et d'Histoire Orientales et Slaves 11 (1951) (= Mélanges Henri Grégoire) 417-467, hier 464-467: Anhang: Vom Lahmen und Blinden.

WEINREICH, Otto: Zwei Epigramme des Nikarchos und die Volksschwänke über Schwerhörige. In: Hellenika. Supplement 4 (Thessaloniki 1953) 692-725 (= Hommage à Stilpon Kyriakidès à l'a occasion des 25 ans de son enseignement universitaire [1926-1951]).

WERNER, Gustav: Christl[iche] Erzählungen [zum württembergischen Confirmationsbüchlein]. [Stuttgart 1856].

WESSELSKI, Albert (ed.): Heinrich Bebels Schwänke 1-2. München/Leipzig 1907.

WESSELSKI, Albert (ed.): Die Begebenheiten der beiden Gonnella. Weimar 1920.

WESSELSKI, Albert (ed.): Der Hodscha Nasreddin 1-2. Weimar 1911.

WESSELSKI, Albert: Märchen des Mittelalters. Berlin 1925.

WESSELSKI, Albert: Mönchslatein. Erzählungen aus geistlichen Schriften des XIII. Jahrhunderts. Leipzig 1909.

WESSELSKI, Albert: Versuch einer Theorie des Märchens. Reichenberg i. B. 1931.

WILSON, Frank Percy: The English Jestbooks of the Sixteenth and Early Seventeenth Centuries. In: Huntington Library Quarterly 2 (1938/39) 121-158.

**WILSON, George S.: The Blind in Literature. In: Proceedings of the 18th and 19th Regular Meetings of the American Association of Instructors of the Blind (1906 und 1908) 7-17.

WOLF, Johan[nes]: Lectionvm Memorabilivm Et Reconditarvm Centenarii XVI Habet HIC Lector Doctorvm Ecclesiae [. . .] hactenus desideratorum reuelatio ob oculos perspicue ponitur. 1-2. Lauingen 1600 (dazu: Linsius, Johanne Jacobus: Index Absolvtiss. Lauingen 1608).

WOLFF, Georg Arnold (ed.): Die halbe Bir. Ein Schwank Konrads von Würzburg. Diss. Erlangen 1893.

WOLFRAM, Hermig: Splendor imperii. Die Epiphanie von Tugend und Heil in Herrschaft und Reich (Mitteilunge des Instituts für österreichische Geschichtsforschung. Ergänzungsband 20, Heft 3). Graz/Köln 1963.

WOSSIDLO, Richard: Aus dem Lande Fritz Reuters. Humor in Sprache und Volkstum Mecklenburgs. Leipzig 1910.

WÜNSCHE, Aug[ust]: Die Geschichte vom Lahmen und Blinden als Gleichniß, Erzählung und Fabel. In: Wissenschaftliche Beilage der Leipziger Zeitung. Num. 66 vom 2.6.1896, 261-263.

WÜNSCHE, August: Die Sagen vom Lebensbaum und Lebenswasser. Altorientalische Mythen. Leipzig 1905.

WÜRTZ, Hans: Der Bucklige in der Literatur. In: Freie Wohlfahrtspflege 5 (1930) 316-327, 360-366.

WÜRTZ, Hans: Zerbrecht die Krücken. Krüppel-Probleme der Menschheit. Leipzig 1932.

ZAUNERT, Paul (ed.): Rheinland Sagen. 1: Niederrhein bis Köln. Bergisches Land. Eifel. Jena 1924.

ZEILLER, Martin: Ein Hundert Dialogi, oder Gespräch/Von unterschiedlichen Sachen/zu erbaulicher Nachricht/auch Nutzlichem Gebrauch/und Belustigung [...]. Ulm 1653.

ZEILLER, Martin: 606 Episteln oder Send-Schreiben [...]. 1-2. Marburg 1656.

**ZENDER, B.: Der Blinde in der neueren Literatur. Unveröffentliche Zulassungsarbeit Pädagogische Hochschule Heidelberg, Fachbereich Sonderpädagogik. Heidelberg 1972.

ZENDER, Matthias: Volkserzählungen als Quelle für Lebensverhältnisse vergangener Zeiten. In: Rheinisches Jahrbuch für Volkskunde 21 (1973) 114-169.

ZIEM, Helmut: Der Beschädigte und Körperbehinderte im Daseinskampf einst und jetzt. Berlin 1956.

ZIESENISS, Alexander: Studien zur Geschichte des Śivaismus. Die Śaiva-Systematik des Vṛhaspatitattva. Neu Delhi 1958.

ZIJDERVELD, Anton C.: Humor und Gesellschaft. Eine Soziologie des Humors und des Lachens. Graz/Wien/Köln 1976 (ndl.: 1971).

ZINGERLE, Ignaz V. (ed.): Kinder- und Hausmärchen aus Tirol. Gera ^{2}1870.

ZINGERLE, Ignaz V. (ed.): Sagen aus Tirol. Innsbruck ^{2}1891.

ZINGERLE, Ignaz und Joseph (edd.): Kinder- und Hausmärchen aus Süddeutschland. Regensburg 1854.

ZINGERLE, Ignaz und Josef: Kinder- und Hausmärchen aus Tirol. ed. Otto von Schaching. Regensburg/Rom ^{2}1916.

ZUM WINKEL, Helmut: Die Schilderung von Wahnideen in der erzählenden Literatur. Diss. (masch.) Marburg 1942.

3. Verzeichnis der Erzähltypen und -motive

Nachweise aus regionalen Typen- und Motivkatalogen finden sich bei den AaTh-, Mot.- und Tubach-Angaben im Text und sind hier nicht mehr aufgeführt.

4. Quellen-, Sach- und Motivregister

Herausgeber und Sammler der zitierten Sammlungen des 19./20. Jahrhunderts sind namentlich nicht aufgeführt. Gleiches gilt für die Kompilatoren der im EM-Archiv verzettelten Schwank- und Anekdotenliteratur des 16.-18. Jahrhunderts.

FSC
www.fsc.org
MIX
Papier | Fördert
gute Waldnutzung
FSC® C083411

Kolibri 360 GmbH
Ferdinand-Jühlke-Straße 7
99095 Erfurt, Deutschland
produktsicherheit@kolibri360.de